施仁潮◎著

施仁潮 说

中医经典名方

100首

中国健康传媒集团
中国医药科技出版社

图书在版编目（CIP）数据

施仁潮说中医经典名方100首 / 施仁潮著 . — 北京：中国医药科技出版社，
2019.6

ISBN 978-7-5214-1195-9

Ⅰ．①施… Ⅱ．①施… Ⅲ．①验方—汇编 Ⅳ．①R289.5

中国版本图书馆CIP数据核字（2019）第096440号

美术编辑 陈君杞

版式设计 南博文化

出版 **中国健康传媒集团** | 中国医药科技出版社

地址 北京市海淀区文慧园北路甲22号

邮编 100082

电话 发行：010-62227427 邮购：010-62236938

网址 www.cmstp.com

规格 710×1000mm $^1/_{16}$

印张 19 $^1/_4$

字数 294千字

版次 2019年6月第1版

印次 2023年11月第2次印刷

印刷 三河市万龙印装有限公司

经销 全国各地新华书店

书号 ISBN 978-7-5214-1195-9

定价 49.00 元

获取新书信息、投稿、
为图书纠错，请扫码
联系我们。

序

中医治病，强调理法方药的完整性和一致性。著名中医学家李聪甫先生曾说："中医治病，贵在辨证论治之精当，重在理法方药之咸备。而理明则法合，法立则方成，方成则药定。故精研方剂者，必守其法，撰著方书者，深究其理。"道出了理法方药四者紧密相关，缺一不可。即就方剂来说，它是治病疗疾的主要手段和武器，故历代医家对方剂的应用和研究极为重视，方剂之载述层出不穷。早在先秦时期，据马王堆出土的帛书竹简，就有治疗五十二种疾病的医方（现称《五十二病方》），《黄帝内经》亦载方13首，至后汉张仲景《伤寒杂病论》，收载方剂374首，晋唐时期，《肘后备急方》《备急千金要方》等书相继问世，特别是自宋以后，更涌现出不少卷帙浩瀚的大型方书，如《太平圣惠方》《普济方》等，《太平惠民和剂局方》更是政府组织编写的一部成药处方配本，堪称琳琅满目，美不胜收，蕴含着大量疗效确切、颇具实用的传世名方，很值得传承和弘扬。有鉴于此，国家中医药管理局为贯彻落实《中华人民共和国中医药法》，推动来源于古代经典名方的中药复方制剂稳步发展，为人民群众健康提供更好保障，特于2018年4月13日发布了《古代经典名方目录（第一批）》的通知，它必将有力地促进中医方剂的研究和开发，前景广阔。在这形势鼓舞下，一部《施仁潮说中医经典名方100首》就应运而生了。

施君仁潮，余之友也。他早年先后师从牟允方、潘澄濂诸名医，学业上深得其传，且能与时俱进，精益求精。忆20世纪70~90年代，施君曾与余同室操业，辛勤笔耕，他以扎实的中医学识，深邃的洞察力，敏锐的思维，撰写了多部著作，其中大型医学方书《医方类聚》的整理和校点，就是他与团队共同完成的。纵观《施仁潮说中医经典名方100首》，深感是书不仅编写体例新颖，条理清晰，文字通顺易懂，尤为可贵的是，能引证古今有关文献，并融以作者自身的临证经验和心得体会，着力予以阐述和发挥，确是一部"传承发扬并举，整理提高结合"的佳作。

值是书即将面世之际，施君索序于余，余虽才疏学浅，但喜其学有建树，事业有成；更乐其是书之出版，对中医经典名方的应用和研究将起到积极的促进作用，故欣然为之序。

盛增秀

己亥年孟春写于浙江省中医药研究院

2018年4月13日，国家中医药管理局发布了《古代经典名方目录》，确定桃核承气汤等100首中医古代经典名方。这是贯彻落实中医药法的重大举措，是促进中医药继承创新和提高临床服务水平的有力支撑。

经典咏流传，名方当弘扬；传方可济世，弘扬我任重。我于1974年进入台州卫生学校学习中医，而后是浙江中医学院，浙江省中医药研究院，浙江省立同德医院，浸淫在博大精深的中医药知识海洋里。学国医，业岐黄，心无旁骛：《内经》《千金》，仲景孟英，伤寒温病，经络穴位，针灸按摩，适宜技术，名方时方，药膳食疗。于是，有了成果数十，著述近百，医案数万，科普不计其数。面对经典名方发布的重要时机，我以弘扬为己任，发奋而起，与零零医合作，借助医生专业的学习平台，每方一讲，讲述古代经典名方，共计100讲。

感谢出版社编辑，紧追索稿，给了我压力和动力。我从书稿的整体要求出发，充实了大量资料，包括古今医家的精妙论述和典型医案。历时四个月，完成了这本《施仁潮说中医经典名方100首》书稿。

我的好友、金石名人朱水根先生专门为本书刻制了"施仁潮说"篆刻印章。当收到这枚按照传统文化设计、采用古玺印的手法刻制的印章时，我心潮涌动。

虽已年过花甲，追求之心不敢懈怠。诊治求术精，著述吐真髓。退休后，我的诊治时间排得满满的，浙江省立同德医院，浙江省中医药学会中医门诊部，同仁堂，胡庆余堂，方回春堂，桐君堂，从杭城到天台老家，及至全国各地，希望能更多地服务患者；《膏方宝典》《药食同源》《补药吃对才健康》连年推出。"施仁潮说"给了我灵感：以此为题，总结学习体会和诊治所得，对以往著述作全面梳理，去粗存精，造福社会。

"施仁潮说"是一种责任。作为从业44年的中医人，有责任说医理，传医术，弘扬国医精粹，让中医药事业发扬光大；作为科普作家、国家中医药文化科普巡讲团专家，有责任传播中医药知识，让中医药知识为祛病保健、养生延年服务。

《施仁潮说中医经典名方100首》是"施仁潮说"的第一种，还会有第二种，第三种，第四种……新作将不断推出，充实"施仁潮说"话题，丰富中医药知识宝库。希望有生之年，不懈努力，让"施仁潮说"成为中医药领域的精品，大众心中的服务品牌。

在这里，我还要重点感谢盛增秀老师。1976年我进入浙江省中医研究所（浙江省中医药研究院的前身）工作，文献研究室成立之时，他任主任我是他的兵。在他的领导下，我们整理潘澄濂老所长的医学经验，研究《医方类聚》《济生方》、朱丹溪、王肯堂、王孟英、张山雷，取得了丰硕的成果。历练打拼40年，在盛老师的团队里，我得以锻炼成长，取得业绩。成功仰仗贵人助。他就是我学术成长途中的贵人。感谢盛老师为本书写序，热情褒奖，鼓励有加！

"传承发扬并举，整理提高结合。"这是盛增秀老师对本书的首肯，我确也希望能臻此境，于弘扬中医有帮助，于医学临床有裨益。

施仁潮

2019年4月

施仁潮说中医经典名方100首

《伤寒论》方十四首

　　《伤寒论》为东汉张仲景所著。原著为《伤寒杂病论》，后人整理编纂时分为两部分：论述外感热病诊治的内容，就是现今流传的《伤寒论》；另有论述内科杂病的部分，即《金匮要略》。

　　《伤寒论》共10卷，确立了六经辨证体系。其书围绕六经形证，运用四诊八纲，对伤寒各阶段的辨脉、审证、论治、立方、用药规律等，作了较全面地阐述，且能将理、法、方、药有机融合，示人以证治要领。

　　全书列方113首，提出了完整的组方原则，介绍了治疗伤寒汗、吐、下等法则，并将八法具体运用到方剂之中。论中所述方剂，主治明确，讲究配伍，效验卓著，后世誉之为"众方之祖"，尊为"经方"。

　　《古代经典名方目录（第一批）》入选的《伤寒论》方有：桃核承气汤、旋覆代赭汤、竹叶石膏汤、麻黄汤、吴茱萸汤、芍药甘草汤、半夏泻心汤、真武汤、猪苓汤、小承气汤、甘草泻心汤、黄连汤、当归四逆汤和附子汤，共14方。

桃核承气汤

1.处方及用法

【组成】桃仁12g，大黄12g，桂枝6g，炙甘草6g，芒硝6g。

【用法】先把四药放锅中，加水煎煮取汁，然后冲入芒硝，烊化，于早中晚饭前温服。服药至微微下利为止。

2.功用与应用

【用药精义】方中桃仁活血破瘀，大黄苦寒荡实泻热，二者合用，瘀热并治，共为君药。芒硝泻热软坚，助大黄下瘀泻热；桂枝通行血脉，既助桃仁活血祛瘀，又防芒硝、大黄寒凉凝血之弊，共为臣药。炙甘草护胃安中，并缓诸药之峻烈，为佐使药。诸药合用，共同起到逐瘀泻热、祛除下焦蓄血的作用。

【应用要点】瘀与热兼，瘀热互结下焦。症见少腹急结，大便色黑，小便自利，谵语烦渴，其人如狂，至夜发热；以及血瘀经闭、痛经，产后恶露不下，脉沉实或涩。

【现代应用】癫狂、肠梗阻、月经病、子宫内膜异位症、急性盆腔炎、胎盘滞留、附件炎等属于瘀热互结下焦者。

识方心得

　　伤于寒邪，太阳病表邪不解，化热入里，与血结于下焦，出现太阳蓄血证，有"如狂"的表现；而"少腹急结"则是血蓄下焦，病在少腹，证属邪实。许多痛症，痛处固定不移的，舌下舌系带颜色暗红或深紫的，往往与瘀血有关。再者，其舌质偏于暗红，或带有芒刺红点，脉数的，便是内热无疑。这样就可用本方加减用药，不必拘泥于"如狂"和"少腹急结"。喻嘉言治腰痛伛偻，觉金治头痛牙痛，都用过这个方子。

3.医案举例

如狂案

　　萧伯章治李某，因外感病误治，出现少腹满胀，坐片刻即怒目视人，手拳紧握，伸张欲击人，舌苔黄暗，质露鲜红色，脉沉涩。从"热结膀胱，其人如狂"论治，用桃核承气汤，一剂知，二剂已。

惊狂案

刘渡舟治杜女，因遭惊吓，精神失常，有时哭有时笑，惊狂不安，少腹疼痛，月经延后。舌质紫暗，脉弦滑。辨证：瘀热闭经，血瘀神乱。治法：行瘀通经，清热醒神。用药：桃仁12g，桂枝9g，大黄9g，炙甘草6g，柴胡12g，丹皮9g，赤芍9g，水蛭9g。2剂，经血通，腹痛止，神志随之安宁。

哮喘案

郝文轩治焦女，体瘦面苍，胃强健啖，因过食羊肉，致病哮喘，医予麻杏石甘汤，其势弥甚。症见痰声雷鸣，气逆难降，苔黄舌紫，脉象沉数，大便艰涩而味臭质黏。以桃核承气汤加葶苈子，蠲痰泻热，直取阳明。2剂，便下喘定，苔退食进。嗣后予泻白散加知母、天花粉、浙贝母清阳明而肃肺金，4剂痊愈。

牙痛案

觉金治张教授龋齿痛，睡觉不能转侧，痛苦异常；并有头痛头胀，面腮肿胀，夜间更剧。处方：桃仁9g，酒大黄9g（后入），玄明粉9g（后入），桂枝4.5g，炙甘草4.5g。1剂，头痛头胀、龋齿疼痛、面腮肿胀均除，夜间睡眠亦好。

腰痛案

喻嘉言治张令施乃弟伤寒坏证，两腰偻废，卧床彻夜痛叫，百治不效，谓热邪深入两腰，血脉久闭，不能复出，只有攻散一法，而邪既入久，正气全虚，攻之必不应。瘀滞经络，血脉闭阻，而致腰痛伛偻，治法重在活血行瘀，攻下通腑。乃以桃仁承气汤多加肉桂、附子大剂与服，服后即能强起。再访前意为丸，服至旬余全安。

经来腹痛案

施仁潮治陈女，月经来前两天就会发热，经来腹痛，色暗、有血块，并有烦热、口渴、腹胀、便秘诸症，苔黄腻，舌暗红，脉弦实有力。异位的子宫内膜在女性激素作用下形成增生，证属瘀阻，瘀则热内生，成瘀热之证，治宜活血行瘀，清热凉血。用桃核承气汤加柴胡、赤芍、丹皮、凌霄花等，连续调治3个月，效果明显。

㿗闭案

牟允方治某男，74岁。小便㿗闭，当地医院导尿多次，均因剧痛未成，需行膀胱穿刺排去尿液，诊断为淋病性尿道狭窄伴发尿潴留。身热38℃，弛张不退，少腹硬满拒按，小便㿗闭，大便十余日未行，处方用桃仁承气汤加滑石、木通、车前子。一剂即大便下如羊矢，小便也涓滴而下。再服一剂，二便皆畅。

4.名方原本

太阳病不解，热结膀胱，其人如狂，血自下，下者愈。其外不解者，尚未可攻，当先解其外；外解已，但少腹急结者，乃可攻之，宜桃核承气汤。

桃仁五十个（去皮尖），大黄四两，桂枝二两（去皮），甘草二两（炙），芒硝二两。

上五味，以水七升，煮取二升半，去滓，内芒硝，更上火，微沸下火，先食温服五合，日三服。

◎ ｜ 旋覆代赭汤

1.处方及用法

【组成】旋覆花9g，人参6g，生姜15g，代赭石3g，炙甘草6g，半夏9g，大枣4枚。

【用法】上药加水煎煮取汁，连煎2次，分3次温服。

2.功用与应用

【用药精义】本方主药是旋覆花和代赭石，故以之命名，功能降逆化痰，益气和胃。方中旋覆花下气涤痰，代赭石重镇降逆，共为主药；佐以党参、甘草益气养胃，半夏、生姜化痰降逆，大枣调脾胃益中气。诸药配合，除痰下气，消痞除噫。

【应用要点】中气受伤，痰湿不化，胃虚气逆。症见心下痞硬，噫气不除。方中生姜重用，以开散中焦的痰饮与逆行的胃气在胃脘部胶着；代赭石用量不重，意在"领人参下行，镇安其逆气"。

【现代应用】慢性胃炎、反流性食管炎、支气管哮喘、梅尼埃病等属于胃气虚弱、痰浊内阻者。

> 花类药大多是升散的，有芳香开郁的功效，惟旋覆花却有降逆止呕之功，能让气往下走，所以说"诸花皆升，旋覆独降"。正因为此，常用于治疗呃逆、眩晕等病证。旋覆花在本方中，用量独重，用作主药。

3. 医案举例

呃逆案

刘景祺在诊治呃逆、梅核气中，通常以旋覆代赭汤为主方，与半夏厚朴汤（姜半夏9g，厚朴9g，茯苓15g，生姜15g，苏叶6g）合方使用，收效满意。如治陈男，30岁。呃逆频频发作3月有余，每于饭后即呃逆，声短而频，时有呕吐。苔薄白，脉弦。辨证属胃虚肝乘，胃失和降。治法镇肝降逆。处方用旋覆代赭汤，6剂即呃逆消失。

噫气案

一妇女噫气频作，心下痞闷，脉弦按之无力。辨证为脾虚肝逆，痰气上攻，前医用药：旋覆花9g，党参9g，半夏9g，生姜3片，代赭石30g，炙甘草9g，大枣3枚。服3剂，效不显，转请刘渡舟会诊。刘教授将生姜增至15g，代赭石减到6g，3剂即效。原因在于：不重用生姜不能开散停积水饮，所以用大剂量；而代赭石大剂量则直驱下焦，反而达不到治疗心下痞闷的效果，剂量当减轻。

眩晕案

陈松筠治夏女，15岁。脑膜炎后眩晕、健忘未得根治，伤风诱发旧病，来势颇盛，头晕且痛，眼黑而昏，闭目不能视物，如坐舟中，动则眩而扑地，虽挟腋亦不能行走，时时作呕。诊见两目微红，舌苔白滑，脉弦细而迟。此为肝虚风动，脾湿生痰，风痰相结，蒙蔽清窍。虽兼外感，究系实少虚多，治以敛浮镇逆，育阴潜阳，运化痰浊，兼疏外感。方用旋覆代赭汤加芍药、钩藤、菊花。一昼夜进药2剂，次日午后即能起床，脉症显著好转。续与原方，1周获愈。

梅核气案

黄阳生治刘男，28岁。咽中不适，如有物梗阻，咽之不下，咯之不出，有时咳出少量灰色黏痰，舌苔薄白，脉缓。属梅核气，乃气滞痰郁所致，治以利气开郁，化痰散结，用旋覆代赭汤加味：旋覆花100g（纱布包煎），代赭石150g，半夏50g，沙参50g，生姜20片，大枣20枚，甘草50g，茯苓30g。头煎用水5000ml煎取3000ml，再煎用水3000ml煎取2000ml，两次煎汁合一，装热水瓶中，当茶随时饮用，一日服完。2剂，其病若失。

慢性胃炎案

施仁潮治赵男，41岁。慢性重度胃炎伴糜烂，反流性食管炎，胸次不适，低头即胸闷，胃脘痞塞，嗳气泛酸，喉间似有物上冲，口苦，苔薄腻，舌淡红，脉弦细实。治法：清胃泄热，降逆下气。用旋覆代赭汤加味：旋覆花10g，炒党参12g，姜半夏9g，生姜3片，代赭石10g，炙甘草9g，大枣12g，威灵仙12g，炙鳖甲24g，丹参15g，郁金9g，厚朴花9g，香茶菜20g，蛇舌草20g，金钱草30g。

4.名方原本

伤寒发汗，若吐，若下，解后，心下痞鞕，噫气不除者，旋覆代赭石汤主之。

【处方】旋覆花三两，人参二两，生姜五两，代赭石一两，甘草三两（炙），半夏半升（洗），大枣十二枚（擘）。

【用法】上七味，以水一斗，煮取六升，去滓，再煎取三升，温服一升，日三服。

｜竹叶石膏汤

1.处方及用法

【组成】竹叶6g，石膏50g，半夏9g，麦冬18g，人参6g，炙甘草6g，粳米9g。

【用法】上药煎煮取汁代水，放粳米煮，熟后去米，分3次温服。

2.功用与应用

【用药精义】方中君药是淡竹叶和石膏，用于清热；臣药是人参和麦冬，补气养阴生津；佐药是半夏和胃，降逆止呕；使药是甘草和粳米，用来和脾养胃。君臣佐使，共同起到清热生津、益气和胃的作用。

【应用要点】病后余热未清，或虚热内生，气津两伤，胃气失和。主治身热多汗，心胸烦闷，气逆欲呕，口干喜饮，或虚烦不寐，舌红苔少，脉虚数。

【现代应用】常用于中暑、夏季热、口腔溃疡、牙痛、糖尿病等内热伤及气津者。

> **识方心得**
>
> 伤寒解后，是说表证已除；但有虚羸少气、气逆欲吐之症状表现，显然气液受伤。虚羸是虚弱消瘦，是由津液受损，不足以滋润；少气，是呼吸微弱短促，言语无力，是因中气受伤，气不足以息；气阴两虚，虚热内生，胃失和降，故气逆欲吐。方中的半夏，是一味十分重要的化痰药，性偏温，但与清热生津药石膏、淡竹叶配伍使用，温燥之性受到制约，而降逆止呕之功可以得到很好地发挥。

3.医案举例

口腔溃疡案

聂惠民治史女，口腔溃疡2周，牙周肿痛，口臭，口干口渴，溃疡多发，便秘，舌质红，苔淡黄少津，脉沉数。用药：淡竹叶10g，生石膏30g，太子参10g，麦冬15g，法半夏6g，炒山栀10g，连翘10g，银花15g，知母10g，莲心10g，炙甘草5g。连服4剂，诸症大减。二诊去太子参，加佩兰叶10g，继服6剂。

牙痛案

闫云科治邓女，牙痛20余日，昼夜不得眠，口干口苦，思冷欲饮，大便干秘，舌苔黄腻，舌红多裂，脉沉滑，两尺无力。阳明有余、少阴不足之证，耄耋之年，阴血不足，纵有胃火，亦当滋水清之，宜大队滋肾益阴，少佐苦寒清降。用药：竹叶10g，石膏30g，麦冬15g，甘草6g，半夏10g，生地30g，知母10g，怀牛膝10g，骨碎补30g，白芍15g，丹皮10g。服药当晚疼痛即减轻，服完2剂仅有微痛，仍有便秘，原方加肉苁蓉30g。

肺炎案

周荣治李男，老年细菌性肺炎，慢性支气管炎，右肺块影待查，抗感染、祛痰、平喘解痉治疗未控制。喘促气急，时咳黄白稠痰，恶心欲呕，口干舌燥，胸中烦热，汗多而黏，食欲差，大便3日未行，小便黄少，体温38℃，苔黄腻，舌质红，脉细数。阳明热症，气津两伤，痰热郁肺之候，拟竹叶石膏汤合千金苇茎汤加减。用药：竹叶15g，生石膏30g，半夏10g，麦冬15g，沙参15g，杏仁10g，浙贝10g，紫菀10g，瓜蒌皮30g，生苡仁30g，芦根30g，鱼腥草30g。服1剂，咳喘、咳痰略缓，胸中烦热感大减，出汗减少，体温退至37.5℃，大便已解，小便增多。原方出入调治1周，咳痰喘等症基本消失，转上级医院就医，确诊为肺癌。

㉠尿病案

施仁潮治马某，49岁。糖尿病10余年，在服降血糖药中，体瘦，神疲，多烦热，睡眠不实，口干口苦，多汗出，时有呃逆，大便干涩，苔少舌红，脉细数。以竹叶石膏汤为基础，加用黄芪、山药、芦根、铁皮石斛，治疗3个月，血糖稳定，诸症明显改善。

㉠癌发热案

陈家俊治许男，原发性肝癌，行B超导引下肝癌内注射无水酒精治疗3次后，出现高热，持续不退，面色晦黯无华，气弱倦怠，身热微汗，苔根黄，舌干燥、质黯红，脉虚数。用药：竹叶12g，生石膏60g（先煎），太子参30g，山药30g，半夏9g，银柴胡9g，麦冬15g，甘草6g，红枣10枚。3剂后热渐退，汗已止。又3剂热退，予平补之剂善后。

㉠腺炎案

竹叶石膏汤治疗热病后期，属于阳明病证，而乳腺为阳明经所主，急性化脓性乳腺炎或自行溃破，或手术排脓后，证见高热、心烦、神倦、不思饮食、恶心欲吐、舌红、脉数等，能取良效。刘渡舟治张女，乳腺炎术后发热，呕吐不能饮食，心烦口干，头晕而肢颤，舌质红，苔薄黄。用药：生石膏30g，竹叶10g，麦冬24g，党参10g，半夏6g，粳米1撮，炙甘草10g。服4剂，热退而安。

4.名方原本

伤寒解后，虚羸少气，气逆欲吐，竹叶石膏汤主之。

竹叶二把，石膏一斤，半夏半升（洗），麦门冬一升（去心），人参二两，甘草二两（炙），粳米半升。

上七味，以水一斗，煮取六升，去滓，内粳米，煮米熟，汤成，去米。温服一升，日三服。

 # 麻黄汤

1. 处方及用法

【组成】麻黄9g，桂枝6g，杏仁9g，炙甘草3g。

【用法】先将麻黄加水煎煮，煮到水减半，去浮沫，再加余3药，煮取汁温服。服药后加盖使能微微汗出。

2. 功用与应用

【用药精义】方中麻黄为君药，辛温发散寒邪，宣畅肺气；桂枝为臣药，通营达卫，助麻黄发汗解表，畅营阴、止疼痛。杏仁为佐药，苦降入肺，肃降肺气平喘咳。炙甘草为使药，调和诸药，既益气扶正，又能缓和麻、桂峻烈之性，使汗出不伤正。四药合用，发汗解表以散寒，宣降肺气以平喘。

【应用要点】表证邪实。主治头痛，发热，身疼，腰痛，骨节疼痛，恶风，无汗而喘之表实证。

【现代应用】用于咳喘、失音、呃逆、水肿、荨麻疹、风湿痹病等表实证。

识方心得

　　太阳病是言病在表，头痛、发热、身疼、腰痛、骨节疼痛、恶风、无汗而喘，是言性属实，表实证，治在发散，方用麻黄汤。本方发汗力峻，应用重在祛表实。服用后如温覆取汗，力更峻猛，诚如《删补名医方论》所说："麻黄汤之峻与不峻，在温覆与不温覆，此仲景用方之心法。"由于力峻，药后汗出即不宜再服；外感表虚自汗，外感风热，体虚外感等当忌用。

3. 医案举例

(失)(声)(案)

汪男，残冬寒风凛冽，雨雪交加，整天放鸭奔走道途。某晚归时，感觉不适，饮冷茶一大盅。午夜恶寒发热，咳嗽声嘶，既而语言失音。服姜汤冲杉木炭数盅，声哑如故。脉浮紧，舌上无苔，身疼无汗。赵守真用药：麻黄

9g，桂枝6g，杏仁6g，甘草3g。服后，温覆取汗，易衣2次，翌日外邪解，声音略扬，咳仍有痰，胸微胀，前方去桂枝，减麻黄为4.5g，加贝母6g，桔梗6g，白蔻仁3g，细辛1.5g，以温肺化痰。续进2剂，遂不咳，声音复常。

咳喘案

姜春华治胡女，咳喘7年，受风寒侵袭，胸闷窒塞，呼吸不利，咳喘多痰，喉间有水鸣声，苔白，脉软。用麻黄汤加味：麻黄6g，桂枝9g，厚朴9g，枳实9g，杏仁9g，甘草6g。服2剂，咳喘减轻。原方去厚朴，加陈皮3g，又2剂，咳止喘平，呼吸通畅。

急性肾炎案

李华治刘男，急性肾炎，西药治疗半月，病情反复。脸部水肿，喘咳无痰，心烦不宁，小便不利，阵阵恶寒，舌淡胖苔白腻，脉浮紧。用药：麻黄6g，桂枝6g，杏仁6g，炙甘草3g，白茅根10g，蝉蜕5g。服2剂，小便通利，诸症减轻。续服3剂，诸症若失。后用四君子汤加生黄芪调理收功。

遗尿案

韩天育治某女，因感受风寒而发热恶寒头痛，服用感冒胶囊等未愈。此后经常怕冷，微热，头痛身痛，形体肥胖，两眼睑虚浮，下肢浮肿，尿意频急，小便后仍有尿意，时有自遗，咳嗽高声、大笑时尿液自出。有尿时须急入厕，动作稍迟则尿湿衣裤，痛苦不迭。发热微恶寒，肢节疼痛，很少出汗，舌质淡润，苔白腻，脉浮微紧。用药：麻黄10g，桂枝6g，杏仁10g，甘草15g。服3剂，遍体津津汗出，发热解，小便正常。

痛经案

彭艺丛治李女，痛经10余年，逐年加重，行经前3天即小腹呈阵发性剧痛或胀痛，难以忍受，直至经行两三天排出膜样物后疼痛方减，伴乳房及胁肋胀痛。刻下经期将至，腹痛剧烈，以头撞壁，心情不佳，少腹胀，脉弦迟，舌黯苔白，尺肤欠温。素有小腹冷胀，肢冷畏寒，白带多而清稀，经色黯有块，经期感寒则腹痛增剧，少腹温熨则略减。用药：麻黄10g，桂枝12g，杏仁10g，炙甘草6g，水蛭（焙干研末冲服）4g。水煎冷服。服1剂，痛减经行；3剂，经畅无痛。

荨麻疹案

李克绍治陈男，单身独居，某日清晨冒寒，突然身痒，前后身及两上肢遍起斑块，高出皮肤，颜色不红，时抓时起，时起时消，用马来酸氯苯那敏及注射钙剂无效。中医初用浮萍方无效，后据脉迟、肢冷，并有感寒外因，改用麻黄汤原方。服2剂，块消痒止，未再复发。

4.名方原本

太阳病，头痛，发热，身疼，腰痛，骨节疼痛，恶风，无汗而喘者，麻黄汤主之。太阳病，脉浮紧，无汗，发热，身疼痛，八九日不解，表证仍在，此当复发其汗。服汤已微除，其人发烦目瞑，剧者必衄，衄乃解。所以然者，阳气重故也，宜麻黄汤。脉浮而紧，浮则为风，紧则为寒。风则伤卫，寒则伤荣。荣卫俱病，骨节烦疼，可发其汗，宜麻黄汤。

麻黄三两（去节），桂枝二两（去皮），甘草一两（炙），杏仁七十个（去皮尖）。

上四味，以水九升，先煮麻黄，减二升，去上沫，内诸药，煮取二升半，去滓，温服八合，覆取微似汗，不须啜粥，余如桂枝法将息。

🔵 | 吴茱萸汤

1.处方及用法

【组成】吴茱萸9g，人参9g，生姜18g，大枣4枚。

【用法】上药同放锅中，加水煎煮，取汁温服，每日3次。

2.功用与应用

【用药精义】本方因主药是吴茱萸而命名。方中吴茱萸味辛苦而性热，既能温胃暖肝祛寒，又善和胃降逆止呕，用为君药。重用生姜温胃散寒，降逆止呕，为臣药。人参甘温，益气健脾，为佐药。大枣甘平，合人参益脾气，共生姜调脾胃，并能调和诸药，是佐使之药。四药配伍，共奏温中补虚、降逆止呕之功。

【应用要点】肝胃虚寒，浊阴上逆。主治食后呕吐酸水，或干呕，或吐清涎冷沫，以及头痛，胸满脘痛，畏寒肢冷，大便泄泻，舌淡苔白滑，脉沉弦而迟等。

【现代应用】多用于神经性头痛、耳源性眩晕、慢性胃炎、神经性呕吐、妊娠呕吐等属肝胃虚寒者。

> 　　吴茱萸汤主治的呕吐，其病机是胃中虚寒，浊阴上逆。细分之，呕吐清水，胃脘疼痛，吞酸嘈杂者，为病在阳明；干呕，吐涎沫，巅顶痛，为病在厥阴；呕吐，下利，手足逆冷，烦躁欲死者，为病在少阴。吴茱萸汤功在温胃散寒，降逆止呕，凡寒性呕吐者，皆可酌情使用。

3.医案举例

胃脘痛案

刘渡舟治某女，胃脘疼痛，多吐涎水而心烦，舌质淡嫩，苔水滑，脉弦无力。询问得知，烦躁夜甚，涌吐清涎绵绵不绝，头额作痛。辨为肝胃虚寒夹饮。用药：吴茱萸9g，生姜15g，党参12g，大枣12枚。服3剂，诸症皆消。

头痛案

柳并耕治李男，59岁。身体颇健，有吐清涎史，逢天气变化头痛骤发，以巅顶为甚。近年因家事烦劳，头痛日益增剧，并常咳嗽，吐痰涎，畏寒恶风。诊见精神困倦，胃纳欠佳，舌苔滑润，脉象细滑。根据头痛吐涎、畏寒等症状辨证，是阳气不振，浊阴之邪引动肝气上逆所致。治以温中补虚，降逆行痰，主以吴茱萸汤。用药：党参30g，吴茱萸9g，生姜15g，大枣8枚。服4剂，头痛渐减，吐涎亦少，小便略清长。再守原方5剂，诸症痊愈。

不食案

李克绍治某男，壮年，每日只能勉强进食50~100g，不食亦不饥，与健脾、消导药不效。不嗳气，不呕吐，不消瘦，有轻微胸闷。脉稍觉弦迟，舌质正常，舌苔薄白黏腻。弦主饮，迟主寒；舌苔黏腻，当是胃寒挟浊。拟方吴茱萸汤加神曲，吴茱萸用15g。次日述服后食欲大振。再服1剂以巩固疗效。

脏躁案

李颖治崔女，54岁。平素性情抑郁，烦闷焦躁，嗳气叹息。近1年来逐渐加重，多处投医，服逍遥散、甘麦大枣汤、百合地黄汤类，皆不奏效。近10天来，每睡至鸡鸣时分，焦躁烦闷欲死，不自主胡言乱语，说唱不休，至平旦时分，自觉舌下有津液自生，口舌润，则说唱止。曾用大剂量镇静抗焦虑药，效果不佳。诊见面色晦暗，体态虚浮肥胖，脘腹胀满，按之则濡，不欲饮食，舌淡嫩，苔少，脉沉细而缓。辨证为少阴阳虚，厥阴气逆之脏躁。西医诊为围绝经期综合征。投以吴茱萸汤，用药：吴茱萸9g，人参9g，生姜18g，大枣12枚。服1剂，当夜无发作。再服2剂，诸症若失。

尸厥案

冉雪峰治周女，38岁。体质素弱，曾患血崩，此次腹部不舒，服药腹泻，陡变晕厥。诊见目瞑齿露，死气沉沉，但以手触体身冷未僵，扪其胸膈心下微温，恍惚有跳动意，按其寸口在若有若无间，姑拟参附汤：人参3g，附子3g。煎浓汁，以小匙微微灌之，嘱就榻上加被。越二时许，眼半睁，其体微温，心部跳跃较明晰，寸口脉虽极弱极微亦较先时明晰。见其欲以手扪头而不能，因问病家获知，人未昏厥时头痛甚。因思仲景头痛欲绝者，吴茱萸汤主之；又思前曾患血崩，此次又腹泻，气血不能上达巅顶，宜温宣冲动，因拟吴茱萸汤一方：吴茱萸9g，人参4.5g，生姜9g，大枣4枚。越日复诊，神识渐清，于前方减吴萸之半，加人参至9g。1周后病大减，用当归内补建中汤、炙甘草汤等收功。

经来头痛案

施仁潮治张女，有脑部碰撞史，遇天气变化即头痛，以头顶为甚；易感冒，遇感头顶先痛，月经来前两三天就会头痛发作，往往伴有呕恶、吐痰涎，且多畏寒恶风。用吴茱萸汤合当归四逆汤（当归、桂枝、芍药、细辛、通草、甘草、大枣）。

4.名方原本

食谷欲呕，属阳明也，吴茱萸汤主之。少阴病，吐利，手足厥冷，烦躁欲死者，吴茱萸汤主之。干呕，吐涎沫，头痛者，吴茱萸汤主之。

吴茱萸一升（洗），人参三两，生姜六两（切），大枣十二枚（擘）。

上四味，以水七升，煮取二升，去滓，温服七合，日三服。

| # 芍药甘草汤

1. 处方及用法

【组成】 白芍药12g，炙甘草12g。

【用法】 二药同放锅中，加水煎煮取汁，分2次温服。

2. 功用与应用

【用药精义】 本方因用药是芍药和甘草而命名。芍药养阴敛营，柔筋止痛；甘草甘缓补中。二药相伍，酸甘化阴，滋阴养血，缓急止痛，使阴液得充，筋脉得养，挛急自除。

【应用要点】 阴血不足，筋脉失养。主治伤寒脉浮，自汗出，小便数，心烦，微恶寒，脚挛急，并治腹中不和而痛。

【现代应用】 多用于血虚津伤所致的腓肠肌痉挛、肋间神经痛、胃痉挛、慢性萎缩性胃炎、胃肠神经官能症、十二指肠溃疡、颈椎综合征、坐骨神经痛，以及妇科炎性腹痛、痛经等。

> 芍药甘草汤是治疗"脚挛急"的方剂。肝血不足，血不养筋，会引起"脚挛急"，此方甘酸化阴，能补血，血得补则肝不急而筋不挛；脾不能为胃行津液以灌四旁，也能引起足挛急，用甘草以生阳明之津，芍药以和太阴之液，其脚即伸。刘渡舟认为，芍药甘草汤确有柔肝和脾、滋液养血、缓解筋脉拘急的作用，又有药少力专等特点。

3. 医案举例

小腿转筋案

徐迪华治王男，28岁。诉3个月来，小腿抽筋经常发作，轻工作轻发，重工作重发，休息后不发，发作后小腿酸痛数天不退。近4夜连续小腿抽筋，头昏少力，食欲正常。有钩虫病史，两年来服2次驱虫药，5次大便检查未见虫卵。面色萎黄，舌淡苔滑，脉软细。处方：芍药甘草汤煮水60ml，为2天量。复诊：服药1剂，小腿抽筋减轻，2剂即停。再服原方100毫升，另加服黄芪9g，党参12g，当归9g，连服5剂。3个月后随访，小腿抽筋未再发生。

不安腿综合征案

王明如治朱女，两小腿有莫可名状的酸、麻、胀，似痛非痛，有时抽筋，有时有触电样感觉，静坐休息时加重，拍打按捏稍能缓解。神经科诊断为不安腿综合征。两腿关节活动正常，按委中、承山穴有明显酸胀感，头晕乏力，夜寐不安，纳谷不佳，坐立不安，苔薄白，舌淡红中裂，脉弦。用药：生白芍60g，甘草5g。服药5剂，诸症改善，夜能安睡，胃纳好转，共服30剂痊愈。

胃脘痛案

刘持年治朱男，17岁。胃脘阵发性疼痛，近日加重，夜间尤甚，呈抽掣样发作，喜按，饮食无碍，二便正常。舌质淡红，苔薄黄，脉弦略数。诊断：急性胃痉挛。处方：白芍15g，甘草9g。3剂。第1剂头煎服后痛减，3小时后煎渣再服，症状消失。

便秘案

耿守绪治李男，62岁。近3年来大便干结如羊粪，数日一行，临厕努挣汗出，心慌气短，常用果导片以解燃眉之苦。诊见舌质淡黯，苔薄白，脉弦细而涩。诊断：老年性便秘。治法：益气养血，润肠通便。用药：生白芍30g，甘草10g。水煎服，每日1剂。3剂药尽，大便通。服10剂，大便软硬适度，每日1次。随访1年，大便正常。

偏头痛案

刘国普治陈男，45岁。偏头痛5年余，近3个月来，抽掣疼痛，午后加剧，诊断为神经血管性头痛。先后服过川芎茶调散、杞菊地黄丸、血府逐瘀汤等。诊见面潮红，心烦，耳鸣，多梦，口干微苦，二便正常，少苔，舌尖边红，脉弦细略数。证属阴亏阳亢，用药：白芍45g，甘草12g。服6剂，痛减；续服12剂，头痛完全消失。

强中案

乔保均治王男，36岁。3个月前因与近邻不和，情志不遂，沉闷不乐，继之阳物易举，挺而坚硬。近月来阳举不倒，房事后亦强而不衰，胀痛不堪。形体健壮，苔薄黄，舌质尖边红，脉弦有力。证属肝郁化火，阴气耗损，阴愈虚而火愈旺，相火内蒸，气血不充。重投芍药甘草汤：生甘草150g，芍药90g。水煎，每日1剂，分3次凉服。服5剂，阴茎胀痛明显减轻，有软缩趋势，遂以上方减量用之，继服3剂而愈。

⊙类风湿关节炎案

施仁潮治风湿痹病，对于虚证以芍药甘草汤为主方，养阴缓急；对于实证，则作辅助用药，既以缓急止痛，又作缓和他药毒性。如治翁男，类风湿关节炎，服用西药3个月，后吃中药半年。诊见指关节变形明显，肩臂抬举受限，掌指关节僵硬，握捏不拢，两膝僵硬，走路稍多足踝关节酸痛，苔薄腻，舌淡红，脉弦。用芍药甘草汤合《金匮要略》乌头汤（麻黄、芍药、黄芪、炙甘草、川乌），加地鳖虫、蜂房、蕲蛇、蜈蚣等。

4.名方原本

伤寒，脉浮，自汗出，小便数，心烦，微恶寒，脚挛急。……若厥愈足温者，更作芍药甘草汤与之，其脚即伸。

白芍、甘草（炙）各四两。

上二味，以水三升，煮取一升五合，去渣，分温再服。

⊙ | 半夏泻心汤

1.处方及用法

【组成】半夏10g，黄芩9g，干姜9g，人参9g，炙甘草9g，黄连3g，大枣4枚。

【用法】上药加水，煎煮取汁，连煎两次，分3次温服。

2.功用与应用

【用药精义】本方因主药用半夏、其功用泻心下痞而得名。方中半夏为君，辛苦入胃，和胃消痞，降逆止呕，辅以干姜辛温散寒，增强其辛开散结之功；黄连、黄芩苦寒泄热，增强其苦降除逆之力；佐以人参、炙甘草、大枣补脾益气以和中。全方寒热、辛苦、补泻同施，使胃气得和，升降复常，痞满吐利诸症自除。

【应用要点】寒热互结。主治心下痞，但满而不痛，或呕吐，肠鸣下利，舌苔腻而微黄等。

【现代应用】用于急慢性胃肠炎、慢性结肠炎、慢性肝炎、早期肝硬化等属中气虚弱、寒热错杂者。

> **识方心得**
>
> 《伤寒论》有半夏泻心汤，更有生姜泻心汤、甘草泻心汤。三方同治痞证，或一二味之差，或药量有异，虽辛开苦降、寒热并调之旨不变，其主治则各有侧重。王旭高评价说：半夏泻心汤治寒热交结之痞，故苦辛平等；生姜泻心汤治水与热结之痞，故重用生姜以散水气；甘草泻心汤治胃虚气结之痞，故加重甘草以补中气而痞自除。

3. 医案举例

呕利痞案

刘渡舟治张男，素嗜酒，呕吐、心下痞闷，大便每日两三次而不成形。脉弦滑，舌苔白。酒湿伤胃，郁而生痰，痰浊为邪，胃气复虚，影响升降之机，则上见呕吐，中见痞满，下见腹泻。治以和胃降逆，祛痰消痞。方药：半夏12g，干姜6g，黄芩6g，黄连6g，党参9g，炙甘草9g，大枣7枚。服1剂，大便泻下白色胶涎甚多，呕吐十去其七。又服1剂，痞利皆减。

反胃案

俞长荣治郑男，32岁。两年来不时朝食暮吐或暮食朝吐，近发作更频，每一二日便呕吐。呕吐物除食物外，尚有多量酸水。平时口淡无味，食后胃脘胀满，郁闷不舒，心中嘈杂，腰痛，肢末欠温，大便尚可，小便清长，次数增多。唇色红赤，舌质红，舌苔薄白而滑，脉沉细弱。土虚木乘，胃气上逆，治拟抑肝和胃，予半夏泻心汤合左金丸。用药：半夏9g，白皮参9g，黄连6g，黄芩6g，干姜6g，吴萸6g，炙甘草3g，大枣3枚。

慢性萎缩性胃炎案

施仁潮治郑男，56岁。慢性轻中度萎缩性胃炎伴中重度肠化，糖尿病，证见胃脘胀痛，时有泛酸，易饥善食，睡眠差，苔白腻不匀，舌红，脉弦细实。用药：姜半夏9g，炒黄连5g，焦山栀9g，生晒参6g，茯神15g，苏梗9g，乌药9g，制香附12g，浙贝12g，沉香曲6g，蒲公英15g，蛇舌草20g，莪术9g。

胸痹案

郑大为治某男，55岁。患冠心病5年，心前区疼痛，胸闷气短，近1周来加重。心电图检查，心脏前壁侧壁心肌梗死。独自行走困难，胃脘憋闷，纳呆，乏力，舌红，苔薄白，脉沉滑。证属脾虚生痰，阻遏胸阳，治以辛开苦降，健脾通阳，以半夏泻心汤加薤白15g，炒谷芽30g。服16剂后，心前区疼痛消失，半年内未复发，能独自行走。

不寐案

李克绍治李女，年约六旬。失眠复发，屡治不愈，日渐严重，竟至烦躁不食，昼夜不眠，每日只得服安眠药才能勉强略睡一时。其脉涩而不流利，舌苔黄厚黏腻，显系内蕴湿热。问其胃脘满闷否？答曰非常满闷，并云大便数日未行，腹部并无胀痛。胃不和则卧不安，要使安眠先要和胃，以半夏泻心汤原方加枳实。傍晚服下，当晚就酣睡了一整夜，满闷烦躁，都大见好转。接着又服了几剂，终至食欲恢复，大便畅行，一切基本正常。

耳鸣案

沈秒勤治陈男，42岁。耳鸣闭塞，头胀30余天。形体尚盛，苔黄腻而润，脉濡数。询知大便不实半年余，多1日2次。证为脾胃虚弱，湿热蕴蒸，清窍为之不利。治法：泻热除湿，甘温补脾，以利清窍。处方：法半夏10g，黄连5g，黄芩10g，干姜3g，党参12g，炙甘草6g，大枣6枚，陈皮10g。服5剂，耳鸣减少，腻苔渐化。继服7剂，耳鸣消失，大便成形。随访半年未发。

小儿五迟五软案

曹英信治张女，1岁。前额狭窄，发稀不润，肢体软弱，反应迟钝，涎水多而清淡，纳差，腹胀拒按，易惊。舌苔白润，脉濡。病属五迟五软，当先后天并调。投半夏泻心汤，用药：半夏6g，干姜5g，炙草5g，酒黄连1.5g，黄芩5g，大枣6g，党参5g。服4剂，涎水减少，纳增。再进7剂，腹胀尽除，精神好转。继以脾肾双补，用人参健脾丸、杞菊地黄丸早晚各服半丸，调理1月，行走较前有力。嘱常服上药，以图治愈。

4.名方原本

若心下满而鞕痛者，此为结胸也，大陷胸汤主之。但满而不痛者，此为痞，柴胡不中与之，宜半夏泻心汤。

半夏半升（洗），黄芩、干姜、人参、甘草（炙）各三两，黄连一两，大枣十二枚（擘）。

上七味，以水一斗，煮取六升，去滓，再煎取三升，温服一升，日三服。

真武汤

1. 处方及用法

【组成】茯苓9g，芍药9g，生姜9g，白术6g，炮附子9g。

【用法】上药加水，煎煮取汁，分3次温服。

2. 功用与应用

【用药精义】附子为君药，辛甘性热，温肾助阳，以化气行水，兼暖脾土，以温运水湿。臣药为茯苓和白术，茯苓利水渗湿，能使水邪从小便去；白术健脾燥湿。生姜为佐药，温散助附子温阳散寒，又合苓、术宣散水湿。白芍亦为佐药，利小便以行水气，柔肝缓急以止腹痛，敛阴舒筋以解筋肉瞤动，并能可防止附子燥热伤阴。

【应用要点】阳虚水泛。主治脾肾阳虚，水气内停，小便不利，四肢沉重疼痛，腹痛下利，或肢体浮肿，苔白不渴，脉沉细等。

【现代应用】用于慢性肾小球肾炎、心源性水肿、甲状腺功能低下、慢性支气管炎、慢性肠炎、肠结核等属脾肾阳虚、水湿内停者。

识方心得

水为至阴，赖肺、脾、肾诸脏气化以行之。而阳虚失于气化之候，大抵与脾、肾最为相关，以其水之所制在脾，水之所主在肾故也。脾阳虚，湿积而为水；肾阳虚，聚水从其类。终至水寒之邪由下而上，由内至外，浩浩乎泛滥成灾，或上凌于心而悸，或上射于肺而喘，或上攻于胃而呕，或上犯清窍而眩，或外溢肌肤而肿，或蓄于膀胱而小便不利。治疗之法：温补肾阳，利其水邪，用真武汤扶阳消阴，驱寒镇水。

3. 医案举例

亡阳案

滑伯仁治一人，七月内病发热，或令其服小柴胡汤，必26剂乃安。如其言服之，未尽2剂，则升散太过，多汗亡阳，恶寒甚，肉瞤筋惕，脉细欲无。即以真武汤进7~8服，稍有绪，更服附子7~8枚乃愈。

筋惕肉瞤案

许叔微治某男，年近三十。初得病，身微汗，脉弱，恶风。医者误以麻黄汤汗之，汗遂不止。发热，心痛，多惊悸，夜间不得眠卧，谵语不识人，筋惕肉瞤，振振动摇。予视之曰：强汗之过也。仲景云：脉微弱，汗出恶风者，不可服青龙汤，服之则筋惕肉瞤，此为逆也。惟真武汤可收之。予三投而大病除。次以清心丸、竹叶汤解余毒，数日瘥。

头痛案

来春茂治唐男，57岁。脑震荡后遗症，遇劳或感冒即头痛如刀劈，双目难以睁开，卧床烦躁，呻吟不休。诊见面壁侧卧，畏光，怕烦，身不敢动，面色黯淡，双目红肿，血丝夺睛，尤以右目牵引脑部疼痛为甚，舌苔黄腻而润滑，口不渴，小便短，脉沉细。阳虚气滞，升降失职，治以温肾阳，祛风止痛。用药：附片30g，茯苓15g，白芍12g，白术10g，生姜15g，细辛3g。服1剂，翌日头痛减半，目能睁。续服1剂，头痛止，目赤肿渐退。

失眠案

蒋天佑治张男，35岁。失眠6~7年，每天至多能睡2小时，甚则彻夜不眠。自觉迷糊，头晕，心悸，胃纳不好，尿时黄，腰困重，记忆力减弱，肌肉跳动。苔淡黄稍腻，舌质红，脉右虚弦，左沉细缓。辨证为肾阳衰微，水气凌心。治以温阳利水，方用真武汤。服2剂，即能睡7~8个小时。

水肿案

吕大用治赵女，40岁。因头面四肢肿，恶寒发热，经治月余，病日加重。面色苍白，面浮身肿，腰以下为甚，按之凹陷不起，腰冷痛，四肢不温，畏寒神疲，胸闷气短，口渴不欲饮，溺清白而少，舌质淡胖，苔薄白而滑润，脉沉细无力。此乃真阳衰极、土不制水所致。药用：附子25g，白术25g，茯苓25g，白芍20g，干姜20g，肉桂7.5g。连服3剂，浮肿消退大半，舌体渐小，四肢微温，溺量增多，脉虽沉较前有力。此乃虚焰渐退，正气渐复之佳象。按上方去附子、肉桂，加干姜15g，连服6剂而愈。

下肢痿软案

毕明义治田女，25岁。时值隆冬，与其夫口角，独寐于寒处，翌晨起床下肢酸软不能支持身体，勉强走一步，即突然摔倒在地。他人扶持上身行走时，则双下肢弛软不能抬起。神志清醒，语言流利，两手活动自如，手指握力正常，膝下冰冷，苔白，尺脉沉紧。病属郁证，乃心火郁于上，水寒凝于下，法当温阳化湿，除痹通络。予真武汤：附子30g，白术30g，赤芍45g，茯苓45g，生姜45g。服3剂，诸症悉除。

4. 名方原本

太阳病发汗，汗出不解，其人仍发热，心下悸，头眩，身瞤动，振振欲擗地者，真武汤主之。少阴病，二三日不已，至四五日，腹痛，小便不利，四肢沉重疼痛，自下利者，此为有水气，其人或咳，或小便利，或下利，或呕者，真武汤主之。

茯苓、芍药、生姜（切）各三两，白术二两，附子一枚（炮，去皮，破八片）。

上五味，以水八升，煮取三升，去渣，温服七合，日三服。

猪苓汤

1. 处方及用法

【组成】猪苓9g，茯苓9g，泽泻9g，阿胶9g，滑石9g。

【用法】上药，四味加水煎煮，去渣取汁，阿胶烊化搅入，分3次温服。

2. 功用与应用

【用药精义】方中猪苓、茯苓渗湿利水为君药；滑石、泽泻通利小便，泄热于下，为臣药，君臣相配，既能分消水气，又可疏泄热邪，使水热不致互结；佐以阿胶滋阴，滋养内亏之阴液。各药互相配合，利水不伤阴，滋阴不恋邪，能使水气去，邪热清，阴液复，病症消除。

【应用要点】水热互结，邪热伤阴。主治发热，渴欲引水，或下利，咳而呕，心烦不得眠。

【现代应用】用于泌尿系感染、肾炎、产后尿潴留等属于水热互结兼阴虚病证。

王三虎说，猪苓的利水作用强，与其调节气机升降和能开腠理有关。李时珍曰："猪苓淡渗，气升而又能降，故能开腠理、利小便，与茯苓同功。"一药有升降双重功能，且能开腠理而利小便，结合《伤寒论》第319条"少阴病，下利六七日，咳而呕渴，心烦，不得眠者，猪苓汤主之"分析，猪苓的开腠理，实含宣肺止咳之功。猪苓与阿胶相配，利水而不伤阴，养阴而不碍湿，相反相成。猪苓与泽泻合用，润燥而无偏颇之患；再加上茯苓、滑石之淡渗利小便，阿胶之养阴润燥，主次分明，相反相成。

3.医案举例

(梅)(核)(气)(案)

刘俊士治刘女，37岁，咽喉阻塞感半年，口干，舌燥，但手心不热，不盗汗，大便秘结，2~3天一次。平素有胃痛。舌红，脉细弦。证属水热互结于咽喉，阴虚梅核气。治法清热利水，以猪苓汤加味。用药：猪苓15g，茯苓15g，泽泻12g，滑石30g，阿胶10g，甘草9g，苏梗3g，厚朴花6g，乌药9g，山药15g，旱莲草30g，乌梅9g，半夏3g，麦冬9g。服3剂，咽喉阻塞、胃病均痊愈，半年未见复发。

(慢)(性)(肾)(盂)(肾)(炎)(案)

岳美中治一慢性肾盂肾炎患者，体质虚弱，病症反复发作，久治不愈。发作时有高热、头痛、腰酸、腰痛、食欲不振、尿意窘迫、排尿少，尿时有不快与疼痛感。用药：猪苓12g，茯苓12g，滑石12g，泽泻18g，阿胶9g。服药6剂，病痛即消失。

(腰)(痛)(案)

陈玉林治陈女，26岁。产后4日，突感左腰疼痛，向小腹尿道部放散，经用封闭治疗痛止，此后患侧经常酸痛不适，历50余日未愈，昨晚疼痛大作，痛沿输尿管向膀胱、尿道、肛门等处放散，二便频数，量均极少，时欲呕恶，彻夜不眠。今日脉象沉滑，舌苔黄薄，予服猪苓汤2剂。服第1剂后疼痛增剧，约1小时后腰即不痛。次日傍晚突然尿意窘迫，似有物堵塞尿道感，解去后即舒适不痛，后经调理而愈。

尿浊案

张长恩治赵女，64岁。3年前曾患慢性肾盂肾炎，经治而愈。5天前，曾腰部酸痛，小便混浊如米泔水，有时夹有小血块，现仍腰酸腿软，尿频不疼痛，尿液混浊乳白，易沉淀，杂有小血块，头昏耳鸣，五心烦热，口干欲饮，饮不解渴，苔薄黄而腻，舌晦淡而红，脉沉细而数。肾阴亏虚，阴虚有热，水气内停之证，拟滋阴、清热、利水，法宗猪苓汤。用药：猪苓30g，茯苓30g，泽泻30g，滑石30g，阿胶30g。连服18剂而愈，追访1年未见复发。

血淋案

聂惠民治于女，28岁。产后合并尿潴留，行留置导尿术3天，配合针灸治疗而愈。1个月后突然发热恶寒，周身酸楚，腰酸且痛，恶心不欲食，小便稍频，苔白，脉浮数。某医用疏解外邪之剂，并重用黄芪、党参等，服药2剂即觉周身热甚，犹如有热气从肌腠中向外蒸发，烦热难忍，衣被难着，不得安卧，尿频尿急，尿量不多，便后尿道灼痛，苔淡黄，脉浮数且细。改投清热利湿之剂，重用木通、车前子、萹蓄等通利之品，服药3剂，诸症增剧，出现肉眼血尿，小便频数不减，以致如厕不欲起身。诊见病不解，反致血淋，乃通利过度，适得其反，导致疾病剧变，改用猪苓汤加金银花、大蓟、小蓟、藕节、白茅根。服药数剂，病热始衰，继服前方取效，治疗月余而愈。

慢性结肠炎案

施仁潮治胡女，慢性结肠炎兼有尿路感染，大便不爽、有黏液，便前腹痛，尿短赤、尿痛，口苦，心烦，入睡困难，苔黄腻，舌红，脉细数。用药：猪苓10g，茯苓15g，滑石10g，泽泻12g，阿胶6g，秦皮9g，地锦草20g，车前草20g，制大黄9g，木香6g，炒青皮9g。

湿疹案

汤岱玉治文男，54岁。阴囊瘙痒10年，屡治乏效。症见阴囊皮肤潮红肿胀，增生肥厚，苔藓样变，间有糜烂渗液，揩之作痛，自觉痒处灼热，瘙痒无度。此乃湿热蕴阻下焦，血虚风燥之象。治宜滋阴清热，养血祛风。拟猪苓汤加味治之，用药猪苓、茯苓、泽泻、阿胶、滑石、地龙、蝉蜕、黄柏。服5剂，瘙痒肿痛减轻，守方续服20剂而愈。

4.名方原本

若脉浮发热，渴欲饮水，小便不利者，猪苓汤主之。少阴病，下利六七日，咳而呕渴，心烦不得眠者，猪苓汤主之。

猪苓（去皮）、茯苓、泽泻、阿胶、滑石（碎）各一两。

上五味，以水四升，先煮四味，取二升，去滓，内阿胶烊消，温服七合，日三服。

小承气汤

1.处方及用法

【组成】酒大黄12g，制厚朴6g，炒枳实9g。

【用法】上药加水煮取汁，分2次温服。服药至大便通畅即停服。

2.功用与应用

【用药精义】方中大黄泻热通便，厚朴行气散满，枳实破气消痞，各药配合使用，轻下热结，除满消痞。本方与大承气汤比较，去芒硝不用，减轻枳实、厚朴用量，与大黄同煎，荡涤之性稍缓，所以叫"小承气汤"。

【应用要点】阳明腑实轻证。主治谵语潮热，大便秘结，胸腹痞满，舌苔老黄，脉滑而疾；或痢疾初起，腹中胀痛，里急后重。

【现代应用】多用于急性黄疸性肝炎、乙型肝炎、细菌性痢疾、急慢性肠炎、肠伤寒、乙型脑炎等传染性疾病，以及粘连性肠梗阻、手术后肠梗阻、急性阑尾炎、急性胰腺炎、急慢性胆囊炎胆结石等。

小承气汤和大承气汤主治病证都是阳明腑实证，只是泻下程度轻重不同。《类聚方广义》：大小承气汤，本属同证，若用芒硝，则如钝刀，不可用矣。方有大小，以病有轻重缓急也。岂特大小之制哉。凡长沙之方，虽一味之去加乘除，即异其义，因而效用亦无不异。是故医之临病也，见证时，能审其轻重缓急，缜密处方，则能合长沙之规矩，而后可得其活期。

3.医案举例

乙型脑炎案

蒲辅周治一人，乙型脑炎住院6天，体温超过40℃，脉沉数有力，腹满微硬，哕声连续，无汗，手足妄动，烦躁欲狂，神昏谵语，四肢微厥，下利纯青黑水。其证虽属病邪盘踞阳明，有热结旁流之象，但未至大实满，舌苔秽腻，色不黄老，就不宜大承气汤，只能用小承气汤。服药后哕逆止，便通畅，汗出，手足温，神清热退，诸症豁然，再用养阴和胃药调理。

热结旁流案

李士才治一人，热结旁流，懊恼目张，诸药不效，有以山药、茯苓与之，虑其泻脱也。李云：六脉沉数，按其腹则痛，此协热下利，中有结粪，小承气汤倍大黄服之。果下结粪数枚，利止，懊恼亦痊愈。

伤食案

刘渡舟治某男，12岁。因多吃粽子，大便3日未解，解衣观腹，腹胀如合瓦，以手按其腹则叫哭不已。舌苔黄白杂腻，脉沉滑有力。此因过饱伤中，食填太仓，胃肠阻滞，气机不利所致。用药大黄、厚朴、枳实、藿香梗、生姜。服药约一时辰，腹中气动有声，旋即大便作泄，泻下酸臭物甚多，连下两次，腹痛止而思睡。转用保和丸加减善后。

疫邪案

张仲华治一疫邪，壮热神糊，徒然而发，脉数大而混糊无序，舌垢腻而层叠厚布，矢气频转，小溲自遗，脘腹痞硬，气粗痰鸣，既非寻常六气所感，亦非真中类中之证。观其漐漐自汗，汗热而不粘指，转侧自如，四体无强直之态。舌能伸缩，断非中风。设使外感，何至一发便剧，而安能自汗？处方：厚朴、大黄、枳实、黄芩、槟榔、草果、知母、陈皮。二诊，神志得清，表热自汗，腹犹拒按，矢气尚频，便黏腻极秽者未畅，小水点滴如油，脉数略有次序，舌苔层布垢浊，胃中秽浊蒸蕴之势，尚行燔浊，必须再下，待里滞渐楚，然后退就于表。与大承气汤加银花、知母、川连、丹皮、滑石。

直肠腺癌肺转移案

施仁潮治石男，57岁。直肠腺癌肺转移，4个月前大便带血，渐见加重，MR报告距肛门约3cm处直肠癌。胸部CT报告：两肺多结节。放疗25次，化疗5次，腹痛，便意频仍，解而不爽，发热，烦躁不寐，苔黄厚腻，舌暗红少津，脉弦细实。用小承气汤合白头翁汤（白头翁、黄柏、黄连、秦皮）加铁皮石斛、地榆、地锦草。

4.名方原本

阳明病脉迟，虽汗出不恶寒者，其身必重，短气，腹满而喘，有潮热者，此外欲解，可攻里也。手足濈然而汗出者，此大便已鞕也，大承气汤主之。若汗多，微发热恶寒者，外未解也，其热不潮，未可与承气汤。若腹大满不通者，可与小承气汤，微和胃气，勿令至大泄下。下利谵语者，有燥屎也，宜小承气汤。若不大便六七日，恐有燥屎，欲知之法，少与小承气汤，汤入腹中，转矢气者，此有燥屎也，乃可攻之。若不转矢气者，此但初头鞕，后必溏，不可攻之，攻之必胀满，不能食也，欲饮水者，与水则哕。其后发热者，大便必复鞕而少也，以小承气汤和之。不转矢气者，慎不可攻也。

大黄四两（酒洗），厚朴二两（炙，去皮），枳实三枚（大者，炙）。

上三味，以水四升，煮取一升二合，去滓，分温二服。初服汤当更衣，不尔者，尽饮之，若更衣者，勿服之。

❀ | 甘草泻心汤

1.处方及用法

【组成】炙甘草12g，黄芩9g，干姜9g，半夏9g，大枣4枚，黄连3g。

【用法】上药加水煎煮，取汁，分3次温服。

2. 功用与应用

【用药精义】方中甘草补中益脾胃，使脾胃之气复职，生化气血。黄连、黄芩清热燥湿，使脾胃不为湿热所肆虐。半夏、干姜宣畅中焦气机，使湿热之邪无内居之机。人参、大枣补中益气，与甘草相用，扶正驱邪，使正气得复，不为邪虐。各药互相配合，苦寒泻邪而不至峻猛，辛温温通而不散正气，甘药补而有序，能收和中固本良效。

【应用要点】误下导致胃气虚弱。主治下利，完谷不化，腹中雷鸣，心下痞硬，干呕，心烦不安。

【现代应用】急性胃肠炎、化脓性扁桃体炎、传染性单核细胞增多症、手足口病、疱疹性口腔炎等。

> **识方心得**
>
> 甘草泻心汤在《金匮要略》中，是被作为治疗狐惑病的专方来使用的。狐惑病类似于现代医学的白塞综合征，也叫眼—口—生殖器综合征。该病是以口腔及生殖黏膜损害为主症，因此推而广之，用于治疗黏膜疾病，被称为是黏膜修复剂。其治针对全身黏膜，包括口腔、咽喉、胃肠、肛门、前阴，还包括泌尿系黏膜乃至呼吸道黏膜，眼结膜等。其病变类型，既可以是黏膜的一般破损，又可以是充血、糜烂，还可以是溃疡。

3. 医案举例

不寐案

李秀华治张女，58岁。4年来夜不能寐，靠服用安定片等才能入睡2~3小时，但稍闻声响便醒而不寐。近20天来彻夜不寐，虽加倍服用安定片亦目不能瞑，不得卧，心烦易躁，疲倦乏力，胸脘痞满嘈杂，口干苦，纳呆不食，舌苔黄厚，脉沉细。乃脾胃虚弱，寒热内蕴中焦，上扰心神，治宜调理中焦，开结除痞。初用归脾汤、安神定志丸等方不效，复以甘草泻心汤化裁。用药：甘草18g，黄芩10g，半夏10g，鸡内金10g，陈皮10g，干姜10g，党参15g，黄连5g，大枣4枚。服1剂，诸症皆除。

胃肠功能紊乱案

施仁潮治郑男，36岁。有痢疾史，胃肠功能紊乱，胃中痞塞，口苦口臭，经常腹胀痛，大便黏滞，时有不消化食物，苔薄腻，舌质淡红，脉濡细数。用甘草泻心汤合芍药甘草汤（芍药、甘草）。

便秘胃痛案

岳美中治宋男，59岁。便燥数月，每于饥饿时胃脘胀痛，吐酸，得按则痛减，得矢气则快然，惟矢气不多，亦不口渴。诊见面部虚浮，脉象濡缓。投甘草泻心汤加茯苓，3剂后大便甚畅，矢气转多。改投防己黄芪汤加附子4.5g。服1剂，大便甚畅，胃脘痛胀均减，面浮亦消，惟偶觉烧心。原方加茯苓，服用2剂。3个月后随访，诸症皆消。

舌皲裂案

刘景祺治岳女，23岁。舌体皲裂疼痛3年，曾大量服核黄素，反而日趋严重，舌前2/3均布满横而深的裂纹，大裂纹中间布满浅而短的小纹，食酸辣刺激性食物痛苦异常。胃脘经常憋闷，饭后易腹胀。脉左上关上滑，右滑。辨证：心火亢盛，中焦痞塞。治则：泻心除烦。用药：炙甘草12g，黄连6g，黄芩9g，半夏9g，党参15g，干姜3g，大枣3枚。服9剂，舌体疼痛消失，小短纹减少，深长纹稍变浅。服48剂，小短纹完全消失，深长纹亦消失2/3，剩余条纹变短变浅，食酸辣食物已无痛苦。

滞颐案

梁惠光治刘女，5岁。1年来口角常流涎不止，渍于颐颏颈前等处均赤烂如斑，舌红无苔。此为脾寒胃热，盖脾主运化水液，开窍于口，脾寒则涎液不摄，胃热则渍蚀赤烂。治用甘草泻心汤，加佩兰芳香悦脾。服2剂，涎液不外流，红烂皮肤恢复正常，口角尚有红赤，再服2剂痊愈。

狐惑案

刘渡舟治郑女，口腔糜烂作痛，不易愈合，前阴黏膜溃破，既痛且痒，心下痞满，饮食乏味，脉弦但无力，舌苔薄白而润。辨证为脾虚不运，失降失常，气痞于中，挟有湿毒。治法：健脾调中，升清降浊，兼解虫毒之侵蚀。用药：炙甘草12g，黄芩9g，人参9g，干姜9g，黄连6g，半夏10g，大枣7枚。连服10余剂获愈。

4.名方原本

伤寒中风，医反下之，其人下利日数十行，谷不化，腹中雷鸣，心下痞鞭而满，干呕心烦不得安，医见心下痞，谓病不尽，复下之，其痞益甚，此非结热，但以胃中虚，客气上逆，故使鞭也，属甘草泻心汤。

甘草四两（炙），黄芩三两，干姜三两，大枣十二枚（擘），半夏半升（洗），黄连一两。

上六味，以水一斗，煮取六升，去滓，再煎取三升，温服一升，日三服。

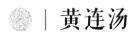 # 黄连汤

1.处方及用法

【组成】黄连9g，炙甘草9g，干姜9g，桂枝9g，人参6g，半夏9g，大枣4枚。

【用法】上药加水煎煮，取汁，日3次、夜2次，温服。

2.功用与应用

【用药精义】黄连汤因主药是黄连而命名。方中黄连苦寒，上清胸中之热，干姜、桂枝辛温，下散胃中之寒，二者合用，辛开苦降，寒热并投，上下并治，恢复中焦升降之职能；更用半夏和胃降逆，人参、甘草、大枣益胃和中，各药互相配合，能使寒散热消，中焦和通，阴阳升降复常，疼痛呕吐诸症痊愈。

【应用要点】上热下寒，胃中有邪气。主治腹中痛，欲呕吐。其中腹中痛是因阴不得升为下寒，欲呕吐是阳不得降为上热。即如《金镜内台方议》所说，胃中有邪气，使阴阳不交，阴不得升为下寒，故腹中痛；阳不得降为上热，故欲呕吐也。

【现代应用】用于急慢性胃肠炎、溃疡性结肠炎、口腔黏膜溃疡等。

识方心得

黄连汤适用病症，或为腹中痛，或为呕吐，或为心悸，或为不眠等，有认为是桂枝体质患有黄连病。方中的桂枝，以肉桂为佳。肉桂气味浓烈，擅长治疗腹中冷痛以及心悸不寐等，正是黄连汤的主治之证。肉桂辛以通阳散寒，黄连苦以清热除烦，即所谓苦辛配伍，能交通心肾，治疗失眠心悸。

本方服用上有特殊要求，日三夜二，即1天内分5次喝下。主要

考虑，一是胃中有邪气，一次不宜多服；二是分次服用，有助于药效持续，治疗"欲呕吐"病症。

3.医案举例

头痛案

闫云科治张男，72岁。胃痛、胃胀10余年，近复头痛，偏右头痛，呈胀痛，食多、饮多其痛尤甚，痛剧时头面烘热，心烦懊恼。称每天服去痛片以求缓减。胃纳可，口干苦，大便1~2天一行，呃逆泛酸，肠鸣腹胀。腹中气上冲逆，每欲以手按之。饭菜稍冷即腹痛。望其舌，质淡红，苔根厚腻。诊其脉，沉弦细。触其腹，腹皮薄弱，腹肌挛急，心下、当脐悸动。脾胃久虚，升降失调，故而头痛。头痛与呕吐同，皆胃气上逆也。饮食稍多疼痛加剧，喜手按压，足证中虚乏运，浊气上逆。故健脾胃，调寒热，理升降为治。脉症显示寒多热少，且腹中上逆，以黄连汤为妥。用药：黄连10g，桂枝15g，党参15g，炙甘草10g，半夏15g，干姜10g，红枣10枚。服3剂，头痛大减，脘胀、嗳逆、泛酸皆轻，腹中仍冲逆。守方5剂，头痛未发作，诸症次第减轻或消失。欲得长治久安，需健脾胃、复中气1~2月，以其脾胃久虚，非短期可愈也。上方加白术15g，黄芪30g。每2日1剂。

呕吐案

赵守真治陈男，25岁。久泻愈后，又复呕吐，医进参、术、砂、半，复进竹茹、麦冬、芦根，诸药杂投无效。其身微热，呕吐清水，水入则不纳，时有冲气上逆，胸略痞闷，口不知味，舌光红燥，苔腻不渴，脉阴沉迟而阳浮数，乃上热中虚之证，应用黄连汤。方中姜、桂、参、草温脾胃而降冲逆，黄连清胸热，伴半夏以止呕吐，为一寒一热错综之良方。服药呕吐渐止，再剂症全除，能进稀粥。后用五味异功散加生姜温胃益气而安。

胃痛呕吐

丁带川治王男，45岁。晚间突发胃脘疼痛，呕吐不已，呕吐物初为食物，后为痰沫，次晨呕出绿色胆液，饮水则呕。诊见痛在脐上部，舌尖边赤，苔黄薄，脉象弦数。证属胸中有热，胃中有寒，寒热不调，阴阳升降失常，法当和解。方药：黄连3g，淡干姜2.4g，法半夏9g，潞党参9g，川桂枝3g，甘草2.4g，大枣3枚。嘱服1帖，徐徐饮之，以防药液呕出。

溃疡性结肠炎案

刘渡舟治林男，腹痛下利数年，某医院诊为慢性非特异性溃疡性结肠炎。腹中冷痛，下利日数行，带少许黏液，两胁疼痛，口渴，欲呕吐，苔白腻，舌边尖红，脉沉弦。上热下寒证，治宜清上温下，升降阴阳。用药：黄连10g，桂枝10g，半夏15g，干姜10g，党参12g，炙甘草10g，大枣12枚，柴胡10g。服药7剂，腹痛、下利、呕吐明显减轻，但仍有口苦、口渴、胁痛，用柴胡桂枝干姜汤清胆热、温脾寒，服7剂病愈。

慢性腹泻案

施仁潮治许男，慢性腹泻，大便溏泻，每天3~4次，多有腹痛。近多烟酒，口腔溃疡发作，张口不利，胃中饱胀，烦热口渴，口苦口臭，用黄连汤合柴胡疏肝散（柴胡、陈皮、川芎、香附、枳壳、芍药、炙甘草）加味。

4.名方原本

伤寒胸中有热，胃中有邪气，腹中痛，欲呕吐者，黄连汤主之。

黄连三两，甘草三两（炙），干姜三两，桂枝三两（去皮），人参二两，半夏半升（洗），大枣十二枚（擘）。

上七味，以水一斗，煮取六升，去滓，温服，昼三服、夜二服。

当归四逆汤

1.处方及用法

【组成】当归9g，桂枝9g，芍药9g，细辛3g，通草6g，大枣8枚，炙甘草6g。

【用法】上药加水煎煮取汁，分3次温服。

2.功用与应用

【用药精义】本方因主药当归而命名。方中当归养血和血，桂枝温经散寒，温通血脉，共为君药。白芍养血和营，助当归补益营血；细辛温经散寒，助桂枝温通血脉，同为臣药。通草通经脉，畅血行；大枣、甘草益气健脾养血，为佐药。甘草并能调和诸药而为使药。全方温阳与散寒并用，养血与通脉兼施，有温而不燥、补而不滞的特点。

【应用要点】营血虚弱，寒凝经脉，血行不利。主治手足厥冷，或腰、股、腿、足、肩臂疼痛，口不渴，舌淡苔白，脉沉细。

【现代应用】多用于血栓闭塞性脉管炎、偏头痛、雷诺病、小儿麻痹、小儿睾丸鞘膜积液、冻疮、妇女痛经、肩周炎、风湿性关节炎等属于血虚寒凝者。

> **识方心得**
>
> 手足厥冷称为"四逆"，有阳衰、气逆、血滞的区别。四逆汤回阳，四逆散和解，当归四逆汤重在散寒通脉。当归四逆汤系桂枝汤去生姜加当归、细辛、通草而成。方中当归养血活血，桂枝、芍药调和营卫，细辛温经通末，通草通经通脉，更以大枣、甘草益中气、助营血，诸药配伍，温经散寒，养血通脉。凡血虚寒滞、湿痹挛痛之证，皆可治之。

3. 医案举例

四肢厥冷案

曹仁伯治一人，少腹久痛不止，手足挛急疼痛，面色不华，舌苔灰浊，脉象弦急。病证属寒湿与痰内壅于肝经，而外攻于经络。现有主要症状是四肢厥冷，治用当归四逆汤加减：当归（小茴香炒）、白芍（肉桂炒）、木通、半夏、苡仁、防风、茯苓、橘红。

下肢麻痛案

陆鸿滨治某女，23岁。产后7~8天，右足趾感染，右足露于被外数日，此后即感右下肢外侧自髋至外踝沿足少阴经脉，如触电样麻痛，行动受限。舌质淡嫩，苔白，脉细。辨证：新产之人，血弱气尽腠理开，邪气因入，直犯少阴经脉。治宜养血通经散寒，予当归四逆汤，服2剂而愈。

附骨疽案

万友生治史女，21岁。四年前曾患右胫腓骨骨髓炎，经治痊愈。1年前患左胫腓骨中段硬化性骨炎，诊见患处隆起，皮色不变，内感疼痛酸胀，日轻夜重，以致难以入寐，有时痛引左膝关节。形体消瘦，手足厥寒，舌苔灰白，脉细弦缓。投以当归四逆汤加味，用药：当归15g，桂枝9g，赤芍

30g，白芍30g，细辛3g，木通9g，炙甘草9g，大枣5枚，鹿茸末1.5g（分冲服）。连服40余剂，大得效验，左腿酸痛渐除，夜间已不觉痛，能够安睡通宵。食增神旺，肌肉渐丰，特别是左胫腓骨中段隆起处已平复如常。嘱守上方每隔1~2日服1剂，以巩固疗效。

痿证案

李克绍治杜男，20岁。患者幼年曾患小儿麻痹症，成年后两下肢较细，并软弱无力，行动吃力，走路要拄双拐。每至冬季，即四肢发凉，尤其两下肢极不耐冷，最易受冻伤。此乃气血虚弱，抵抗力太差，在冬季阳衰阴盛之际，气血更不能畅行于四末所致。今又值冬令，前证加重。仍宜益血通阳为治，方用当归四逆汤原方。连服数剂，即觉两下肢转为温暖，耐寒力亦有所增强。

阳痿案

史学茂治吕男，29岁。婚后3年，玉茎举而不坚，不能伺房。述房后冷浴，虽屡医迭药，疗效不显。诊见健忘头晕，少寐多梦，体乏纳减，大便质稀，舌质淡，苔白腻，脉沉细。此非肾阳虚衰、命火不足之证，乃属血虚寒凝，宗筋失养所致，治拟养血散寒，助阳通脉，方用当归四逆汤加减。用药：当归30g，桂枝15g，白芍15g，大枣15g，细辛6g，木通10g，甘草10g，露蜂房10g。黄酒代水煎服，每日1剂，分3次服。服5剂，阴茎微微勃起，他证大减，继用5剂，即能交合；再服5剂以资巩固，半年后随访，其妻已身孕。

雷诺病案

施仁潮治许男，手足麻木，四末不温，指端遇冷即肤色苍白，甚或发绀，局部发凉、麻木，会有针刺样疼痛，苔白舌淡质润，脉沉细。用当归四逆汤加大剂量附子和黄芪治疗。煎服的同时，嘱煎第三汁用来浸泡手足。

4.名方原本

手足厥寒，脉细欲绝者，当归四逆汤主之。下利脉大者，虚也，以强下之故也。设脉浮革，因而肠鸣者，属当归四逆汤。

当归三两，桂枝三两（去皮），芍药三两，细辛三两，甘草二两（炙），通草二两，大枣二十五枚（擘）。

上七味，以水八升，煮取三升，去渣，温服一升，日三服。

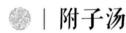 | 附子汤

1. 处方及用法

【组成】炮附子15g，茯苓9g，人参6g，白术12g，芍药9g。

【用法】上药加水煎煮，取汁温服，每日3次。

2. 功用与应用

【用药精义】本方因主药是附子而命名。方中重用炮附子温经壮阳，人参补益元气，茯苓、白术健脾化湿，芍药和营止痛。各药配合，共同起到温经助阳、祛寒除湿的作用。

【应用要点】阳虚寒盛。主治背恶寒，身体骨节疼痛，口中和，手足寒，脉沉者。

【现代应用】多用于风湿性关节炎、类风湿关节炎、心功能不全、冠心病、子宫下垂、胃下垂、内耳眩晕证、血管神经性头痛、滑精、多尿、遗尿等。

> 识方心得
>
> 《金匮要略》说："妇人怀娠六七月，脉弦发热，其胎愈胀，腹痛恶寒者，少腹如扇……当以附子汤温其脏"。有人认为，附子汤为温阳峻剂，附子又为有毒之品，妊娠三四月时要慎用。但在妊娠六七月时，胎元已成，此时用之则无堕胎之弊，何况胞宫虚寒，失于温煦，有是证则用是药，有故无殒也。重要的是严格掌握主症：腹痛发冷，入夜痛甚，喜按喜暖，小便清长，恶寒身倦，脉弦，舌淡苔白多津。

3. 医案举例

(心)(绞)(痛)(案)

唐祖宣治一男子，因劳累过度，情志不舒，突发心绞痛，剧痛难忍，背冷恶寒，汗出不止，四肢发凉，指端青紫，苔白舌淡，脉沉细。诊断为阴寒内盛，胸阳不振，用附子汤加味。用药：红参10g，炮附子10g，白术

15g，川芎15g，白芍30g，茯苓30g，薤白30g。急煎频服，须臾汗止，精神好转，疼痛减轻。2剂后背冷减轻，疼痛消失。继续服用40剂，心绞痛未再发作，背冷消失，血压稳定。

脾肾虚寒案

俞长荣治陈男，30岁。初受外感，咳嗽，愈后但觉精神萎靡，食欲不振，微怕冷，偶感四肢腰背酸痛。自认为病后元气未复，未即就医，拖延十余日。面色苍白，舌滑无苔，脉象沉细。此乃脾肾虚寒，中阳衰馁，治当温补中宫，振奋阳气，附子汤主之。用药：炮附子9g，白术12g，潞党参9g，杭白芍6g（酒炒），茯苓9g。服1剂，诸症略减；次日复诊，嘱按原方续服2剂。

定时臂痛案

张长庆治张女，39岁。13年前曾患产后大出血，经治血止。半年后，右上肢肩下腕上整个部位有痛感，逐渐加重，每于夜半子丑之时痛甚难忍。诊见夜半子丑痛甚，难以睡眠，平时汗出湿衣，手足心热，恶心，舌体淡胖苔白厚腻，脉沉缓无力。证属肾阳虚衰，寒湿内生，流往经络，阻遏气血，不通则痛。治以温阳益气，除湿活血，方用附子汤。用药：制附子30g（另包先煎30分钟），茯苓18g，党参20g，焦白术12g，赤芍12g。服1剂痛减；连服30剂，诸症均瘥。

风湿痹病案

施仁潮治林女，多关节痛，肩颈痛，腰背痛，手握捏不能、挤毛巾不干，足踝肿不红，恶寒，口不渴，苔薄舌淡质嫩红，脉沉细。用药：炮附子15g，茯苓15g，炒党参15g，苍术12g，炒白芍12g，仙灵脾15g，羌活9g，桂枝6g，炒苡仁30g。

张大庆治张女，39岁。13年前患产后大出血，经治血止。半年后，右上肢肩下腕上疼痛，并逐渐加重，每于夜半子丑之时痛甚难忍。诊见夜半痛甚，难以睡眠，汗出湿衣，手足心热，恶心，苔白厚腻，舌体淡胖，脉沉缓无力。证属肾阳虚衰，寒湿内生，流注经络，阻遏气血，不通则痛。治以温阳益气，除湿活血。方用附子汤原方：制附子30g（另包，先煎30分钟），茯苓18g，党参20g，焦白术12g，赤苏12g。水煎服，一剂痛减，连服

30剂，诸症均瘥。

子宫脱垂案

权依经治朱女，32岁。小腹下坠，白带多，质稀薄，无臭味，已有1年余。伴有小腹冰凉，腰酸，疲乏无力。苔薄白，舌淡白质胖，脉沉迟。西医诊断：子宫脱垂Ⅰ度，宫颈糜烂Ⅰ度。证属脾肾阳虚，用附子汤治疗。用药：附片6g，白术12g，白芍9g，茯苓9g，党参6g。水煎，分2次温服。3剂，白带减少，下坠感减轻，小腹冰凉有所好转。又3剂，病情更为好转，唯活动后有小腹下坠之感。继用上方3剂，已能参加轻微劳动，小腹不再下坠。

子宫肌瘤案

苟鼎立治张女，38岁。3个月前，因地上冰滑跌挫损伤，腰腿疼痛，卧床2月。月经过期未至，小腹疼痛，逐渐加重，过期至35天，阴道流血，色淡量少。头晕恶心，纳差食减；至50天，剧痛不已，前来住院。诊见面色青暗，恶寒倦卧，四肢冰冷，昏晕恶心，时吐清水，药食难入，小便清长，大便稀薄，舌青淡，苔薄白，脉沉涩。小腹有拳头大一块物，疼痛拒按，推之不移。阳虚寒凝，气滞血瘀，经闭日久，酿成癥瘕。急投附子汤加当归助阳温经，散寒止痛，用药：附子6g，人参6g，茯苓9g，白术12g，白芍9g，当归9g。嘱急火煎，分2次温服。翌日复诊，述服药后全身逐渐温暖，头晕恶心亦减，腹痛微减，惟小腹块物尚无明显变化。晨进稀粥一碗。脉沉弱，舌淡红，皆阳气回转佳象，嘱原方照服2剂。三诊时，疼痛和块物豁然消失，饮食正常，痊愈出院。

4. 名方原本

少阴病，得之一二日，口中和，其背恶寒者，当灸之，附子汤主之。

附子二枚（炮，去皮，破八片），茯苓三两，人参二两，白术四两，芍药三两。

上五味，以水八升，煮取三升，去滓，温服一升，日三服。

《金匮要略》方十四首

《金匮要略》是《伤寒杂病论》中的"杂病"部分内容，由晋代王叔和整理而成。其古传本名《金匮玉函要略方》，共3卷，上卷为辨伤寒，中卷论杂病，下卷记载药方。后经北宋校正医书局林亿等人重予编校，改名《金匮要略方论》。

《金匮要略》共25篇，列举病症60余种，以内科杂病为主，兼有部分外科、妇产科等病证。其书是我国现存最早的一部诊治杂病的专著，为古今医家推崇，被称之为方书之祖，医方之经，治疗杂病的典范。

全书载方262首，其方药味精炼，配伍严密，主治明确，有较高的疗效，被广泛地应用于临床。

《古代经典名方目录（第一批）》入选的《金匮要略》方有：桂枝芍药知母汤、黄芪桂枝五物汤、半夏厚朴汤、瓜蒌薤白半夏汤、苓桂术甘汤、泽泻汤、百合地黄汤、枳实薤白桂枝汤、大建中汤、橘皮竹茹汤、麦门冬汤、甘姜苓术汤、厚朴七物汤和厚朴麻黄汤，共14方。

桂枝芍药知母汤

1. 处方及用法

【组成】桂枝12g，芍药9g，甘草6g，麻黄12g，生姜15g，白术15g，知母12g，防风12g，炮附子10g。

【用法】上药加水煎煮，取汁温服，每日3次。

2. 功用与应用

【用药精义】方中用麻黄、桂枝、防风温散寒湿；芍药、知母和阴行痹；附子、白术助阳除湿；甘草、生姜调和脾胃。本方的组方特点是表里兼顾，阴阳并调，气血同治，为治疗风湿历节反复发作之良方。

【应用要点】风寒湿侵入日久，有渐次化热之象。主治身体瘦弱，关节肿大、变形，剧烈疼痛，头晕气短者。

【现代应用】多用于类风湿关节炎、风湿性关节炎、肩周炎、坐骨神经痛、强直性脊柱炎、痛风、骨质增生症等以关节疼痛、肿胀为主要表现的病证。也用于马尾神经炎、下肢静脉血栓、结节性红斑、关节型银屑病、内耳眩晕症、肺心病合并心衰等。

识方心得

魏念庭《金匮要略方论本义》：此方（桂枝芍药知母汤）乃通治风寒湿散邪之法，非专为瘦人出治也。肥人平素阳虚于内者多，非扶助阳气，则邪之入筋骨间，难以转使之出，用附子于肥人尤所宜也，勿嫌其辛温，而云不可治血虚内热之证也。瘦人阴虚火旺之甚，加芍药减附子，又可临时善其化裁也。

3. 医案举例

风湿痹病案

岳美中治陈女，50岁。风寒所袭，发热，左肩关节疼痛不能活动，左拇指第一指节红肿热痛，两膝关节不可屈伸，病延4月，难以自己行走，午后每发寒热，体温38℃，脉象细弱而数。投与桂枝芍药知母汤后，热退，3剂后自己能行动，继服10余剂，诸症皆除。

肩凝证案

傅春梅治周男，48岁。右肩疼痛，活动受限1年余，起于肩部外伤，疼痛以夜间为重，经常痛醒，天气变化时尤甚。舌淡胖，脉细弦。予桂枝芍药知母汤加减：桂枝10g，淡附片9g，麻黄3g，黄芪10g，知母12g，白术10g，防风10g，生姜10g，赤芍10g，白芍10g，甘草9g，制川乌8g（编者注：有毒中药，慎用）。同时配合手法治疗，每日1次。5剂后疼痛减轻，夜寐转安，以原方随症加减，继进30剂，疼痛消失，肩活动功能明显改善，惟有时感觉酸楚。

鹤膝风案

易华堂治周某，20岁。因远行汗出，跌入水中，风湿遂袭筋骨。始则两足酸麻，继而足膝肿大，屈伸不能，兼之两手战掉，时而遗精，体亦羸瘦。脉左沉弱，右浮濡。脉证合参，此鹤膝风症也。由其汗出入水，汗为水所阻，聚而成湿，流注关节。关节者，骨之所凑，筋之所束，又招外风，入伤筋骨，风湿相搏，故脚膝肿大而成为鹤膝风。手战者，系风湿入于肝，肝主筋，而筋不为我用。遗精者，系风湿入于肾，肾藏精，而精不为我摄。溯其致病之由，要皆风湿之厉也。用桂芍知母汤，间服芍药甘草汤（生白芍18g，炙甘草9g）补阴以柔筋，外用麻黄30g，松节30g，白芥子30g，研匀，用酒和调，布包患处，开毛窍以去风湿。处方：桂枝12g，生白芍9g，知母12g，白术12g，附子12g（先煎），麻黄6g，防风12g，炙甘草6g，生姜15g。

腰痛案

施仁潮治徐男，39岁。右髋关节痛1年余，近腰骶部痛，有时清晨时痛醒，起床活动后疼痛才得减轻，某医院诊为强直性脊柱炎。诊见腰脊冷痛，活动不利，右踝关节肿痛，口干口苦，苔白腻，舌红，脉弦细。用桂枝芍药知母汤加附片、细辛、蜈蚣、石楠叶、牛膝。

历节案

唐祖宣治刘男，38岁。两手关节对称性肿胀、强直、疼痛4年余，确诊为类风湿关节炎。久治无效，疼痛日渐加重，屈伸不利，不能工作。诊见面色青黑，痛苦病容，舌质淡，苔白腻，四肢关节强直，肿胀疼痛，两手尤甚，得热痛减，遇寒加重，天阴疼痛更剧，脉沉细。此为风寒湿之邪流注经络，治当温阳散寒，祛风除湿，试投桂枝芍药知母汤。用药：桂枝18g，白芍18g，知母18g，防风15g，苍术15g，黄柏15g，炮附子15g，麻黄9g，甘草9g，白术12g，生姜12g，薏苡仁30g，黄芪30g。服4剂，疼痛减轻，病有转机，守前方继服38剂，疼痛消失，关节屈伸自如，肿胀消除，临床治愈出院。

流注案

马继松治袁女，38岁。素体胖壮，喜食甘肥。1周前感右腿弯部酸痛木胀，5日后局部漫肿，皮色如常，按之痛甚，微感寒热。西医诊为深部组织炎，予抗生素治疗两日，寒热虽退，它症如前。诊见舌淡紫，苔白浊腻，脉滑。漾漾欲恶，身懒肢沉，经色紫黯，白带如涕。湿瘀与寒痰互阻客于经络，蕴久则酿脓。当急予温通消散：生麻黄、桂枝、赤芍、知母、防风、白术、白芥子、银花、花粉、当归、姜夏、茯苓，连服5剂，诸症霍然。

4.名方原本

诸肢节疼痛，身体魁羸，脚肿如脱，头眩短气，温温欲吐，桂枝芍药知母汤主之。

桂枝四两，芍药三两，甘草二两，麻黄二两，生姜五两，白术五两，知母四两，防风四两，附子二两（炮）。

上九味，以水七升，煮取二升，温服七合，日三服。

黄芪桂枝五物汤

1.处方及用法

【组成】黄芪9g，桂枝9g，芍药9g，生姜18g，大枣4枚。
【用法】上药加水煎煮，取汁温服，每日3次。

2.功用与应用

【用药精义】方中黄芪为君药，甘温益气，补在表之卫气。桂枝散风寒而温经通痹，与黄芪配伍，益气温阳，和血通经；芍药养血和营而通血痹，两药为臣。生姜辛温，疏散风邪，以助桂枝之力；大枣甘温，养血益气，以资黄芪、芍药之功；与生姜为伍，又能和营卫，调诸药，以为佐使。

【应用要点】营卫不足，外受风邪，气虚血滞。主治肌肤麻木不仁，肢节疼痛，或汗出恶风，脉微。

【现代应用】多用于治疗肩周炎、末梢神经炎、坐骨神经痛、类风湿关节炎、中风后遗症、产后风湿等。

《金匮要略论注》：此由全体风湿血相搏，痹其阳气，使之不仁。故以桂枝壮气行阳，芍药和阴，姜、枣以和上焦荣卫，协力驱风，则病原拔，而所入微邪亦为强弩之末矣。此即桂枝汤去草加芪也，立法之意，重在引阳，故嫌甘草之缓小，若黄芪之强有力耳。

3. 医案举例

血痹案

岳美中治郭女，33岁。因难产使用产钳，女婴虽取下无恙，但出血达1800ml之多，当时昏迷，在血流不止的情况下，产院用冰袋敷镇止血6小时，血始止住。极端贫血，血色素3g，需要输血，一时不易找到同血型的供血者，只输了400ml，以后自觉周身麻痹不遂，医治未效。诊见面色苍白，舌质淡，脉虚弱小紧，是产后重型血虚现象，以黄芪桂枝五物汤补卫和营以治之。用药：生黄芪30g，桂枝9g，白芍9g，大枣4枚，生姜18g。水煎温服。上方服3剂，脉虚小紧象渐去，汗出，周身麻痹已去，惟余左胁及手仍麻，恐出汗多伤津，用玉屏风散加白芍、大枣作汤剂，以和阳养阴。用药：生黄芪24g，白术30g，防风9g，杭白芍9g，大枣4枚。水煎温服，10剂汗出止，胁痛愈，右脉有力，左偏小，食指与小指作麻兼微痛，左臂亦痛，是心血仍虚而运行稍滞，用三痹汤治之。

脑萎缩案

胡青山治某女，45岁。4年来头痛，头晕，健忘，日益加重。经全脑造影、脑电图、超声、脑脊液等项检查，诊断为原发性脑萎缩。诊见四肢无力，肌肉萎缩，头昏健忘，气短便难，舌质淡红，脉弱，属中医痿证。用黄芪桂枝五物汤加减：黄芪150g，白芍50g，何首乌35g，生姜10g，大枣10枚，当归20g，鸡血藤20g，牛膝20g。水煎服，日1剂。半年后基本痊愈，随访2年余，病情稳定。

肩关节脱位案

张民钦治金男，因车祸右肩关节脱位，经手法复位，2个月后右肩关节疼痛，右上肢不能抬举。用药：黄芪30g，白芍12g，桂枝12g，生姜10g，大枣5枚，鸡血藤12g，秦艽10g。服10剂，右肩关节内旋及外旋外展功能恢复，疼痛较前减轻。守法治疗2周而愈。随访1年，右肩关节功能正常。

产后风案

施仁潮治胡女，育两子，两次生产均接受腰穿麻醉。二胎产后2月，头晕神疲，全身多关节痛，肩颈、腰酸酸痛，腰腿无力，手足麻木，苔薄舌淡，脉细。产后血虚受风，营卫不足，外受风邪，气虚血滞，证属虚痹，治宜养血舒筋，温经通痹。用药：黄芪30g，桂枝9g，炒白芍15g，炒当归10g，炒川芎10g，羌活9g，独活15g，骨碎补15g，秦艽9g，炒杜仲12g，鸡血藤25g，生姜3片，大枣15g。

淋证案

谷励治赵男，40岁。会阴部隐痛2年，平时尿频，尿后余沥不尽，大便时尿道常有黏液滴出。诊见形瘦神疲，气弱懒言，面色苍白，汗出肢冷，下肢轻度浮肿，舌质淡，苔白润，脉沉迟无力。淋证，治以益气温阳，化气利水。用药：黄芪50g，桂枝15g，生地25g，泽泻15g，白芍20g，大枣10枚，瞿麦20g，茯苓30g。服50剂，诸症消失。

脱骨疽案

闵捷治王女，53岁。右侧下肢疼痛，小腿皮色苍白，肤冷，恶凉喜热，右侧足大趾内侧有明显压痛，局部未见红肿等热象，病已月余，经治不愈，西医诊为血栓闭塞性脉管炎。苔白，脉沉迟而紧。证属阳气虚弱，脉络闭阻，气血瘀滞，治以补气活血，温经通络。方选黄芪桂枝五物汤加味。用药：黄芪15g，桂枝6g，白芍6g，丹参10g，川牛膝10g，苏木10g，生姜3片，大枣15g。服上药5剂，下肢疼痛已减，仍继原方，共服药20剂，诸症悉除。

4.名方原本

血痹，阴阳俱微，寸口关上微，尺中小紧，外证身体不仁，如风痹状，黄芪桂枝五物汤主之。

黄芪三两，芍药三两，桂枝三两，生姜六两，大枣十二枚。

上五味，以水六升，煮取二升，温服七合，日三服。

半夏厚朴汤

1.处方及用法

【组成】半夏12g，茯苓12g，厚朴9g，生姜15g，苏叶6g。

【用法】上药加水煎煮，取汁温服，每日4次，日3次夜1次。

2.功用与应用

【用药精义】方中半夏化痰散结，降逆和胃，为君药。厚朴下气除满，助半夏散结降逆，为臣药。茯苓渗湿健脾，助半夏化痰；生姜辛温散结，和胃止呕，且制半夏之毒；苏叶芳香行气，理肺舒肝，助厚朴行气宽胸，宣通郁滞，共为佐药。全方行气散结，燥湿降逆，使郁气得疏，痰涎得化，则痰气郁结之症自除。

【应用要点】情志不畅，痰气互结。主治梅核气，咽中如有物梗阻，吞吐不得，胸膈满闷，苔白腻，脉弦滑。

【现代应用】多用于癔症、胃神经官能症、慢性咽炎、慢性支气管炎、食道痉挛等属于气滞痰阻者。

> 识方心得
>
> "妇人咽中如有炙脔，半夏厚朴汤主之。"所谓"炙脔"，是指堵塞咽喉中的痰涎，吐之不出，吞之不下，病名"梅核气"，女性尤其多见，现代医学的咽神经官能症、慢性咽炎多有此症。

3.医案举例

 梅核气案

蒲辅周治杨男，65岁。10年来，自觉咽中梗阻，胸闷，经治4个月，症已缓解。近日来又自觉咽间气堵，胸闷不畅。舌正苔黄腻，六脉沉滑。属痰湿阻滞，胸中气机不利，此谓梅核气，治宜开胸降逆，理气豁痰。用药：苏梗3g，厚朴3g，法半夏6g，陈皮3g，茯苓6g，大腹皮3g，炒白芥子3g，炒莱菔子3g，薤白6g，降香1.5g，路路通3g，白通草3g，竹茹3g。10剂。1

剂两煎，共取160ml，分早晚食后温服。二诊：服上药自觉咽间堵塞减轻，但偶尔稍阻，食纳无味，晨起痰多色灰，失眠，夜间尿频量多，大便正常，有低热。舌正苔秽腻，脉转微滑。湿痰见消，仍宜降气、和胃、化痰为治。原方去薤白、陈皮，加黄连1.5g，香橼皮3g，白芥子加1.5g。10剂。三诊：服药后，咽间梗阻消失，低热已退，食纳、睡眠、二便均正常。不再服药，避免精神刺激，饮食调理为宜。

脏躁案

丁德正治文女，27岁。数年来，因家事不睦，多愁善郁。近年觉胸脘满闷，气急痰多，叹息不止。曾因谈论邻村某妇被扼死之事，为之痛怜，是夜如神鬼所凭，始则神情忿郁而迷惘，自称"扼死妇"，仿其语，泣诉其被害经过，继之做被扼死状而面青目突，伸颈吐舌，喘促声粗，痰声辘辘，顷刻憋闷昏绝。呼跫后，大叫"胸闷喉紧"，以指探喉，吐出痰涎盏许方安。不发则一如常人，惟胸闷气急痰多而已。如是，入暮辄作。诊见体胖，面滑多垢，目光呆凝而惶惑，舌质红，苔白浊腻，脉沉滑，气郁痰阻。予半夏厚补汤加郁金20g，菖蒲15g，远志15g，琥珀6g。服3剂，如神鬼所凭之发作得止；继服12剂，愁闷痰多等症亦释。后予六君子汤巩固。

瘿瘤案

何任治俞女，29岁。3年前发现颈部有块，触之较硬，纵横在3cm左右，多痰，音易哑，诊为甲状腺肿块。胃部有隐隐痛，近时腹泻，脉长苔白，以疏理为进。用药：苏梗6g，茯苓12g，姜半夏9g，厚朴4.5g，沉香曲9g，夏枯草12g，炙甘草9g，苍术4.5g，藏青果6g，保和丸（包煎）12g。5剂。复诊：上方续服10剂，音哑已显见好转，胃痛腹泄已愈。颈部肿块缩小为1.5cm×2.5cm。效不更方，再进。前方去保和丸，苍术改白术6g。10剂。三诊：服药后肿块逐渐缩小，只有1cm左右。后因工作忙，停药2个月，未能再缩小。苔白，有痰，以原方进治。

新生儿呕乳案

任亚轩治王某之女，生后25天。生后3日出现呕乳，间歇发作，时轻时重，有时呕出陈旧性奶块。诊见形体消瘦，发育不良，精神萎靡，口唇淡白，小便清，大便五日未行，腹胀未能触及肿块。舌质淡苔白滑，指纹淡红，脉细弱。证属脾虚胃寒，运化失健，阴寒上逆。治宜健脾温胃，理中降逆，予半夏厚朴汤加味。用药：姜半夏6g，厚朴6g，苏叶5g，茯苓6g，干姜2g，党参6g，白术6g，砂仁3g，炒甘草3g。服2剂，每日1剂。每剂煎取药汁60~80ml，每次温服15~20ml，日服3~4次。服药后大便行，腹胀减，呕乳已愈过半。守方续服2剂而愈。

不孕案

赵三立治姚女，26岁。婚后6年未孕，述婚后不久，正值经期，因与人争吵而昏厥，经行即止。其后常觉头晕目眩，胸胁胀满，咽中有异物感，吐之不出，咽之不下，月经延期，经行腹痛。脉沉弦，苔薄白。某医学院诊断为双侧输卵管不通。证属肝气郁滞，痰湿内停，予半夏厚朴汤去生姜，加当归15g，枳壳10g，香附10g，柴胡6g，红花6g，甘草6g。调治3个月，诸症基本消失，月经恢复正常，于同年8月怀孕。

4.名方原本

妇人咽中如有炙脔，半夏厚朴汤主之。

半夏一升，厚朴三两，茯苓四两，生姜五两，干苏叶二两。

上五味，以水七升，煮取四升，分温四服，日三夜一服。

瓜蒌薤白半夏汤

1.处方及用法

【组成】瓜蒌仁12g，薤白9g，半夏9g，黄酒70毫升。

【用法】上药加水煎煮，取汁分3次温服。

2.功用与应用

【用药精义】方中半夏燥湿化痰，降逆散结；配以瓜蒌仁、薤白豁痰通阳，理气宽胸，配黄酒温通，用于胸痹痰浊壅盛，病情较重者。

【应用要点】痰瘀互结，胸阳痹阻。主治胸痹证，胸中满痛彻背，背痛彻胸，不能安卧者，短气，或痰多黏而白，舌质紫暗或有暗点，苔白或腻，脉迟。

【现代应用】多用于冠心病心绞痛、风湿性心脏病、室性心动过速、肋间神经痛、乳腺增生、慢性阻塞性肺病、创伤性气胸、老年咳喘、慢性支气管肺炎、慢性胆囊炎等。

识方心得

张聿青认为，瓜蒌薤白半夏汤之辛能散饮，润能制燥，通善通阳，降则降浊，一举四得。用于治疗中焦痰饮内阻之胃痛、噎膈等，称之为"辛润通降"法。

服法上，本方原论，"取四升，温服一升，日三服。"药有四升，每次一升，服三升，另有一升似乎多余。个人体会，有"日三夜一"之意。即日服3次，夜服1次。症见喘息咳唾，短气不得卧，影响到睡眠，夜间加服1次，可使药效延续。

3. 医案举例

冠心病案

蔡淦治李女，62岁。胸闷如窒，心前区疼痛，每日发作1~3次，每次1~5分钟，含硝酸甘油片可缓解，心电图示：慢性冠状动脉供血不足。西医诊断：冠心病，心绞痛。发则泛泛欲恶，胸闷如窒，不思饮食，苔薄腻，脉细滑，治法宣痹通阳，豁痰开结，和胃降逆。用药：瓜蒌12g，薤白4.5g，制半夏10g，生姜3g，丹参15g，檀香3g，枳实10g，陈皮6g，砂仁3g。

心绞痛案

刘俊治张男，60岁。反复胸痛3年，再发加重1天。3年前偶发胸痛，心电图提示心肌缺血，诊断为冠心病心绞痛。胸隐隐作痛，昨晚胸痛突然加重，胸前区疼痛，呈绞痛感，伴大汗淋漓，气短，含服硝酸甘油缓解。心肌缺血，慢浅表性胃炎。症见胸部隐隐作痛，以胸前区为主，气短，活动后气短明显，口干、口苦、口臭明显，饮食差，小便黄，大便干。舌红，苔黄厚干燥，脉滑稍数。此为痰热内阻的胸痛，方拟瓜蒌薤白半夏汤合小陷胸汤加减：瓜蒌皮20g，瓜蒌仁20g，法半夏10g，黄连8g，薤白10g，枳实10g，厚朴10g，大黄6g。服5剂，胸痛未发，心胸宽松，大便通畅，口干、口苦、口臭好转，舌黄厚苔明显减少。前方去大黄，再予5剂。

胸部外伤案

王墨群治罗男，44岁。素有风湿痹证，1年前因与人争执斗殴，被对方拳击前胸，嗣后胸膺疼痛，咳则牵引而剧，每逢阴雨劳累尤甚，时感胸脘痞闷不畅。舌质黯红，苔薄白而腻，脉弦滑。胸受外伤，络脉瘀阻，气滞痰凝，胸阳失于宣畅，拟开痹通阳祛痰，和络化瘀，使以疏风逐湿。方药：

薤白10g，全瓜蒌10g，法半夏6g，丹参15g，鹿含草12g，广郁金10g，降香6g，制乳香6g，没药6g，路路通10g，红花10g，竹枝节20个，宣木瓜10g，三七粉4g。

背冷案

纪立金治郑男，35岁。1个月前乘船受凉，始觉周身怕冷，次日周身怕冷减轻，背部怕冷较著，伴有四肢酸痛，胸部憋闷。诊见背冷持续不减，夜间胸闷，下午低烧，四肢关节疼痛，不敢出门见风。苔黄腻，舌质红，脉沉滑有力。系外感湿邪，湿邪入里化热，湿热阻遏上焦，阳气不能外达所致，以瓜蒌薤白半夏汤加减。用药：瓜蒌30g，薤白9g，半夏9g，黄连6g，木香15g，郁金9g，红花6g，甘草3g。服1剂，背冷大减；服至6剂，舌苔尽退，诸症消失。

肥胖案

何承志治黄男，36岁。胸闷半年，加剧半月，伴有隐痛，半年来体重明显增加，胸闷不畅，近半月胸闷加剧，诊断为"大血管硬化"。诊见形体肥胖，口黏津少，苔薄腻，脉弦细。痰浊中阻，阴乘阳位，胸阳不展，心络瘀滞，方予祛痰理气，宣痹行瘀。用药：瓜蒌皮10g，瓜蒌仁10g，薤白头10g，半夏10g，枳壳10g，丹参15g，桂枝5g，郁金5g，当归15g，炙远志5g，陈皮10g，桃仁10g，香附10g，炙甘草5g。二诊：胸闷胸痛大减，劳后仍有，再宗前法。原方加减连服7个多月，诸恙消失，即使过劳或气候变化亦无甚不舒，体重由原来84kg降到68kg。

4.名方原本

胸痹不得卧，心痛彻背者，瓜蒌薤白半夏汤主之。

瓜蒌实一枚，薤白三两，半夏半斤，白酒一斗。

上四味，同煮，取四升，温服一升，日三服。

苓桂术甘汤

1.处方及用法

【组成】茯苓12g，桂枝9g，白术6g，炙甘草6g。

【用法】上药加水煎煮，取汁分3次温服。

2.功用与应用

【用药精义】方中重用茯苓健脾利水，渗湿化饮，既能消除已聚之痰饮，又善平饮邪之上逆，为君药。桂枝功能温阳化气，平冲降逆，为臣药。白术功能健脾燥湿，为佐药。炙甘草之用，一是合桂枝以辛甘化阳，以助温补中阳之力，二是合白术益气健脾，崇土以利制水，三是调和诸药，功兼佐使之用。四药合用，温阳健脾以助化饮，淡渗利湿以平冲逆，温而不燥，利而不峻，标本兼顾，是治疗痰饮病之和剂。

【应用要点】中阳不足，痰饮内生。主治胸胁支满，目眩心悸，短气而咳，舌苔白滑，脉弦滑或沉紧。

【现代应用】多用于慢性支气管炎、支气管哮喘、心源性水肿、慢性肾小球肾炎水肿、梅尼埃病、神经官能证等属水饮停于中焦者。

《医宗金鉴·删补名医方论》:《灵枢》谓心胞络之脉动则病胸胁支满者，谓痰饮积于心胞，其病则必若是也。目眩者，痰饮阻其胸中之阳，不能布津于上也。茯苓淡渗，遂饮出下窍，因利而去，故用以为君；桂枝通阳输水走皮毛，从汗而解，故以为臣；白术燥湿，佐茯苓消痰以除支满；甘草补中，佐桂枝建土以制水邪也。

3.医案举例

耳源性眩晕案

姜春华治魏女，55岁。患耳源性眩晕病7年，发作时视物转动，如坐凌空，素患支气管炎，咳嗽痰多白沫，大便溏薄，苔白腻，脉滑大。证属痰饮上泛，宜温化痰饮，用苓桂术甘汤加味。用药：茯苓15g，桂枝9g，白术9g，甘草6g，五味子9g。连服14剂而愈，随访2年未发。

梅尼埃病案

施仁潮治陈女，39岁。头晕经常发作，发时头重脚轻，如坐舟船，时时欲仆，耳鸣，咳嗽，喉间有痰，胃脘痞塞，纳谷不香，大便溏、日2~3次，苔白腻，脉细。西医诊为梅尼埃病，中医辨证痰浊阻滞，清阳不升，用苓桂术甘汤合半夏厚朴汤（半夏、茯苓、厚朴、生姜、苏叶）加减。

心肌梗死案

刘渡舟治陆男，42岁。形体肥胖，患有冠心病心肌梗死而住院，抢治2月未见功效。诊见心胸疼痛，心悸气短，多在夜晚发作。每当发作之时，自觉有气上冲咽喉，顿感气息窒塞，有时憋气而周身出冷汗，有死亡来临之感。颈旁之血脉又随气上冲，心悸而胀痛不休。舌水滑欲滴，脉沉弦，偶见结象。辨证为水气凌心，心阳受阻，血脉不利。用药：茯苓30g，桂枝12g，白术10g，炙甘草10g。服3剂，气冲得平，心神得安，诸症明显减轻。但脉仍带结，犹显露出畏寒肢冷等阳虚见证，于上方加附子9g，肉桂6g，以复心肾之气。服3剂手足转温，而不恶寒，然心悸气短犹未痊愈，再与上方中加党参10g，五味子10g，以补心肺脉络之气。连服6剂，诸症皆瘥。

肺结核案

范勇治刘女，19岁。15岁时曾患肺结核，抗结核治疗痊愈。渐见口吐涎沫，纳谷不馨，历时四载，逐渐加重。曾间断服用阿托品等，药后口干异常，停药又复唾如故，且觉背部寒冷，小便短少。舌淡、苔白润，脉沉缓。服理中汤加味10剂未效，以水湿困脾，从饮论治，改用苓桂术甘汤加味。用药：茯苓18g，桂枝10g，白术10g，干姜6g，炙甘草6g。服用1剂，尿较多，口纳转佳。3后吐唾止，背冷若失。减茯苓为9g，加党参10g，再服。随访3年，未见复发。

幽门狭窄呕吐案

岳美中治卢女，身体矮瘦，患心下水饮数年。平日心下觉寒，稍胀满，西医诊为幽门狭窄。积5~6日则头晕呕吐清水，吐尽方休。如此反复数年，愈演愈重，近又犯病，服中西止呕药无效。虑其胃寒积饮而吐，且心下有时逆满，颇与苓桂术甘汤证相近，非温阳涤饮莫治，因久病寒甚，稍加干姜。拟方：茯苓30g，桂枝10g，焦白术24g，甘草10g，干姜5g。服2剂呕吐立止，仅有泛酸感，前方量减半并加吴萸、水炒黄连少许，牡蛎12g，常服。

慢性肠炎泄泻案

张宏俊治董女，42岁。泄泻反复发作8年，某医院诊为慢性肠炎。泄泻发作时，腹痛绵绵，继则肠鸣辘辘，泻下粪便初稀溏，后则水泻，无臭秽及灼热感,每日2~3次,多则5次,气短懒言,小便量少。舌淡体胖,苔灰白而腻,脉沉缓无力。久泄,脾阳亏虚,饮邪内生,下注大肠,予苓桂术甘汤加味。用药:茯苓20g,白术20g,葎草20g,桂枝10g,炙甘草各10g。服9剂,已无水泄,粪质稀溏,日1~2次,气短等症显著好转,前方加党参10g,炒扁豆10g,以健脾益气助运,继服12剂,大便成形,诸症告愈,随访1年未复发。

4.名方原本

心下有痰饮,胸胁支满,目眩,苓桂术甘汤主之。夫短气有微饮,当从小便去之,苓桂术甘汤主之。

茯苓四两,桂枝、白术各三两,甘草二两。

上四味,以水六升,煮取三升,分温三服。

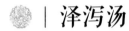 泽泻汤

1.处方及用法

【组成】泽泻15g,白术6g。

【用法】上药加水煎煮,取汁分2次温服。

2.功用与应用

【用药精义】方中白术健脾燥湿,则痰不生;泽泻渗湿,引水气下行,则水不蓄积。两药配合,痰止水消,则目眩自止。

【应用要点】水停心下,清阳不升,浊阴上犯。主治头目昏眩,动则加重,泛恶作呕,舌苔白腻,脉沉缓。

【现代应用】多用于耳源性眩晕、中耳积液、化脓性中耳炎、梅尼埃病、高血压病、肥胖、高脂血症、小儿腹泻等。

清阳出上窍,支饮留于心膈,则上焦之气浊而不清,清阳不能走于头目,故其人苦眩冒也。冒者如有物蒙之也,眩者目见黑也。肾为水之源,泽泻味咸入肾,故以之泻其本而标自行;白术者,壮其中气,使水不复能聚也。然以泽泻泻水为主,故曰泽泻汤。

3. 医案举例

体虚感冒案

何耀普治李男，54岁。经常感冒，常见头痛、鼻塞、流涕、恶风、发热，苦不堪言。诊见形体消瘦，气短乏力，饮食量少，舌淡红苔薄白，脉浮数无力。诊断为体虚感冒。用药：泽泻20g，焦白术15g，牛膝10g。每日1剂，用1500ml开水泡于保温瓶中，频频服用。10日为1个疗程。连服2个疗程，各种症状消失。随访3年多，体质明显增强，未再感冒。

眩晕案

饶云中治赵男，57岁。自觉四周及身体在旋转，持续7天，伴有头重、耳鸣、胸闷、恶心、呕吐，时有水平性眼球震颤。舌质淡红，苔白厚腻，脉弦滑。方药：泽泻70g，白术30g。服2剂，诸症均消。效不更方，再进3剂巩固。后改用散剂：泽泻240g，白术80g，研细末，每日2次，每次5g。

头痛案

赵清理治沙女，19岁。自幼体弱，食欲欠佳，曾多次汗后用冷水洗头，以致头痛绵绵不休，久治不愈。诊见体瘦弱，面色萎黄，肢困乏力，头痛如裹，舌淡苔白，脉弱无力。素体脾虚，又受外湿，欲用发散之品以止其痛，但湿尚存，加之脾虚不运，湿何能祛，痛焉能止？法当健脾祛湿，拟泽泻汤加羌活、甘草以治之。用药：泽泻15g，白术15g，羌活9g，甘草3g。服3剂，头痛减，再进3剂病愈。

怔忡案

赵清理治张男，69岁。10年前患浮肿病后，常有心慌心悸之感，饮食偶有不适，下肢即轻度浮肿，四肢乏力。诊见面色㿠白，舌淡体胖，苔薄白，脉濡缓，有结代。证属脾虚湿滞，阻遏心阳之怔忡。虑其家庭累赘，且服药不便，遂以泽泻汤加味，意在健脾温阳利湿，改散剂缓进，不图速效。处方：泽泻120g，白术120g，桂枝45g。共为细末，每日服2次，每次用开水送下7~9g。服药20天后，病症有所好转，浮肿全消，心律整齐，脉力尚可，唯舌质尚淡，食少，以泽泻汤加重白术用量。用药：泽泻90g，白术120g。服法如前，尽剂后心律整，食纳增，无心悸不适。

喜唾案

魏以伦治燕女,10岁。喜唾1年,形神俱佳,苔脉如常,余无所苦。询之,曰:不吐则唾液增多,亦无五味之变。嘱其忍住,须臾则清唾盈口,视之实乃清水。乃以泽泻汤为散治之。处方:泽泻60g,焦白术20g。二药共研细末,开水冲服,每次10g,每日2次。一料药尽,吐唾减少,但觉口干,恐有渗利燥湿太过之嫌,减量续服,两料药尽,喜唾竟止。

痰饮案

施仁潮治陈女,49岁。肥胖,高血脂,头晕目眩,耳鸣,喉间有痰,胸闷不适,泛恶作呕,手指麻木,大便溏薄,舌苔白腻,脉沉缓。治法健脾利水,燥湿除饮。用药:泽泻15g,生白术15g,枳实9g,姜半夏9g,茯苓20g,石菖蒲9g,炒陈皮9g,炒山楂15g,白蒺藜9g,丹参15g,桂枝6g。

耳脓案

张大成治蒋男,17岁。双侧耳道流脓3年余,时好时发,感冒后加重,多方医治无效。用药:白术50g,泽泻25g,柴胡10g。脾虚湿停,郁于肝胆经脉。故重用白术以健脾除湿,泽泻淡渗利湿,使湿有去道。柴胡入肝胆为引经药,以使药力直达病所矣。服1剂,症状明显减轻;续进5剂,痊愈。随访2年,未复发。

尿频尿急案

余希彭治戴女,21岁。尿频尿急,口流清涎,头目眩晕,脉沉涩,舌红少苔,系忍溺入房,肾失开阖之权,膀胱气化失司所致。拟泽泻汤加味:泽泻15g,白术10g,怀牛膝5g。水煎,分2次温服。3剂痊愈,翌年生一小孩。

4.名方原本

心下有支饮,其人苦冒眩,泽泻汤主之。

泽泻五两,白术二两。

上二味,以水二升,煮取一升,分温再服。

百合地黄汤

1.处方及用法

【组成】百合24g，生地黄汁24g。

【用法】百合加水煮取汁，再加入生地黄汁，煮透后，分2次温服。

2.功用与应用

【用药精义】方中百合入肺，养肺阴而清气热，生地黄入肾，益心营而清血热，泉水清热利小便，诸药合用，有清、轻、平、润的特点，能滋津血，益元气，使五脏真元通畅，内热无以留存而外泄，失调之机得以恢复。

【应用要点】心肺阴虚，虚热内生。主治百合病，神志恍惚，意欲饮食复不能食，时而欲食，时而恶食；沉默寡言，欲卧不能卧，欲行不能行，如有神灵；如寒无寒，如热无热，口苦，小便赤，舌红少苔，脉微细。

【现代应用】多用于神经官能症、癔症、植物神经功能紊乱、围绝经期综合征、肺结核等。

识方心得

关于百合病，历存争议，《吴医汇讲》称百合病为"心神涣散症"，何任在《金匮要略通俗讲话》中称百合病为"热病后余邪未清所致的疾病"。个人认为，百合病是类似于现代的神经官能症，病证属于阴虚内热者用之最为对证。

3.医案举例

百合病案

刘渡舟治赵女，42岁。因患病停止工作半年多，心中燥热而烦，手足心热，口苦而干但不欲饮，小腹发冷，或下肢觉凉，或晨起半身麻木，体乏肢软，月经量较多，大小便基本正常。先服温经汤，反增烦躁，夜寐不安。其人多言善语，精神呈亢奋状态，如有神灵所作。舌苔中黄，脉细数。用药：生地16g，百合12g。服3剂，燥热得安，余症亦有所改善。又服3剂，燥热亢奋现象已得控制，夜能安寐，他症亦消。用百合地黄汤加柴胡10g、黄芩10g调理，恢复正常工作。

梦游案

何艳治闫男，67岁。因子女婚姻问题忧虑过度，食欲减退，常默默不语，脾气爆躁、心情焦躁。家人见其半夜起床，在房内来回走动或找东西，良久回床卧睡。数日后又发病1次，每月数次。诊见焦躁不安，不思饮食，夜寐不宁，自感身热或怕冷，睡不解乏。心悸，口苦，小便短赤，舌质偏红、舌苔燥黄，脉两寸细数。阴血不足，心肺火旺，用百合地黄汤加味。用药：百合20g，生地20g，知母10g，白芍10g，茯神10g，北沙参10g，麦冬10g，炙甘草10g，川黄连8g，远志6g，生石决明30g，珍珠母30g。药后心悸、口苦、小便赤略有好转。上方减麦冬、沙参，加阿胶、鸡子黄再服，未再发病。

忧郁伤神案

施仁潮治朱男，企业管理，经常担心做事失误，情绪紧张，入睡难，醒后多有胸部汗出，心悸不宁，多烦热，心情急躁，汗出，口干，偶有嗳气反酸，时有干咳，大便干涩。近两月明显消瘦，症状加重，终日忧心忡忡。苔薄舌红，脉弦细数。用百合地黄汤合甘麦大枣汤（炙甘草、淮小麦、大枣）加味。

抑郁症案

卢永兵治黄男，21岁。脑干梗死，遗留左侧肢体活动功能障碍，情绪容易失控，经常出现痛哭流涕。诊见神志清，精神疲，左侧肢体活动功能障碍，言语含糊，消瘦，周身乏力，口干，偶有胸闷心悸，夜间经常咳嗽咯痰，恶心呕吐，四肢抽搐，睡眠差，夜尿多，大便干，舌红苔少，脉弦。用药：百合30g，生地15g，知母12g，郁金9g，当归尾5g，酸枣仁30g，远志9g，生龙骨30g，生牡蛎30g，清半夏9g，陈皮9g，茯苓9g，瓜蒌仁30g，炙甘草15g。7剂，情绪较前控制，睡眠较前稍改善，咳嗽咯痰、胸闷心悸及口干较前稍减轻，大便基本正常。继续给药7剂，诉肢体乏力，上方去清半夏、陈皮、茯苓，加黄芪50g，仙鹤草50g。

经行不寐案

马大正治陈女，经行失寐，每夜仅睡4小时左右，头昏倦怠，目眶暗黑，大便秘结，口臭，苔薄白，舌稍红，脉细。治法：养阴清心安神，用百合地黄汤合酸枣仁汤加味。用药：百合30g，生地12g，知母12g，酸枣仁30g，川芎5g，茯苓12g，生甘草5g，夜交藤30g，苦参10g，龙齿30g。服1剂，可安睡7小时，且酣，精神极佳，口臭，上方加茵陈12g。

4.名方原本

百合病，不经吐、下、发汗，病形如初者，百合地黄汤主之。

百合七枚（擘），生地黄汁一升。

上以水洗百合，渍一宿，当白沫出，去其水，更以泉水二升，煎取一升，去滓，内地黄汁，煎取一升五合，分温再服。中病，勿更服，大便当如漆。

枳实薤白桂枝汤

1.处方及用法

【组成】枳实12g，厚朴6g，薤白12g，桂枝3g，瓜蒌仁12g。

【用法】先取枳实、厚朴加水煎煮，去渣，放入余药，煮沸数分钟，分3次温服。

2.功用与应用

【用药精义】方中枳实、厚朴开痞散结，下气除满；桂枝宣通心胸之阳，温化中下二焦阴气，既通阳又降逆。瓜蒌仁苦寒润滑，涤痰下行；薤白辛温通阳散结气。诸药合用，治疗胸中阳气不得通达之气机阻滞，阴寒之邪凝结胸胃、阻遏阳气畅达相关病证。

【应用要点】胸阳不振，痰气互结。主治胸痹，胸满而痛，甚或胸痛彻背，喘息咳唾，短气，气从胁下冲逆，上攻心胸，舌苔白腻，脉沉弦或紧。

【现代应用】多用于冠心病心绞痛、慢性支气管炎、慢性胃炎、非化脓性肋骨炎、肋间神经痛等属胸阳不振、痰浊气滞者。

识方心得：枳实薤白桂枝汤与瓜蒌薤白白酒汤、瓜蒌薤白半夏汤比较。枳实薤白桂枝汤以胁下逆抢心为主，瓜蒌薤白白酒汤以胸痛喘息为主，栝蒌薤白半夏汤以心痛彻背不得卧为主。仲景用药，但解胸痛，则用瓜蒌薤白白酒汤。不得卧是水饮上冲也，则添用半夏一味，以降水饮。

又胸痹满，则加枳实以泄胸中之气；胁下之气，亦逆抢心，则加厚朴泄胁下之气。凡胸满，均加枳实；凡腹满，均加厚朴。枳实薤白桂枝汤证是因胸满胁下逆抢心，故加用枳实和厚朴。只有细心考究，才能识仲景用药之通例。

3. 医案举例

悬饮案

刘善志治张女，37岁。慢性咳嗽2年余，感冒或天冷易发，近十多天咳嗽，痰清稀量多，咳时牵及胸背疼痛，气短，睡时向右侧卧则憋闷气喘，口不渴，腹中肠鸣，食纳少，苔白滑，脉沉。西医诊断：渗出性胸膜炎。辨证：饮停胸胁。治法：温阳逐饮。方药：枳实薤白桂枝汤加味：全栝蒌15g，葶苈子15g，茯苓15g，半夏12g，枳壳9g，薤白9g，厚朴9g，桂枝9g，椒目9g。服3剂，尿量增多，气喘胸背痛均减轻；原方去厚朴，加杏仁9g，泽泻9g，续服5剂。

肺心病案

施仁潮治许男，67岁。咳喘多年，每于秋冬发作，发则胸闷气短，呼吸困难，张口抬肩，夜不能平卧，喉中多痰涎，活动后心悸、呼吸困难、神疲乏力，手足不温，大便溏薄，小便清长，苔白滑，舌暗淡，脉沉迟。用枳实薤白桂枝汤合金匮肾气丸（地黄、山药、山茱萸、茯苓、丹皮、泽泻、桂枝、附子）。

胆胀案

亢海荣治缑女，54岁。6年来每遇生气、受凉右上腹痛，阵发加剧，肩背束困，气短胸闷，嗳气纳差。经胆囊超声、造影诊断为慢性胆囊炎。手按胁肋，苦闷不乐，苔薄白，舌质淡，脉象沉细。辨证为阳虚气机阻滞，脾失温煦。用药：瓜蒌60g，桂枝3g，薤白15g，半夏10g，枳壳15g，大腹皮15g，葛根30g，丹参30g，鸡内金15g，陈皮12g。服3剂，诸症好转；继用20余剂，诸症悉除。

顽固性呃逆案

岳杜军治某男，54岁。因心肌梗死住院治疗半年，并发呃逆，呃声不断，响亮有力，不能进食，夜寐不安，大便数日未行。苔白腻，舌质淡红，脉沉弦数。此为胸痹已久，阳气虚弱，饮食不当导致运化失司，痰浊内生，气机逆乱是也。阳气虚为本，痰壅气结为标，本虚标实，虚实挟杂之证。急当治其标，用药：瓜蒌20g，薤白9g，枳实9g，厚朴9g，桂枝9g，大黄9g（后下），吴茱萸6g，竹茹6g。服1剂，大便得下，病去其七，安卧思食；减大黄至5g，连进3剂，诸证告愈。

嘴角抽动案

曲战河治牛男，32岁。2个月前从房上跌下，当即昏迷，多处挫伤，救治痊愈后遗留嘴角抽动症。诊见嘴角不自主频频抽动，心悸，背痛，短气，中满食少，舌淡，苔白腻，脉沉迟。辨属胸阳不振，湿阻中焦，痰浊阻滞经脉。治以通阳散结，行气化湿，佐以通络，拟枳实薤白桂枝汤加味。用药：枳实12g，厚朴12g，薤白9g，桂枝6g，栝蒌12g，白附子9g，炙远志6g。服6剂，诸症大减，嘴角抽动依旧；上方去远志，加全蝎15g，再进6剂，嘴角抽动频率及发作时间均减。守方续服9剂告愈。

4.名方原本

胸痹心中痞，留气结在胸，胸满，胁下逆抢心，枳实薤白桂枝汤主之。

枳实四枚，厚朴四两，薤白半斤，桂枝一两，瓜蒌实一枚（捣）。

上五味，以水五升，先煮枳实、厚朴，取二升，去滓，内诸药，煮数沸，分温三服。

大建中汤

1.处方及用法

【组成】蜀椒6g，干姜12g，人参6g。

【用法】上药加水煎煮，去渣取汁，加饴糖30g，煮烊化后，分2次温服，每次相隔约1小时。药后可饮粥适量，并温覆之。

2.功用与应用

【用药精义】方中蜀椒味辛大热，温脾胃，助命火，并能散积杀虫；干姜辛热，温中助阳，散寒降逆；人参补益脾胃，扶助正气；重用饴糖建中缓急，并能缓和蜀椒、干姜燥烈之性。诸药合用，温中补虚，降逆止痛。

【应用要点】中阳衰弱，阴寒内盛。主治腹痛连及胸脘，痛势剧烈，其痛上下走窜无定处，或腹部时见块状物上下攻撑作痛，呕吐剧烈，不能饮食，手足厥冷，舌质淡，苔白滑，脉沉伏而迟。

【现代应用】多用于腹痛呕吐、蛔虫性肠梗阻、嗜睡属于阴寒内盛病症。

> 周禹载《金匮要略方论集注》：中上二焦所以受寒邪者，皆由于中气素虚也。虚则阳气不布，而所积者为寒饮，所冲者为寒气，所显者有影无形为寒痛。故取辛热之品以散其邪，甘温之味以培其中。则中州已圮而复立矣，故名曰大建中。

3. 医案举例

眩晕案

姜成才治周女，30岁。1月前因感头晕、恶心、纳呆，自服藿香正气丸、上清丸等，眩晕加剧，恶心呕吐。经神经科诊断为梅尼埃病。诊见面色苍白，眩晕，如坐舟车，耳鸣，恶心呕吐，腹痛下利，手足不温，舌胖嫩，苔白滑，脉沉弦弱。证属脾胃阳虚，寒湿中阻，清阳不升，浊阴不降之候。法当健运中阳，温化寒湿，拟大建中汤加味。用药：人参6g，法半夏6g，蜀椒9g，白术9g，干姜12g，饴糖15g。服2剂，眩晕大减，呕止痛平，下利亦轻，舌胖苔白，脉沉缓。与大建中汤原方3剂，1周后康复上班。随访1年，未见复发。

胃痛案

张德宏治高男，52岁。胃病日久，形体消瘦，面色苍白，形寒肢冷，时时作痛，痛处喜按，得食痛减，喜热畏冷，饮食不振，恶心呕吐，口不干，舌淡胖嫩，边有齿印，舌苔薄白微腻，脉沉细。经X光钡餐检查：十二指肠球部见有不规则切迹，局部压痛，诊断为十二指肠球部溃疡。治当温中祛寒，健脾益气，拟大建中汤治之。用药：党参30g，白术15g，干姜10g，川椒3g，白芍10g，炙甘草8g。服7剂，疼痛显著减轻，饮食增加，舌苔已化，舌质较前红润。原方加饴糖，续服30余剂，症状消失，随访3年未再复发。

胃冷案

施仁潮治张男，慢性胃炎、胃十二指肠球部溃疡多年，胃中冷痛，进冷食、遇冷风即腹痛、腹泻，形寒肢冷，恶心呕吐，口不干，苔薄腻，舌淡胖嫩，边有齿印，脉沉细。用大建中汤合附子理中汤（附子、人参、干姜、炙甘草、炒白术）。

腹痛案

史载祥治赵女，64岁。5天前进食冷剩饭后引起左上腹痛，经治未见明显缓解。左上腹疼痛呈阵发性，并时有连及背部，痛时腹部起包块，攻撑作痛，按之可移动，疼痛过后包块消失，遇冷后加重。苔白腻，舌质淡红，脉沉细滑，两尺脉弱。辨证为虚寒性腹痛，治法温中散寒，拟大建中汤加减。用药：蜀椒12g，干姜15g，细辛3g，党参10g，炙甘草10g。药后腹痛即大减，服完3剂，疼痛完全消失。

4. 名方原本

心胸中大寒痛，呕不能饮食，腹中寒，上冲皮起，出见有头足，上下痛而不可触近，大建中汤主之。

蜀椒二合（去汗），干姜四两，人参二两。

上三味，以水四升，煮取二升，去滓，内胶饴一升，微火煮取一升半，分温再服；如一炊顷，可饮粥二升，后更服。当一日食糜，温覆之。

橘皮竹茹汤

1. 处方及用法

【组成】橘皮30g，竹茹30g，大枣6枚，生姜24g，甘草15g，人参3g。

【用法】将以上各药加水，煎煮取汁，每天3次，温服。

2. 功用与应用

【用药精义】方中橘皮辛温，行气和胃止呃；竹茹甘寒，清热安胃止呃，二药重用为君。人参甘温，益气补虚，与橘皮合用行中有补；生姜辛温，和胃止呕，与竹茹合用清中有温，共为臣药。甘草、大枣助人参益气补中以治胃虚，并调药性，作为佐使药。

【临床应用】胃虚有热，胃失和降。主治呃逆或干呕，虚烦少气，口干，舌红嫩，脉虚数。

【现代应用】多用于反流性食管炎、幽门水肿、幽门不全梗阻、胆汁反流性胃炎、术后胃倾倒综合征、慢性胃炎、膈肌痉挛、胃及十二指肠溃疡、妊娠呕吐等。

> 严用和《济生方》载有橘皮竹茹汤同各方，由橘皮、竹茹、人参、甘草、半夏、麦冬、赤茯苓、枇杷叶、姜、枣组成，实由仲景方加味而成，以久病虚羸、呕逆不已，或吐泻之后、胃虚呃逆为治。

3.医案举例

⓪呕⓪吐⓪案

尤在泾治丁某，胃虚气热，呕、不便。橘皮竹茹汤加芦根、粳米。再诊：呕止热退。石斛、茯苓、半夏、陈皮、麦冬、粳米、芦根、枇杷叶。三诊：大便不通，生首乌、玄明粉、枳壳。四诊：大便通，脉和，惟宜滋养：石斛、归身、秦艽、白芍、丹皮、炙草、茯苓、陈皮。

⓪头⓪晕⓪呕⓪吐⓪案

祝湛予治周某，因胃病退役，自觉胃脘时痛，纳食不振，形瘦面黑。摄片确诊为"胃小弯溃疡"及"胃窦炎"。诊见胃脘痛，常作头晕呕吐，所吐之物为饮食及黏痰，时带血丝。痛时胃中有似翻江倒海，自觉搅动不已。大便不实，泛恶而不泛酸。苔薄净，舌质红，脉弦带滑。用药：党参9g，炙甘草3g，陈皮6g，竹茹9g，麦门冬9g，姜半夏9g，茯苓9g，枇杷叶9g，生姜2片，大枣7枚。后随证加入黄连、石斛等味，服30剂，诸症渐解。

⓪胃⓪痛⓪吐⓪酸⓪案

王付治陶男，胆汁反流性胃炎，胃中嘈杂，时有胃痛，吐酸，口苦，胸中烦热，饮食不佳，乏力，舌红，苔薄黄，脉沉略弱。辨为虚热上逆，予橘皮竹茹汤加味。用药：陈皮50g，竹茹50g，大枣30枚，红参3g，生姜24g，生甘草15g，黄连15g，牡蛎30g，代赭石10g。服6剂，胃中嘈杂及吐酸好转；又20余剂，诸证悉除。

妊娠呕吐案

施仁潮治朱女，四年前怀胎后，一直呕吐，至生出儿子才吐止。本次妊娠1个月，又见呕恶不止，体瘦，神疲，心烦热，口苦，苔薄，舌红，脉细数。用橘皮竹茹汤加炒黄连5g，苏叶6g，麦冬9g，胆南星9g，神曲9g。

乳腺癌术后案

孙桂枝治蔡女，42岁。曾行右乳腺癌根治术，病理报告为浸润性导管癌，淋巴清扫15个，有14个转移，术后化疗6个周期。3年后出现右侧胸壁转移、肺内转移，再次进行6个周期的化疗，同时进行放疗，右侧胸壁出现破溃，胸腔出现少量胸水。诊见乏力伴气短，四肢欠温，咳嗽少痰，右乳下方疼痛，眠可，纳一般，二便调，舌质淡，苔薄白，脉弦细。诊断：乳岩。气血双亏，肺阴不足型。治则：扶正培本，滋阴利水，软坚散结。方药：六君子加橘皮竹茹汤加减：生黄芪30g，沙参15g，当归10g，炒白术15g，杭白芍15g，橘皮10g，竹茹10g，枇杷叶15g，玉竹15g，猪苓30g，百合30g，草河车15g，川贝母10g，金银花15g，炙鳖甲15g，山甲珠8g，煅赭石15g，鸡内金30g，生麦芽30g，何首乌15g，三七5g，苏梗12g，桔梗8g，款冬花6g。14剂，水煎服，每日1剂。

4.名方原本

哕逆者，橘皮竹茹汤主之。

橘皮二升，竹茹二升，大枣三十枚，生姜半斤，甘草五两，人参一两。

上六味，以水一斗，煮取三升，温服一升，日三服。

麦门冬汤

1.处方及用法

【组成】麦门冬60g，半夏9g，人参6g，甘草4g，粳米6g，大枣12枚。

【用法】上药加水煎煮取汁，每日3次，温服。

2.功用与应用

【用药精义】本方重用麦门冬滋养肺胃，清降虚火，作为君药；人参益气生津，作为臣药；半夏降逆化痰，作为佐药；甘草、大枣、粳米益胃气，生津液，作为使药。诸药合用，使肺胃气阴得以恢复，则虚火平，逆气降，痰涎清，咽喉利，咳喘病症自然消除。

【应用要点】肺胃津伤，虚火上炎。主治肺痿，咳唾涎沫，气逆而喘，咽干口燥，舌干红少苔，脉虚数者。

【现代应用】多用于慢性支气管炎、支气管扩张、慢性咽喉炎、矽肺、肺结核等肺胃阴虚、气火上逆者。又治胃及十二指肠溃疡、慢性萎缩性胃炎、妊娠呕吐等属胃阴不足、气逆呕吐者。

《血证论》：参、米、甘、枣四味，大建中气，大生津液，胃津上输于肺，肺清而火自平，肺调而气自顺。然未逆未上之火气，此固足以安之，而已逆已上之火气，又不可任其迟留也，故君麦冬以清火，佐半夏以利气，火气降则津液生，津液生而火气自降，又并行而不悖也。用治燥痰咳嗽，最为对症，以其润利肺胃，故亦治膈食。又有冲气上逆，挟痰血而干肺者，皆能治之。

3.医案举例

失音案

施仁潮治黄女，39岁。为迎接学校评审，连日熬夜，失音3天，先是声音嘶哑，后是失声，咽喉干痛，干咳少痰，大便干涩，苔少，舌红，脉细数。用药：麦冬10g，生地15g，玄参12g，桔梗6g，法半夏9g，藏青果9g，知母9g，玉蝴蝶3g，甘草3g，大枣3枚。

慢性咽炎案

吕志杰治某女，素患慢性咽炎，近两个月来，咽中堵闷，干燥不利，咯痰不爽，口干欲得凉润，尿黄便秘，舌质嫩红有裂纹，苔薄黄，中心无苔，脉细，略滑数。投以麦门冬汤原方，麦冬用70g，半夏用10g。服6剂，诸症缓解。

梅核气案

王光皠治黄男，54岁。慢性咽炎，咽部干燥不适，近两月来，咽喉灼热，似有物梗，咯之不出，咽之不下，诊见精神忧虑，身体瘦弱，面色萎黄，大便干结，舌红少津，苔薄黄，脉细数。此乃虚火所致，法当清降虚火，顺气化痰，拟予麦门冬汤加味。用药：党参15g，北沙参15g，粳米15g，石斛15g，半夏10g，瓜蒌仁10g，山豆根10g，麦门冬10g，枳实10g，知母10g，甘草10g，大枣5枚。服14剂，喉中梗物感明显减轻，仍咽部灼热，矢如羊粪，加玄参10g。迭进30剂，喉中梗物感完全消失，余症悉平。

咳血案

王光晃治李男，58岁。曾因发热咳血住院月余，出院后2周复发咳血，诊见精神疲惫，面色不荣，形体羸瘦，气促咽干，咳唾痰血相兼，亦见纯血鲜红，纳谷不香，大便干燥，舌质红，苔薄黄，脉细数。证属阴虚火旺，肺络损伤，治宜滋阴降火，宁络止血。用药：西洋参10g，北沙参10g，麦冬10g，桑白皮10g，黄芩10g，生地10g，山药10g，阿胶10g，甘草10g，半夏5g，大枣5枚。服7剂，精神好转，饮食增加，仍咳嗽气促，痰中带血。以原方随证出入，调治月余，面色转红，咳血消失，诸恙悉退。嘱常服六君子丸，以善其后。

肺痿案

唐忠明治李女，36岁。水肿时起时消，历时2年余，诊见一身悉肿，眼睑光亮，面白鲜明，两颧红赤，咽喉干燥不利，频频咳吐浊沫，舌体瘦小质红，乏津少苔，脉沉细略数。细揣此案，其病机演变与病证颇与《金匮》之肺痿相似，乃断为"水肿继发肺痿"（虚热型），拟麦门冬汤加减。用药：麦冬30g，太子参20g，法半夏10g，淮山药（代粳米）20g，大枣12g，白芍20g，甘草10g。服10剂，小便量日渐增多，肿势已轻，浊沫大减，原方续服10剂。

胃痛案

肖美珍治成女，48岁。胃脘痛10年，有肺结核病史。症见咳而咯痰不爽，咽喉不利，上腹饱胀，胃脘隐隐作痛，脘部烧灼，纳食不佳，口渴欲得凉润但不多饮，嗳气，大便干结。面色苍黄，形体消瘦，舌质红，苔光剥，脉虚数。证属胃阴不足，虚火犯肺，治宜养胃生津，润肺清热，方用麦门冬汤。方药：麦门冬20g，党参15g，粳米10g，姜半夏5g，甘草5g，大枣10枚。服5剂，胃脘灼痛减轻，纳食增加；守方加减服50剂，症状消失，食欲正常。随访3年，未见复发。

噎膈案

吴协兵治黄女，36岁。肺痿5年，咳嗽，喉间有痰阻滞，吐咯不爽，气逆心悸，形体羸瘦。近3个月来吞咽困难，不能进食，饮水即咳呛而出，伴有肢体乏力，面色无华，言语低微，口干咽燥，动则咳喘，小便色黄，大便时干，舌苔薄黄，质嫩红，脉沉细数。劳嗽不止，耗伤津液，无以滋润咽喉，宜清养肺胃。用药：麦冬20g，法半夏10g，党参15g，甘草3g，粳米50g，大枣5枚。服4剂，病症消除。

4.名方原本

大逆上气，咽喉不利，止逆下气者，麦门冬汤主之。

麦门冬七升，半夏一升，人参二两，甘草二两，粳米三合，大枣十二枚。

上六味，以水一斗二升，煮取六升，温服一升，日三夜一服。

甘姜苓术汤

1.处方及用法

【组成】甘草6g，白术6g，干姜12g，茯苓12g。

【用法】上药加水煎煮取汁，每日3次，温服。

2.功用与应用

【用药精义】肾受冷湿，着而不去，而为肾着。病在肾之外腑，治法重在温脾土以制水。方中干姜辛热，温里散寒，为君药；白术、茯苓健脾利水，作为臣药；甘草补气和中，调和诸药，作为佐使药。

【应用要点】肾受冷湿，着而不去。主治身劳汗出，衣里冷湿，身重，腰及腰以下冷痛，如坐水中，腹重，口不渴，小便自利。

【现代应用】多用于腰痛、腹痛、胃肠功能紊乱、慢性腹泻，以及妇女不孕、痛经、子宫内膜异位属于寒湿证型者。

甘姜苓术汤功能补脾燥湿，善治寒湿着于肾的腰痛，特点是腰间冷痛。若为女性，必伴有白带增多、少腹坠胀等症；若系男性，多伴便溏、腹胀等脾虚湿胜等症。重在健脾燥湿，以甘草干姜汤温脾，又加白术、茯苓，亦为健脾渗湿之用。

3. 医案举例

咳嗽

王维澎治李男，45岁。有气管炎史，咳嗽、痰稀白量多，咳则汗出，胸闷，不能平卧，食少、便溏。舌淡苔白腻，脉沉弦。肺有寒饮，脾虚生痰上渍于肺，其标在肺，其本在脾，土不生金也。治以健脾温肺，降气化痰，拟甘姜苓术汤加味。用药：炙甘草9g，干姜12g，白术15g，茯苓15g，葶苈子12g，苏梗9g，杏仁6g。服3剂，咳嗽大减，饮食增加，可平卧；继用上方5剂，获愈。

肾着案

杨志一治刘男，29岁。输尿管结石施行手术后，右小腹经常胀闷不舒，腰际牵引酸痛，腰以下冷而沉重，大便秘结，小便频而混黄，口不渴，苔白腻，脉沉细。病证符合肾着病特征，当用甘姜苓术汤治疗，考虑到脉沉细而涩，加杜仲、当归补肾活血。用药：炙甘草6g，炮姜6g，茯苓9g，白术9g，当归9g，杜仲9g。每日1剂，连服24剂，腰腹舒适，已无酸胀之感，下肢转觉温和而轻快，大便恢复正常，沉涩之脉见起，精神、饮食、睡眠均大有进步。

缩阴案

侯在士治杨男，52岁。腰下寒凉，腰以上无病，饮食正常，小便清白，全身倦怠无力，阴茎向内回缩1/3以上，已经4~5个月不能参加劳动，脉象沉弱无力。据脉证，此病属少阴，下焦受寒，治用回阳祛寒法。用药：甘草20g，干姜15g，茯苓20g，苍术20g，薏米20g，附子15g，细辛15g。水煎服，使出微汗。服2剂，病去大半。按原方将附子、细辛各增至20g，再服2剂，病即痊愈。

痿证案

肖铖治赖男，27岁。今晨醒后突感双下肢无力，不能站立与步履，即由家人背来就诊。诊见双下肢欠温，不能随意运动，自感腰部重着，并有胸脘痞闷，纳呆，大便素溏。舌质淡边有齿痕，苔白腻，脉沉迟。辨证为脾阳虚衰，复感寒湿之痿症，治拟温中散寒，健脾利湿，以肾着汤加味。用药：甘草9g，干姜12g，茯苓12g，白术12g，桂枝6g，巴戟天10g。服2剂下肢即能站立，守方继服4剂，诸症悉瘥，随访3年余未发。

遗尿案

谢自成治谢男，12岁。遗尿两年余，近尿床次数频繁，白天尿频量多，纳食不佳，大便溏稀，日1~2次。面色少华，舌淡苔薄白，脉沉细。此乃脾肾气虚之故，以燠土胜水，缩泉止遗法治之，方用甘姜苓术汤合缩泉丸加味。用药：炮干姜10g，白术10g，山药10g，茯苓10g，益智仁8g，乌药8g，炙甘草8g。嘱其于午后限制饮水，连服上方20余剂而康。随访1年，未见复发。

带下案

施仁潮治陈女，43岁。带下量多，清稀无异味，经来腰骶部冷，稍受风即感寒气内侵，进食不当即腹泻，少腹坠胀，苔白舌淡，脉沉迟。某医院诊断为慢性盆腔炎，中医辨证寒湿阻滞。用甘姜苓术汤合薏苡附子败酱散（薏苡仁、附子、败酱草）加味。

4.名方原本

肾著之病，其人身体重，腰中冷，如坐水中，形如水状，反不渴，小便自利，饮食如故，病属下焦。身劳汗出，衣里冷湿，久久得之，腰以下冷痛，腹重如带五千钱，甘姜苓术汤主之。

甘草、白术各二两，干姜、茯苓各四两。

上四味，以水五升，煮取三升，分温三服。

❀ | 厚朴七物汤

1.处方及用法

【组成】厚朴24g，甘草9g，大黄9g，大枣10枚，枳实9g，桂枝6g，生姜15g。

【用法】上药加水煎煮取汁，每日3次，温服。

2. 功用与应用

【用药精义】方中用厚朴、枳实、大黄行气除满，泻下实热；桂枝、甘草、姜枣调营卫，解除表邪。

【应用要点】表证未罢，里实已成。主治腹满、发热，脉浮而数，大便不通。

【现代应用】多用于消化疾病、循环系统疾病和皮肤疾病等，如慢性胃炎、消化不良、心律失常、心肌缺血、冠心病、风疹、湿疹、荨麻疹、神经性皮炎等。

本方与大柴胡汤均为治疗表里同病。大柴胡汤证属少阳与阳明合病，所以用小柴胡汤与小承气汤化裁。本方证属太阳与阳明合病，所以用桂枝汤与小承气汤相合。方中提到：呕者加半夏，下利去大黄，寒多加大生姜用量。说明需要辨证加减，用量也需对证进行调整。

3. 医案举例

表里同病案

谭日强治潘男，43岁。先因劳动汗出受凉，又以晚餐过饱伤食，致发热恶寒，头疼身痛，脘闷恶心。曾服藿香正气丸、保和丸，仍发热头痛，汗出恶风，腹满而痛，大便3日未解。舌苔黄腻，脉浮而滑，此表邪未尽，里实已成，治以表里双解为法，拟厚朴七物汤。用药：厚朴10g，枳实6g，大黄10g，桂枝10g，甘草3g，生姜3g，大枣3枚，白芍10g。服2剂，得下后即止后服，糜粥自养，上证悉除。

食积发热案

王占玺治王女，6岁。有急性肝炎史，愈后经常感冒发热，每次发热少则4~5天，多则达2周以上。平素爱哭偏食，情性急躁，近1周来，发热纳差，食后即吐，体温39.5℃，大便3日未排，小便黄赤，烦躁不安，曾用中药清热解表药无效。腹部触诊有胀气，拒按。舌苔白厚，脉象滑数。辨证属夹食上感，用厚朴七物汤合保和丸加减。用药：厚朴3g，生大黄2g，甘草6g，桂枝1g，枳壳3g，焦三仙各30g，茯苓9g，半夏1g，陈皮6g，莱菔子5g，连翘9g，鸡内金3g，藿香3g。服1剂，当晚体温降至37.5℃；又进1剂，大便泄下如败卵，腹部柔软，胀气已消，呕吐已止，体温36.5℃，诸症消失。

㉕胃痛案

施仁潮治周男，29岁。慢性萎缩性胃炎，胃肠功能差，进食不当即胃脘痞塞，近因外出受凉，自行服用小柴胡冲剂有小效。两天前因应酬，进食过多，当晚就脘腹饱胀，昨起有微热，头疼，大便两天一行，苔黄腻，脉浮有力。以厚朴七物汤合藿香正气散（藿香、大腹皮、白芷、苏梗、茯苓、姜半夏、炒白术、陈皮、厚朴、桔梗、炙甘草）。

㉕腹胀案

陈会心治关男，3个月。原因不明的阵发性哭闹，腹胀，3日不大便，吐奶不止，吐出黄色如大便样物，此间未曾进食，症状日益加剧。经X线腹部透视，发现有液平面6~7个，并充满气体，确诊为完全性肠梗阻，经灌肠下胃管等对症治疗，不见好转。诊见面色苍白，精神萎靡，时出冷汗，腹胀拒按，大便不通，脉微，舌苔灰白，系脾阳不运，积滞内停所致。治以行气泄满，温中散寒，拟厚朴七物汤治之。用药：厚朴10g，桂枝7.5g，甘草10g，枳实10g，川军2.5g，生姜5g。水煎，服后约1~2小时，排出脓块样大便，以后2小时内，共排出3次稀便，随着腹胀消失，腹痛减轻。经10余日，逐渐好转，与健康婴儿无异。

㉕崩漏案

戴丽三治侯女，30岁。经漏2月余，脐腹绞痛难忍，口干、舌燥、自汗、发热，脉弦细，舌苔白腻少津。证属血枯化燥，血室瘀热所致，势非攻下，莫可救治。但体质虚损，用下恐再伤正气，经漏更甚，以致危殆。治法分两步：先从健脾、养肝，恢复机体功能，待体质好转再议下，处方用逍遥散加胡黄连。数剂后，果现脉数，舌转黄燥，发热，自汗，腹痛拒按，大便秘结，数日未解。此瘀热伤津，而肠燥之征象已备，体质已趋好转，清下条件已具，乃用仲景厚朴七物汤。用药：厚朴9g，枳实9g，大黄9g，桂枝9g，甘草9g，生姜3片，大枣3枚。服1剂，大便通，下黑粪两次，每次半痰盂之多，且汗止舌润，脉静身凉，经漏随之而止。继以归芍六君子汤调理而愈。

4.名方原本

病腹满，发热十日，脉浮而数，饮食如故，厚朴七物汤主之。

厚朴半斤，甘草、大黄各三两，大枣十枚，枳实五枚，桂枝二两，生姜五两。

上七味，以水一斗，煮取四升，温服八合，日三服。

厚朴麻黄汤

1.处方及用法

【组成】厚朴15g，麻黄12g，石膏30g，杏仁15g，半夏15g，干姜6g，细辛6g，小麦30g，五味子15g。

【用法】上药先煮小麦熟，去渣取汁，放入余药，煎取汁温服，每日3次。

2.功用与应用

【用药精义】本方是以小青龙汤去桂枝、芍药、甘草，加厚朴、石膏、小麦组成。方中不用桂枝之热，芍药之收，甘草之缓，加厚朴下气，石膏清热，小麦引入胃中，助其升发之气。

【应用要点】寒饮化热，饮邪上逆。主治咳嗽喘逆，胸满烦躁，咽喉不利，痰声辘辘，苔白滑，脉浮者。

【现代应用】多用于上呼吸道感染、哮喘性支气管炎、慢性支气管炎、肺炎、阻塞性肺气肿、胸膜炎、肺结核、矽肺等呼吸系统疾病，其他如心功能不全、肺心病、心脏神经官能证、神经衰弱、围绝经期综合征、脏躁症、慢性萎缩性胃炎、肝硬化腹水、结核性腹膜炎、十二指肠憩室、非溃疡性消化不良等也多用之。

 识方心得

《古方选注》：咳而上气作声，脉浮者，是属外邪鼓动下焦之水气上逆，与桂枝、芍药、甘草和营卫无涉，故加厚朴以降胃气上逆，小麦以降心气来乘，麻、杏、石膏仍从肺经泄热存阴，细辛、半夏深入阴分，祛散水寒，干姜、五味摄太阳而监制其逆，一举而泄热下气，散邪固本之功皆备，则肺经清肃之令自行，咳逆上气作声病症自得安宁。

3. 医案举例

感冒咳嗽案

林盛进治其母，秋行暑令，炎热异常，夜间不慎受凉而感冒，恶寒咳嗽，自服感冒冲剂无效，嘱服小柴胡冲剂两包，病稍瘥，要求服用中药。视其舌胖大而苔微黄，知热已化里，又因素体肥胖，内蕴痰湿而寒胃，方用柴胡桂枝汤合苓桂术甘汤加减。服1剂，咳嗽更频，且胸满闷不舒，声嘶不畅，痰多清稀，知痰涎壅盛，病重药轻所致，改用厚朴麻黄汤加减。用药：厚朴10g，麻黄8g，桂枝15g，葛根20g，龙骨30g，牡蛎30g，茯苓30g，白术15g，瓜蒌皮15g，法半夏15g，杏仁18g，甘草3g。服1剂，胸舒声扬，症状大减；继服2剂而愈。

咳嗽案

赵守真治朱某，咳嗽，恶寒头疼，胸满气急，口燥烦渴，尿短色黄，脉浮而小弱。邪侵肌表，寒袭肺经，浊痰上泛，治疗疏表利肺，降浊升清，以厚朴麻黄汤治疗。其方麻黄、石膏合用，功擅辛凉解表，且祛痰力巨；厚朴、杏仁宽中定喘，辅助麻黄、石膏以成功；生姜辛味温肺救气，功具开阖；半夏降逆散气，调理中焦之湿痰；尤妙在小麦一味补正，斡旋其间，相辅相需，以促成健运升降诸作用。服药3剂，喘满得平，外邪解，烦渴止；再2剂，诸恙如失。

慢性支气管炎案

施仁潮治谢女，78岁。患有慢性支气管炎数十年之久，每于入冬，遇寒多有咳嗽咯痰。诊见咳嗽3月余，夜间加重，咳声不断，咳出白色痰涎，喉间痰鸣，胸中满闷，口和不渴，但晨起口苦，苔白滑腻、上罩黄苔，脉浮滑，用厚朴麻黄汤合小陷胸汤（瓜蒌皮、黄芩、姜半夏）。

饮证案

赵锡武治王男，53岁。患慢性支气管炎、肺气肿10年，曾因咳喘住院3次，并以"肺心病"治疗。诊见频频咳嗽，痰多而稠，张口抬肩，喘闷不能平卧，烦躁气促，舌质暗，苔白滑润，脉浮大，重按无力。证属"肺胀、痰饮"，为饮邪夹热上迫于肺所致，治以蠲饮清热，止咳平喘，宁心保肺，方取厚朴麻黄汤加味。用药：炙麻黄10g，厚朴10g，生石膏30g，炒杏仁10g，姜半夏10g，淡干姜6g，五味子6g，细辛5g，小麦30g，百部10g，全瓜蒌15g。服5剂，咳喘略平稳，烦躁气促减轻。上方加葶苈子12g，继服10剂，已能平卧，脉略有根，两肺啰音减少。后以上方加倍制成蜜丸，每丸9g，每日3次，每次1丸，温开水送服，回家调理。

哮喘案

刘景祺治许某，哮喘已半年余，夜间喘剧，虚汗多，胸部异常憋闷，咳痰白黏，不能平卧，气短，活动后加重，苔薄白，脉浮紧。治法：散寒宣肺平喘。方药：厚朴、麻黄、杏仁、小麦、石膏、干姜、五味子、细辛、半夏。服3剂，喘咳明显减轻，夜能平卧。又服3剂，症状消失。

4.名方原本

咳而脉浮者，厚朴麻黄汤主之。

厚朴五两，麻黄四两，石膏如鸡子大，杏仁半升，半夏半升，干姜二两，细辛二两，小麦一升，五味子半升。

上九味，以水一斗二升，先煮小麦熟，去渣，内诸药，煮取三升，温服一升，日三服。

《备急千金要方》方四首

《备急千金要方》，作者是唐朝孙思邈，约成书于永徽三年（652）。

孙思邈认为生命的价值贵于千金，而一个处方能救人于危殆，价值更胜于此，因而以"千金"命名。

全书共30卷，卷一总论，内容包括医德、本草、制药等；其后是临床各科，妇科2卷，儿科1卷，五官科1卷，内科15卷，外科3卷；另有解毒急救2卷，食治养生2卷，脉学1卷，针灸2卷。共计233门，方论5300首，汇集了唐代以前中医药的诊治经验，被誉为是中国最早的临床百科全书。

《古代经典名方目录（第一批）》收录其中的温脾汤、温胆汤、小续命汤和开心散，共4方。

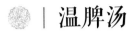 | 温脾汤

1. 处方及用法

【组成】大黄12g，人参6g，甘草6g，干姜6g，附子9g。

【用法】上药先将后4味放锅中，加水煎煮，最后将大黄加入，煎取汁，分2次温服。

2. 功用与应用

【用药精义】方中用附子温补脾阳，祛除寒邪；大黄泻下，攻逐积滞。大黄性虽苦寒，但与辛热之附子相配，而具有温下之功，以攻逐寒积，二药共为君药。芒硝、当归润肠软坚，助大黄泻下攻积；干姜温中助阳，助附子温阳祛寒，均为臣药。人参合甘草益气补脾，是取助阳须先益气之意，为佐药。其中甘草又能调和药性，兼使药之功。

【应用要点】脾阳不足，寒积中阻。主治腹痛，便秘，手足不温，畏寒喜热，苔白，脉沉弦而迟。

【现代应用】多用于急性单纯性肠梗阻或不全梗阻等证属寒积内停者，以及前列腺炎、慢性肾炎、肾功能不全等。

本方主治病证由脾阳不足，寒积中阻所致。寒实冷积阻于肠间，阳气失运，则便秘，腹痛绕脐不止；脾阳不足，不能布达四肢，则手足欠温，脉沉弦。这时单用攻下会使阳气更伤，纯用温补则寒积难去，取攻逐寒积与温补脾阳并用，有寓温补于攻下之中的配伍特点，是温下剂的代表方剂。

3. 医案举例

(汗)(多)(伤)(阳)(案)

赵东奇治赵女，56岁。素有气管炎宿疾，某年冬因患感冒发热，呼吸困难，住院治疗约半月，病情虽有好转，但昼夜汗出不止，低热不退。诊其面色萎黄，精神萎靡，大汗淋漓，被中热气腾腾，而仍觉畏寒，腹痛，不能食，7日未便。腹软凹陷，左脐旁略硬，压痛。苔白根厚少津，舌淡红，

脉弱，沉取略弦。汗多伤阳，气阴亦虚，兼有腑实之证，拟温脾汤加减。用药：党参15g，当归15g，甘草9g，干姜4.5g，附子4.5g，大黄4.5g，芒硝6g，天花粉15g。服2剂，大便即通，汗收身凉，腹部舒适，知饥能食。

（腹）（痛）案

董廷瑶治陶男，10岁。幼时曾作直肠尿道造型手术，此后大便失调，经常数日不通，以致腹痛难忍。数天前腹痛又作，大便不下，呕吐不食，西医诊为肠梗阻。诊见腹痛呻吟，按之满实，大便秘结，食后呕吐，四末清冷，小溲短少，两脉沉弦，舌苔淡白。辨证为久病伤阳，寒实里结。治法亟须温通，主以温脾汤。用药：肉桂1.5g，附子4.5g，干姜3g，当归6g，元明粉9g，生大黄6g，党参9g，清甘草3g。服1剂，腹痛转缓；2剂，大便通利数次，吐止能食，腹软肢温。续以调扶中州，用党参、白术、茯苓、甘草、当归、桂、陈等获安。

（慢）（性）（肾）（病）案

施仁潮治陈女，58岁。慢性肾病，长年尿蛋白，近2年血肌酐一直高于正常值，腹痛，尿不利，尿无力，午后下肢肿，神疲乏力，面色暗滞，肢体困重，大便或秘，或解而不爽，苔浊滑腻舌暗，脉沉细。以温脾汤与附子汤（炮附子、茯苓、人参、白术、芍药）合方出入，用药：大黄12g，生晒参6g，生黄芪30g，炙甘草6g，干姜9g，附子15g，茯苓20g，猪苓15g，砂仁5g，泽泻12g，积雪草15g。

（贫）（血）案

余仁栋治曹男，40岁。2个月前因胃及十二指肠球部溃疡出血行胃大部切除术，近1个月来胃纳不馨，午后潮热，渐致头晕、腹胀、神疲、肢倦、乏力。诊见神色疲惫，精神萎靡，声低气怯，胃寒喜暖，大便尚成形，舌淡胖色紫，脉沉细而涩。证属脾阳不足，生化乏源，瘀血内阻，新血不生。治以温补脾阳，益气补血，活血化瘀，方选温脾汤加味。用药：熟附子8g（先煎），红花8g，干姜6g，党参15g，炒白术15g，炙黄芪20g，酒制大黄10g，当归10g，鸡血藤30g，炙甘草5g。服5剂，胃纳渐增，潮热亦退；加肉桂5g（后下），再服10剂，腹胀、头晕诸症均减，舌紫气全消、转淡红，脉细缓。易十全大补丸善后。

4.名方原本

治下久赤白连年不止，及霍乱，脾胃冷实不消。

大黄四两，人参、甘草、干姜各二两，附子一枚（大者）。

上五味，咬咀，以水八升煮取二升半，分三服。临熟下大黄。

温胆汤

1.处方及用法

【组成】生姜12g，半夏6g，陈皮9g，竹茹6g，枳实6g，甘草3g。

【用法】上药加水煎煮取汁，分3次温服。

2.功用与应用

【用药精义】方中半夏降逆和胃，燥湿化痰，用作君药；竹茹清热化痰，止呕除烦，枳实行气消痰，使痰随气下行，作为臣药；陈皮理气燥湿，茯苓健脾渗湿，用作佐药；生姜、大枣、甘草益脾和胃，协调诸药，为使药。各药同用，共奏理气化痰、清胆和胃之功效。

【应用要点】胆郁痰扰，胆怯易惊。主治头眩心悸，心烦不眠，夜多异梦；或呕恶呃逆，眩晕，癫痫，苔白腻，脉弦滑。

【现代应用】多用于神经官能症、急慢性胃炎、消化性溃疡、慢性支气管炎、梅尼埃病、围绝经期综合征、癫痫等属胆郁痰扰者。

> 识方心得
>
> 邓铁涛临床将本方应用于痰病多怪或怪病多痰病症；精神科疾病，如焦虑症、忧郁症、失眠不寐、精神异常等；老年病脉弦者；血液某些生化项目异常，如血脂高、尿酸高、血糖高、甲状腺功能增高、血沉快等，中医辨证属于气虚痰浊者；肥胖症、脂肪肝，肥胖人多痰湿病症；大便秘结、脘腹胀满，如老年人习惯便秘；咳吐痰涎，有外感但不宜用感冒药者；舌苔腻者，或舌黯者。

3.医案举例

痰热案

吴兆祥治沈男，45岁。先患感冒咳嗽，咳吐黄痰，又因家务问题，气郁不舒，服感冒止咳类药未痊，夜间咽中有痰，咯之不出，有时心跳不安，夜寐不宁，多梦，舌苔薄腻，脉弦细。证属虚实夹杂，治法：养心润肺，清热化痰，佐以定惊安神，以温胆汤加减：法半夏10g，茯苓15g，陈胆星6g，枳实6g，川贝10g，海蛤粉10g，旋覆花10g，丹参10g，太子参12g，天冬6g，麦冬6g，郁金10g，琥珀末1.5g（冲服）。服5剂，夜寐仍不宁，再以化痰清热、镇惊安神为治；前方加石菖蒲3g，酸枣仁15g，续服5剂而愈。

忧郁伤神案

施仁潮治陈女，45岁。从教，精神压力重，全身心投入教学，奋力上进，一次评职称失利，遂致心神忧郁，睡眠障碍，易激动，易汗出，多烦怒，苔薄白腻，舌红质干，脉弦细，拟温胆汤加味。用药：半夏9g，陈皮9g，竹茹12g，枳实9g，白术12g，焦栀子9g，煅龙骨25g，白芍15g，生姜3片，大枣12g，炙甘草6g。

痿证案

邓铁涛治梁男，28岁。近两年来时有咽喉部肿胀感，心慌，失眠，气促，恶热，多汗，口渴，神倦，头晕，体重下降，伴肌肉酸痛，下肢无力，活动后诸症加重，休息后减轻，并呈周期性发作。近因情绪紧张病情突然加重，以致不能行走，诊断为甲亢并周期性麻痹。诊见形体消瘦，神疲气短，四肢无力，肌肉酸痛，颈部粗胀，肢体震颤，心慌心跳，潮热汗多，消食善肌。舌淡红边有齿印，舌苔厚腻黄白相兼，脉弦细数。属"瘿病""痿证"范围，气虚痰浊，肝郁脾肾不足。用药：竹茹10g，枳壳6g，化橘红6g，胆南星10g，茯苓15g，黄芪30g，五爪龙30g，太子参30g，五味子10g，麦冬10g，山慈菇10g，甘草5g，生牡蛎30g。加服甲亢灵。服3剂，心慌气短、失眠多汗消失，全身情况改善，肢体震颤减轻。山慈菇加至15g，再服7剂，偶有心慌心跳，口干，但睡眠转佳，肌肉酸痛消失，颈部发胀感减轻，体力增加，面有光泽，前方去黄芪、五爪龙，加山药、石斛、苡仁调治。

银屑病案

万文蓉治王男，40岁。银屑病10余年，全身皮肤瘙痒，皮屑明显，以头皮为甚，冬季甚，大便稀，日2~3行，心烦，唇暗，舌边齿痕，舌暗红衬紫，苔薄黄腻，脉滑。证属湿热内阻，痰瘀互结，治法清热化痰，凉血祛瘀，拟温胆汤加减。用药：黄芩10g，茯苓10g，法半夏10g，枳壳10g，竹茹10g，青皮10g，陈皮10g，白鲜皮15g，地肤子15g，牡丹皮10g，益母草30g。7剂，皮肤脱屑不明显，心烦改善，苔前部黄腻明显减少。仍以健脾化痰、凉血祛瘀为法，守上方14剂。

4.名方原本

治大病后，虚烦不得眠，此胆寒故也，宜服温胆汤。

半夏、竹茹、枳实各二两，橘皮三两，生姜四两，甘草一两。

上六味，㕮咀，以水八升煮取二升，分三服。

小续命汤

1.处方及用法

【组成】麻黄3g，防己3g，人参3g，黄芩3g，桂心3g，甘草3g，芍药3g，川芎3g，杏仁3g，附子3g，防风4.5g，生姜15g。

【用法】上药先煮麻黄，滚数沸后去沫，入诸药再煎煮取汁，分3次温服。不效，各药用量加大至3~4倍，如法煎煮服用。

2.功用与应用

【用药精义】方中麻黄、桂枝、防风、防己诸药入太阳之经祛风逐湿，疏散其表；邪壅于外，则里气不宣，里既不宣，则郁而为热，所以用杏仁宣利，黄芩清泄；邪之所凑，其气必虚，所以用人参、甘草益气调中；白芍、川芎，护营而和血。附子既可助补药之力，又能济麻黄以行表；生姜、大枣为引药，并能和营卫。

【应用要点】正气内虚，风邪外袭。主治中风卒起，不省人事，神气溃乱，半身不遂，筋急拘挛，口眼㖞斜，语言謇涩，牙关紧闭，厥冷；或顽痹不仁，风湿腰痛。

【现代应用】多用于脑梗死、脑血栓后遗症、大脑软化症、颈椎病、急性脊髓炎、多发性神经炎、糖尿病性神经炎、颅内压增高综合征等以肢体感觉和运动障碍为特点的神经系统疾病；同时用于风湿性关节炎、类风湿关节炎、肩周炎、风湿热、面神经炎、血管神经性头痛、脑动脉硬化、颈椎基底动脉供血不足、皮炎，以及呼吸系统疾病。

> 《千金方衍义》：小续命汤虽本古方，而麻黄、桂枝两方皆在其中，以其本虚，必加人参驾驭麻、桂，发越在表之邪，又需附子直入少阴，搜逐在里之邪，不使外内交攻，正气立断，续命之名，信乎不虚。其余川芎、黄芩、防风、防己，不过为麻黄之使，以祛标热耳。方治卒中风欲死，病死于暴，故用麻黄必兼杏仁开发肺气之逆满，殊不可缺。

3. 医案举例

脑血管意外案

王占玺治一人，晨起突然说话不利，语言混滞，右侧肢体运动不灵。舌质稍红，苔薄黄，脉左细右弦滑。血压高，左侧鼻唇沟变浅，且向右侧稍偏，西医诊断为左大脑中动脉血栓形成，拟续命汤加味。用药：麻黄6g，桂枝6g，当归12g，党参20g，生石膏40g，干姜3g，甘草6g，川芎10g，杏仁10g，蜈蚣5条，僵蚕6g，钩藤30g，白蒺藜30g。服12剂，右上下肢失灵明显好转，已能自行走路，右手持物较前大为有力。又服10剂，诸症消失。

痿证案

余国俊治张男，36岁。素来体健，偶感外邪，发热，头痛，体倦，咳嗽。曾间断服用中、西药，症已缓解，4天前使用压水机抽水时，渐感下肢酸软、麻木，约4小时后双下肢完全失去知觉（神志清楚），伴小便不通。抽取脑脊液检查，诊断为急性脊髓炎。诊见两下肢仍呈弛缓性瘫痪，肌张力缺乏，腱反射消失，不能自动排尿，大便艰涩。诊断为风痱，予《古今录验》续命汤原方：麻黄9g，桂枝9g，当归9g，潞党参9g，生石膏9g，干姜9g，生甘草9g，川芎4.5g，杏仁2g。服2剂，双下肢恢复知觉，能下床行走，大小便亦较通畅。改予八珍汤合补阳还五汤化裁，连服10剂，康复如常人。

类风湿关节炎案

施仁潮治许女，51岁。患类风湿关节炎6年，指关节变形明显，腕关节转动不能，掌指屈伸不利。腕、掌、指关节反复出现红肿疼痛，按之灼热，

78

恶风寒，口烦渴，苔薄腻，舌暗红，脉沉细数。用药：麻黄、桂枝、防己、杏仁、生白芍、川芎、黄芪、甘草、生石膏、蕲蛇、生姜。用此方出入调治2个月，症情稳定。

4. 名方原本

治卒中风欲死，身体缓急，口目不正，舌强不能语，奄奄忽忽，神情闷乱，诸风服之皆验，不令人虚方。

麻黄、防己、人参、黄芩、桂心、甘草、芍药、川芎、杏仁各一两，附子一枚，防风一两半，生姜五两。

上十二味，㕮咀，以水一斗二升，先煮麻黄三沸，去沫，内诸药，煮取三升。分三服，甚良。不瘥，更合三四剂，必佳。

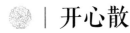
开心散

1. 处方及用法

【组成】远志12g，人参12g，茯苓60g，菖蒲30g。

【用法】将各药一并加工成粉末，过筛后服用。每日3次，每次3g，用温开水送服。

2. 功用与应用

【用药精义】方中茯苓补心通肾，远志补肾通心，菖蒲开窍启闭宁神，三药相互配合，益肾健脑聪智，开窍启闭宁神之力增强。人参补五脏，除邪气，开心益智。

【应用要点】阳气亏虚，痰阻心窍。主治健忘证。医家孙思邈说，开心散，主好忘。

【现代应用】作为治疗情志病的基本方，用于精神性疾病如抑郁、焦虑、阿尔茨海默病等。研究表明，开心散具有良好的安神镇静作用。

识方心得 　　国医大师孙光荣强调用本方治疗情志病，认为用于轻度抑郁症效果很好；失恋男女服用，心情会好很多。阿尔茨海默病，用这个方子治疗，效果也很好，只是服药的时间比较长，一般半年以上，也有服用一年半的。本方远志用量不宜过大，过大会出现胃肠道反应；至于人参，根据病情，也可以选用生晒参、红参、党参、太子参、西洋参等。茯苓，也可以用茯神代替。

类同方定志丸，见《证治准绳》，是将开心散中的茯苓改用茯神，"治心气不足，惊悸恐怯"。远志丸，见《世医得效方》，是在开心散的基础上，加用茯神和龙齿，治"因事扰、有所大惊，梦寐不祥，登高涉险，神魂不安，惊悸恐怯"。孔子练精神聪明不忘开心方，见《医心方》，是在开心散方基础上加用龙骨和蒲黄，有"二十日闻声知情不忘"之功效。本人临床常将以上配方的用药进行综合，以远志、人参、茯苓、菖蒲、茯神、龙齿、龙骨，加五味子、胆南星、灵芝等，用于健脑益智，小儿长智力，老人防痴呆。

3. 医案举例

劳伤心神案

施仁潮治陈女，15岁。为了应付中考，近3个月，没有睡过一次好觉，头晕，眼干涩，颈后胀痛，心神不宁，时有神困，反应略显迟钝，胃纳差，大便不爽，苔薄腻，舌淡，脉濡细。治法补心益气，健脾养肝。用药：太子参15g，茯苓15g，茯神15g，远志6g，石菖蒲9g，炒白芍15g，枸杞子12g，龙骨20g，灵芝20g，大枣12g，炙甘草6g。服14剂，诸症明显减轻，将上方药量加重10倍，灵芝改用灵芝破壁孢子粉，制丸，分35天服用。

抑郁症案

卢芳治薛女，60岁。失眠多梦，胸闷胀痛，幻听、心烦、情绪低落、兴趣减少，并厌世寻死。慢性病容，表情抑郁，无欲状，舌苔薄白，舌质红，脉细数。诊断：抑郁症；郁证阴虚火旺型。治则：安神定志，益气生精。方药：人参15g，生地30g，菖蒲30g，远志20g，郁金25g，白芍50g，百合30g，紫石英30g，枸杞子30g。连服14剂，失眠、心烦、情绪低落等症减轻，仍多梦。继服28剂，临床症状消失。

近视眼案

张健治谭男，11岁。1个月前，学校体检时发现视力差，伴面色少华，心悸，神疲，烦躁易怒。检查：远视力右眼0.6，左眼0.6；近视力右眼1.5，左眼1.5。双眼外观及眼底均未见异常。右眼加镜−0.25DS矫正远视力1.0，左眼加镜–0.50DS矫正远视力1.0。舌质淡红，苔薄白，脉弱。诊断：近视眼（双眼）。辨证：心阳不足证。治法：益心定志。方剂：《备急千金要方》开心散加减。用药：蜜远志5g，石菖蒲6g，太子参10g，茯苓10g，黄芪10g，益智仁10g，酸枣仁5g。6剂，配合针刺、耳穴贴压。二诊视物较明，眼部检查基本同前，舌质淡红，苔薄白，脉弱，原方再服6剂，针刺及耳穴贴压如前。3诊至11诊，原方先后加山药15g、白术10g健脾益气，枸杞子10g、菊花5g补肾明目。共服药48剂，针刺42次，一直贴耳豆。视力提高到右眼1.2，左眼1.0。

4.名方原本

开心散，主好忘方。

远志、人参各四分，茯苓二两，菖蒲一两。

上四味治下筛，饮服方寸匕，日三。

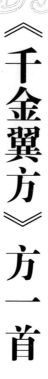

《千金翼方》方一首

　　《千金翼方》，是孙思邈晚年为补充《千金要方》而编集，撰于682年。

　　本书卷首为药录，辑录药物800余种，详论性味、主治等，其中有些是唐以前未收录的新药和外来药物。书中对内、外各科病症的诊治在《备急千金要方》的基础上均有增补，并收载了当时医家秘藏的张仲景《伤寒论》内容，选录《备急千金要方》未载录的古代方剂2000余种。

　　《古代经典名方目录（第一批）》选录其中的当归建中汤1方。

当归建中汤

1. 处方及用法

【组成】 当归12g，桂心9g，芍药18g，生姜9g，大枣6枚，炙甘草6g。

【用法】 上药加水煎煮取汁，一日内分3次服下。

2. 功用与应用

【用药精义】 本方系桂枝加芍药汤加当归组成。桂枝用来祛除外入之邪，芍药用来安养伤下之阴；加用当归，重在养血，补益血虚。

【应用要点】 桂枝汤证又见明显血虚者。主治产后虚羸不足，腹中隐痛不已，吸吸少气，或小腹拘急、挛痛，牵及腰背，不能饮食者。吸吸少气，是指吸气性的呼吸困难，也是虚的一种表现。

【现代应用】 用于产后腹痛、经期剧烈腹痛、顽固的大肠炎、人工流产后的腹膜炎等。

识方心得

　　本方主治病症除了"小腹拘急挛痛引腰背，不能饮食"外，孙思邈还说，"产后一月，日得服四五剂为善，令人强壮内补方"，将本方用作产后补虚。临床所见，产后多血虚，有很多用本方的指征。方中还有"若大虚，加饴糖六两作汤成，内之于火上暖，令饴糖消"的说明。饴糖即麦芽糖，有缓中、补虚、生津、润燥的功效。张仲景桂枝汤中加了饴糖就叫小建中汤了，长于补虚。若大虚，是指虚弱症状明显，加用饴糖来温养补益。用法是将饴糖烊化兑入。本人在治疗血虚病症的膏方中，多选用饴糖，一是补益的需要，二是有收膏的要求。

3. 医案举例

气虚发热案

　　谢映庐治某男，畏寒头痛，发热无汗，前医辨为寒邪伤营之外感，连进发表，而发热愈甚。观其面白露筋，断其气虚而血不足；脉关弦尺迟，前医辨证虽真，未能相体。用当归建中汤，如法啜之，微汗热退而安。

劳损案

叶天士治某女，少年形色衰夺，侧眠咳血，天柱骨垂，经水已闭，皆不治见症，当归建中汤去姜。某，脉弱无力，发热汗出，久咳形冷，减食过半，显然内损成劳，大忌寒凉清热治嗽，姑与建中法，冀得加谷经行，犹可调摄。用药：桂枝1.5g，生白芍4.5g，炙甘草1.5g，枣肉9g，饴糖6g，当归身4.5g。

腹痛案

冯世伦治刘男，44岁。2年前作胃穿孔手术治疗后，大便长年溏泻，常有肠鸣腹痛，腰痛，两足拘急，头晕乏力，心悸短气，汗出如流，曾多次发生昏倒，舌苔光，脉沉细。辨证属表里俱虚，卫弱血衰，治法补虚和中，调卫和营。用药：当归12g，白芍18g，桂枝18g，炙甘草6g，生姜10g，大枣4枚，苍术10g，泽泻12g，饴糖45g。煮水取汁，分冲饴糖温服。服3剂，诸症减轻，心悸气短尚明显，桂枝增加到12g，加生龙骨15g，生牡蛎15g，诸症渐渐好转。

腹膜炎案

大塚敬节治某女，32岁。8个月前人工流产后患腹膜炎，有血块和带下，右下腹疼痛，持续发热，为此曾短暂住院治疗。诊见全腹膨满，有压重感，遇寒冷天症状便加重，右下腹发沉，压痛明显。自感从右侧腰部至下肢发凉，头沉重，易疲劳，心悸，睡眠差，大便四五天一行，月经错后。先予加味逍遥散，1周不效，改投当归芍药散，仍未见好转，反而出现小便不利，改方为肾气丸，小便不利好转，但其他症状未见变化。最后，予当归建中汤，服药4周，完全治愈。

贫血案

《张仲景用方解析》载，刘某，男，44岁。胃穿孔切除术后，大便溏泻，常有肠鸣腹痛，腰痛两足拘急，头晕乏力，心悸短气，汗出如流，曾多次发生昏倒，西医诊断为贫血。舌苔光，脉沉细。此属表里俱虚，卫弱血衰，拟补虚和中，调卫和营，与当归建中汤。用药：当归12g，白芍18g，桂枝18g，炙甘草6g，生姜10g，大枣4枚，苍术10g，泽泻12g，饴糖45g（分冲）。服3剂，诸症减，惟心悸气短尚明显，增桂枝为12g，加生龙骨15g，生牡蛎15g，诸症渐渐好转。

⦿产⦿后⦿风⦿湿⦿案

施仁潮治陈女，32岁。恶风寒，肌肉酸痛，手足麻木，四末不温，多关节遇寒即痛，大便溏，时有腹痛。苔薄滑腻，舌淡质胖嫩，脉濡细。究因产后体虚腠理空疏，营卫不固，风寒湿邪侵入，同时还因正气不足，无力驱邪外出，病邪稽留而病势缠绵，以当归建中汤加味。用药：当归12g，桂枝9g，肉桂5g，炒白芍20g，黄芪30g，乌蛇9g，生姜3片，大枣15g，炙甘草6g。

4.名方原本

治产后虚羸不足，腹中疞痛不止，吸吸少气，或若小腹拘急挛痛引腰背，不能饮食，产后一月，日得服四五剂为善，令人强壮内补方。

当归四两，桂心三两，甘草二两（炙），芍药六两，生姜三两，大枣十二枚（擘）。

上六味，㕮咀，以水一斗，煮取三升，分为三服，一日令尽。

《普济本事方》方二首

《普济本事方》，又名《类证普济本事方》《本事方》。宋代许叔微撰。约刊行于绍兴二年（1132）。

本书为许氏生平历验有效之方、医案和理论心得的汇集之作，取名"本事"，意其所记皆为亲身体验的事实。

全书10卷，分为23门。包括中风，肝、胆、筋、骨诸风，心、小肠、脾、胃病，肺、肾病等脏腑常见病，及其他内科杂病，外科、妇科、儿科、五官科诸证，伤寒时疫证等，每门分列数证，证下系方若干，每方均简述主证、病因、病机、用药、炮制及服法，或载有关医论、病案、灸治、煨治法等内容。

该书文字简明，列证、辑方切于临床。《古代经典名方目录（第一批）》收录其中治疗肠风的槐花散和治疗呕吐的竹茹汤，共2方。

｜槐花散

1.处方及用法

【组成】炒槐花15g，侧柏叶15g，荆芥穗6g，枳壳6g。

【用法】槐花炒过用，鲜柏叶烂杵焙干，枳壳用炒枳壳，三药连同荆芥加工成粉末，用米饮汤调下，每日3次，每次6g，于食前空腹服用。

2.功用与应用

【用药精义】便血多属血热。热者寒之，所以取槐花性凉而有止血的作用，用作主药。侧柏叶凉血止血，作为臣药。风性动，动则血出，荆芥穗疏风理血，作为佐药。气机阻滞，动则血溢，枳壳行气宽肠，作为使，有引经之用。

【应用要点】风热湿毒，壅遏肠道，损伤血络证。主治肠风，脏毒，痔疮便血，血色鲜红或紫暗，证属湿热内蕴者。

【现代应用】多用于过敏性紫癜、阿米巴痢疾、痔疮便血、胃及十二指肠溃疡等。

本方在《普济本事方》中是"治肠风脏毒"。肠风是形容出血来势急暴，还可能是喷射，往往是近血，先血后便，本质上是血热壅遏肠道，损伤血络，迫血妄行。脏毒指下血乌黑、秽浊，是湿热壅遏气血，出血往往是点滴，表现为先便后血，属于远血。这两类便血，肠风以热为主，兼夹肝风；脏毒是湿热邪毒为主。两者均可用槐花散。

本方有多个同名方，用药有异。《兰室秘藏》方即本方去侧柏叶、枳壳，加熟地、青皮、升麻，治肠梗下血，湿毒下血；《洁古家珍》方即本方去侧柏叶、枳壳，加青皮，治血痢。

3.医案举例

(胃)(癌)(案)

杨男，54岁。胃溃疡久治不愈，转为胃癌，大便秘结，次数又多，经西医检查为直肠癌。用槐花散加半枝莲、无花果、蜣螂虫等，连服69剂，配西黄丸每日1支，3个多月获痊愈。

溃疡性结肠炎案

王琼治黄男，72岁。糖尿病伴高血压近20年，便血反复间断发作约5年。西医诊为慢性溃疡性结肠炎。平素喜食肥甘辛辣，便血3~5月，并伴有里急后重，诊见神清，面色略黄，体肥，大便少，便血色鲜红，舌苔薄、略黄，脉弦略数。诊断：便血（肠风）。辨证属大肠湿热，处以槐花汤加味。用药：槐花20g，侧柏叶20g，荆芥穗10g，枳壳10g，地榆30g，栀子15g，黄芩10g，黄连6g，白芷10g，白及15g，阿胶15g，仙鹤草15g，血余炭10g，陈棕炭10g。服7剂，血量明显减少；又7剂，血止，里急后重亦除。嘱原方续服1周，唯槐花、侧柏叶、地榆与栀子四味全部生用。

痔疮案

熊继柏治邓女，52岁。痔疮病史多年，常大便下血，就诊时伴潮热，盗汗，舌红，苔薄黄，脉细数。辨证属肠风下血兼阴虚，治法清肠止血，滋阴泻火，用槐花散合六黄三甲汤。用药：槐花15g，荆芥炭10g，侧柏炭15g，枳壳10g，黄芪30g，黄芩10g，黄柏10g，黄连3g，生地15g，熟地15g，当归10g，煅龙骨30g，煅牡蛎30g，炒龟甲30g，地榆炭20g，甘草6g。服15剂，有时潮热，便血小有发作，便秘，舌苔黄腻，脉细数。再用槐花散合当归六黄汤，黄连改用大黄。

肛裂案

施仁潮治陈女，37岁。有减肥史，长年便秘，排便困难，有时1周不大便，便时需努挣，肛痛，出现少许便血。苔黄腻，舌暗红，脉沉弦。热毒壅遏肠道，损伤血络，治在清泻，用槐花散加味。用药：炒槐花12g，炒侧柏叶15g，炒荆芥9g，炒枳壳12g，金银花15g，炒黄连5g，生地榆20g，生白芍15g，炒马齿苋30g。

4.名方原本

治肠风脏毒，槐花散。

槐花（炒），柏叶（烂杵，焙），荆芥穗，枳壳（去穰细切，麸炒黄）。

上修事了，方秤等分，细末，用清米饮调下二钱，空心，食前服。

竹茹汤

1. 处方及用法

【组成】葛根30g，炙甘草3g，姜半夏3g，生姜3片，竹茹30g，大枣1枚。

【用法】上药加水煎煮取汁，分3次温服。

2. 功用与应用

【用药精义】本方用葛根味辛微温，能解酒毒，入足阳明；甘草味甘性平，入足太阴；半夏味辛性温，入足阳明；竹茹味甘性寒，入足阳明；姜、枣能和荣卫。《本事方释义》一书曾经指出，胃热呕吐不止，是因胃中酒气蕴热，所以用微辛温之药入胃，引入甘寒之品，则酒热得解，气得下降，胃气安而病自已。

【应用要点】酒气蕴热，胃热呕吐。主治胃热引起的呕吐。

【现代应用】多用于急慢性胃炎、膈肌痉挛、妊娠恶阻引起的呕吐。

识方心得

以竹茹汤命名的配方很多，宋代《太平惠民和剂局方》竹茹汤，用药有橘红、人参、白术、麦门冬、茯苓、厚朴、甘草、生姜、竹茹等，治疗妊娠择食，呕吐头疼，眩运颠倒，痰逆烦闷，四肢不和。

《备急千金要方》卷3竹茹汤，用药有竹茹、干地黄、人参、芍药、桔梗、川芎、当归、甘草、桂心等。主治妇人汗血、吐血、尿血、下血。

《普济本事方》卷4引（孙兆方）竹茹汤，用药有葛根、甘草、姜半夏等。主治胃热呕吐。

《圣济总录》竹茹汤，用药竹茹、甘草、乌梅等，主治伤暑，烦渴不止。《圣济总录》卷26竹茹汤，用药有竹茹、木通、炙甘草、连翘、芦根、蒲黄等。主治伤寒小便出血。《圣济总录》卷122竹茹汤，用药竹茹、桂、炙甘草、桔梗、犀角、黄芪、瓜蒌根等。主治喉中肿痛。

3.医案举例

反流性食管炎案

施仁潮治陈女，54岁。素有颈椎病、慢性胃炎、慢性胆囊伴多发性结石。经常肩颈痛，胃中不适，右胁下胀闷，嗳气泛酸，咽间有灼热感，口干，胃镜提示胆汁反流性食管炎。苔薄腻，舌红，脉弦细。证属肝胃郁热，胃失和降，治拟养阴疏肝，清胃降逆。用药：葛根30g，竹茹30g，姜半夏9g，羌活9g，生白芍15g，威灵仙12g，地龙9g，炙甘草6g，生姜3片，大枣5枚。

胃热呃逆案

吕元膺治余姚州守郭文煜，呃10余日，医以丁、附等疗之，益甚。切其脉，阳明大而长，右口之阳数而躁。此由胃热致呃，又以热药助其热，误矣！用竹茹汤，旋愈。

胰头癌术后呃逆案

王艳治徐女，34岁。因胰头癌手术治疗，此后出现呃逆不止，伴汗多、疲乏、不思饮食。诊见身体羸瘦，面色萎黄，舌淡苔白，脉细弱。辨证术后耗伤津液，以致胃中空虚，虚不受纳，胃气上逆，治拟降逆止呕，益气清热，方选桑皮竹茹汤。用药：桑白皮15g，竹茹12g，党参15g，生甘草6g，生姜9g，红枣3枚。服4剂，呃逆止，观察1周未再发作。

妊娠呕吐案

赵旭辉治张女，28岁。诉停经50天，不能进食，食后即吐10天，尿免疫妊娠实验阳性。初起进食欲呕，而后渐加重，近6~7天食后频频呕吐，重则呕吐黄水、苦水，心烦易怒，每日呕吐6次以上，诊见面色萎黄，肌肤松弛，脉细数，舌淡苔薄黄。妊娠恶阻，气虚肝郁，胃气上逆。治宜益气清热，抑肝和胃，降逆止呕。用药：竹茹10g，黄连6g，苏叶6g，半夏12g，枇杷叶10g，砂仁12g，陈皮12g，乌梅12g，生姜3片，大枣3枚。服3剂，呕吐明显好转，进食增加；再与2剂，呕吐止，进食如常。

4.名方原本

治胃热呕吐，竹茹汤。

干葛三两，甘草三分（炙），半夏三分（姜汁半盏，浆水一升煮耗半）。

上粗末，每服五钱，水二盏，生姜三片，竹茹一弹大，枣一个，同煎至一盏，去渣温服。

《严氏济生方》方三首

《严氏济生方》又名《济生方》，宋代严用和撰。

本书成书于宋宝祐元年（1253）。共 10 卷，论治 70 篇，医方 400 首。咸淳三年（1267）又写成《济生续方》，收前书未备之医论 24 篇，方剂 90 首。

二书后均散佚，清代纪晓岚从《永乐大典》中辑出，形成 8 卷本《济生方》，有医论 56 篇，收录方剂 240 余首，内容或缺论，或缺方，或少药，或论不对题，残缺较甚。1979 年，浙江省中医药研究所等，根据《医方类聚》《普济方》等多种医书，参照日刊本《济生方》《济生续方》等重新整理，形成辑复本，名《重订严氏济生方》。重订本收录医论 85 篇，医方 520 首，内容得到充实完整，1980 年由人民卫生出版社出版。施仁潮参加了修订工作。

据考证，严氏根据其多年心得，广采古人可用之方，兼收已验之效方，以杂病各门为纲，下列总论、病源、病机，再附主方，每方详述主证、组方、炮制、服法等，方论结合，纲目清晰。

书中收方广泛，汉、唐、宋以来诸家名方及民间验方均有采录，其中尤重《太平惠民和剂局方》《三因极一病证方论》二书方论，并有严氏创制的新方。其方讲究刚柔相济，佐使合宜，用药平正稳妥，颇受后世医家推重。

《古代经典名方目录（第一批）》收录其中的辛夷散、当归饮子和实脾散 3 方。

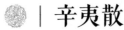 辛夷散

1. 处方及用法

【组成】辛夷、细辛、藁本、升麻、川芎、木通、防风、羌活、白芷、炙甘草各等分。

【用法】上药加工成粉末，过筛取粉。每日2次，每次6g，于食后用淡茶水调下。

2. 功用与应用

【用药精义】本方用辛夷、升麻、白芷辛温轻浮，能引胃中清气上行头脑；防风、藁本辛温雄壮，亦能上入巅顶，胜湿祛风；细辛散热破结，通精气而利九窍；川芎补肝润燥，散诸郁而助清阳；木通通中；茶性寒味苦，能下行泻火。

【应用要点】风寒郁滞鼻窍，肺气不得宣畅。主治头痛，鼻塞，涕出不畅，不闻香臭。

【现代应用】多用于急性鼻炎、慢性鼻炎、血管神经性头痛等。

原湖北中医学院老院长张梦侬用辛夷散加味，治疗过敏性鼻炎和鼻窦炎。他说，鼻窦炎以鼻塞不闻香臭为特征，兼症有涕稠如脓，色黄绿而气腥臭，亦有涕清水，不自觉如屋漏滴下，更有头额痛胀，上连巅顶，以及时常缩鼻吸气以开其闭，借以排出鼻窦深部之浓涕。此即风热毒邪侵入鼻窦发生炎症，方书称为鼻渊。治法祛风、泻火、托里、败毒，用药：辛夷花30g，苍耳子60g，藁本30g，生黄芪30g，蔓荆子60g，细辛15g，菊花30g，苦丁茶30g，防风30g，羌活30g，独活30g，白僵蚕30g，升麻30g，薄荷30g，生甘草30g，白芷30g。用法，将各药一并研成粉末，每次服9克，于临睡前用滚开水冲泡，取汁服下，药渣于次日睡前再冲泡服1次。

3. 医案举例

(头)(痛)(案)

张梦农治万男，30岁。鼻塞不闻香臭，涕出如脓，色黄气腥，头痛以

巅顶为剧，经年不愈，脉弦滑，舌苔薄白，处以加味辛夷散。用药：辛夷30g，藁本30g，黄芪30g，菊花30g，苦丁茶30g，防风30g，川芎30g，羌活30g，独活30g，僵蚕30g，升麻30g，薄荷30g，甘草30g，荆芥30g，苍耳子60g，蔓荆子60g，细辛5g。上方研末，每次服10g，临睡前以滚开水冲泡，取汁服；药渣于次日临睡前再冲泡1次。1剂未完，病已痊愈。

变应性鼻炎伴痤疮案

王琦治赵男，15岁。变应性鼻炎反复发作近10年。自小学开始，经常不定时因鼻部发痒突发喷嚏，一次连续打10余个，伴有鼻流清涕，严重时伴有眼痒、流泪，自觉与吸入冷空气有关。饮食、睡眠、二便正常，口干口渴，面部有痤疮。舌尖红有点刺，舌上有裂纹，苔薄黄有剥苔，脉细数。中医诊断：鼻鼽。西医诊断：变应性鼻炎。治法：清肺泄热，脱敏散邪，宣通鼻窍。用药：辛夷10g，苍耳子6g，细辛3g，白芷6g，鹅不食草6g，乌梅15g，蝉蜕6g，黄芩10g，百合15g，薄荷6g（后下），防风10g。

鼻肿瘤案

史载祥治胡男，83岁。间断头晕、头痛7年余。7天前无明显诱因头晕、剧烈头痛，伴恶心、呕吐，血压最高达210/58mmHg。诊见右侧搏动性头痛，头晕，视物模糊，恶心、食欲差，睡眠差，大便7日未行。舌质暗红、苔少，脉弦大。右鼻赘生物10余年，病理报告为乳头状瘤。近1年瘤体逐渐增大，堵塞右鼻腔，并反复感染、流脓。现瘤体已完全堵塞右侧鼻孔，并感染、溃烂、流脓。治法凉肝熄风，清肺通窍，活血排脓，汤剂予芎芷石膏汤、苍耳子散、清肺辛夷散加减，用药生石膏、川芎、白芷、苍耳子、辛夷、羌活、细辛、防风、钩藤、生地、菊花、鱼腥草、黄芩、薄荷、凌霄花等；中成药用鼻渊舒口服液、藿胆丸口服芳香化浊、清热透窍；另予蔓荆子打粉装胶囊，每次3g，每日2次，祛风止痛，清热排脓。予鹅不食草鹅30~60g煎汤熏洗。枯矾制细粉，每次1~3g，每日1~2次外敷或搐鼻。经上述综合治疗，血压逐渐平稳，头痛渐至消失。鼻腔肿物脓性分泌物逐渐减少，肿块体积逐渐缩小并萎缩干枯，最终脱落。

4.名方原本

治肺虚，风寒湿热之气加之，鼻内壅塞，涕出不已，或气息不通，或不闻香臭。

辛夷仁、细辛（洗去土、叶）、藁本（去芦）、升麻、川芎、木通（去节）、防风（去芦）、羌活（去芦）、甘草（炙）、白芷各等分。

上为细末，每服二钱。食后茶清调服。

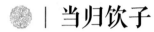 当归饮子

1.处方及用法

【组成】当归30g，白芍30g，川芎30g，生地黄30g，白蒺藜30g，防风30g，荆芥30g，何首乌15g，黄芪15g，炙甘草15g。

【用法】上药加工成粉末，每次取12g，放生姜5片，加水煎煮取汁，不拘时温服。

2.功用与应用

【用药精义】方中以四物汤为基础方，当归补血活血，润燥止痒，用为主药。熟地黄改用生地黄，滋阴清热，凉血生津；白芍养血敛阴，柔肝潜阳，共为臣药。另用何首乌滋阴养血，润燥止痒，滋润肌肤；荆芥、防风祛风解表，使外风从表而解；黄芪扶助正气，抵御外邪，防止外风入里；蒺藜平肝祛风，增强荆芥、防风的祛风之力，共为佐药。生甘草为使药，调和诸药，解何首乌之毒。诸药配伍，使养血活血而不滞血，固表祛风防外风内扰，滋阴养肌。

【应用要点】心血凝滞，内蕴风燥。主治皮肤遍身疮疥，或肿或痒，或脓水浸淫，或发赤疹瘖瘟。

【现代应用】多用于慢性荨麻疹、玫瑰糠疹、银屑病、慢性湿疹、皮肤瘙痒症，以及其他干燥性皮肤病等证属内蕴风燥者。

当归饮子与消风散，两方同治瘙疹，消风散治外风引起的，多属于急性发作者；当归饮子治疗的是血虚生风，血不荣肤导致，多表现为病程长，反复发作，久治不愈。湿疹，急性发作，红肿瘙痒，适宜于消风散；局部干痒，无分泌物，抓有血痕，宜养血祛风，当归饮子为宜。

3.医案举例

荨麻疹案

魏跃钢治孙男，39岁。有荨麻疹病史多年，两手及躯干部起红色风团伴瘙痒2月余，反复发作，遇热加重，风团呈淡红色，时隐时现，全身瘙痒不适，伴少许抓痕。苔薄白，舌红，脉弦。西医诊断为：慢性荨麻疹。中医诊断：瘾疹，血虚风燥证。治宜清热凉血，祛风止痒，方选当归饮子加减。用药：生地黄15g，白芍10g，川芎10g，白鲜皮10g，茯苓10g，泽泻10g，防风10g，荆芥10g，白花蛇舌草15g，白蒺藜15g，乌梢蛇10g，当归15g，僵蚕10g，地骨皮15g，生黄芪15g，生甘草5g。

白癜风案

李广瑞治某女，32岁。右额及右颈部起白斑已8年，近来发展较快，尤其是额部，已向两颊蔓延扩大，伴有失眠多梦、腰膝酸软、月经不调等。诊见形体消瘦，面色不华，鬓角头发变白，右额部和颈部白斑面积分别为2cm×2cm和4cm×5cm，舌淡，苔薄白，脉细无力。诊断为白癜风，辨证属于阴血亏损，复感风邪，搏于肌肤，气血失和。治以养血祛风，当归饮子加味。用药：当归15g，生地黄12g，熟地黄12g，白芍9g，川芎9g，何首乌30g，沙蒺藜30g，白蒺藜30g，黄芪12g，荆芥6g，防风6g，白芷9g，浮萍9g，甘草3g。用药28剂后，白斑开始减退，并出现色素岛。守方续服3个月后，白斑基本消退，诸症皆愈。

斑秃案

某女，23岁。头部有大小约2cm×2cm的脱发斑片，头皮光亮，伴面色不华、头晕乏力，苔薄舌淡，脉细弱。阴血亏损，头发失养，血虚生风，风动发落，治以养血祛风，当归饮子加味。用药：当归15g，生地黄12g，熟地黄12g，白芍9g，川芎9g，何首乌30g，旱莲草30g，女贞子15g，白蒺藜12g，黄芪12g，荆芥6g，防风6g，甘草3g。水煎，连服21剂，配合按摩头皮，每日2次，每次5分钟，有细软白色毛发长出。守方3个月后，发已丛生。

外阴白斑案

康广盛治李女，38岁。外阴白斑10余年，近半年瘙痒加重。现大小阴唇、阴蒂散在片状浅白色溃疡样皮损，边缘形态不规则，干燥无光泽，有抓痕、皲裂，瘙痒，偶有灼痛，入夜尤甚，伴见白带量少，行房时分泌物少，性交疼痛，月经量少，色鲜红，周期尚可。苔薄白，舌质红，脉沉细。用药：生地20g，当归15g，川芎5g，赤芍9g，白芍15g，防风15g，荆芥15g，制首乌20g，白蒺藜20g，黄芪10g，苦参15g，皂角刺10g，生甘草10g。7剂，水煎服，分3次服。外洗方：蛇床子30g，地肤子50g，白鲜皮50g，苦参30g，艾叶30g，雄黄20g，鹤虱30g。7剂，水煎熏洗外阴，每日1剂。用药后瘙痒明显减轻，溃疡皮损有愈合趋势，遂守上方加减半年余，外阴白斑基本消失。

4.名方原本

治心血凝滞，内蕴风热，发见皮肤，遍身疮疥，或肿或痒，或脓水浸淫，或发赤疹痦瘰。

当归（去芦）、白芍药、川芎、生地黄（洗）、白蒺藜（炒，去尖）、防风（去芦）、荆芥穗各一两，何首乌、黄芪（去芦），甘草（炙）各半两。

上哎咀，每服四钱，水一盏半，姜五片，煎至八分，去渣温服。不拘时候。

｜实脾散

1.处方及用法

【组成】厚朴6g，白术6g，木瓜6g，木香6g，草果仁6g，大腹子6g，附子6g，白茯苓6g，干姜6g，炙甘草3g，生姜5片，大枣1枚。

【用法】上药加水煎煮取汁，分3次温服。

2.功用与应用

【用药精义】本方证由于脾肾阳虚，阳不化水，水气内停所致。水属阴邪，其性下趋，所以表现为身半以下肿甚；水湿内阻，气机不畅，故而小便不利，胸腹胀满；脾阳不足，腐熟健运失职，故见大便溏薄。阳虚水肿，即所谓阴水，治在温阳行气利水。方中附子、干姜温养脾肾，扶阳抑阴；厚朴、木香、大腹皮、草果仁下气导滞，化湿利水；茯苓、白术，木瓜健脾和中，渗湿利水；甘草、生姜、大枣益脾温中。各药互相配合使用，共奏温脾暖肾、利水消肿之功。

【应用要点】阳虚水肿，功能温阳健脾，行气利水。主治，身半以下肿甚，手足不温，胸腹胀满，大便溏薄，舌苔白腻，脉沉弦而迟者。

【现代应用】多用于慢性肾小球肾炎、心源性水肿、肝硬化腹水、慢性胃炎、胃肠功能紊乱等属于脾肾阳虚气滞者。

识方心得　实脾饮与真武汤功用相近，其组成即真武汤去芍药，减生姜之量，加干姜、厚朴、木香、草果、槟榔、甘草、大枣。两方均能温补脾肾，助阳行水，但真武汤偏于温肾，实脾散重在暖脾。真武汤温阳利水，兼能缓急舒筋，柔肝止痛，故主阳虚水停，兼有腹痛或身𥆧动者；实脾散助阳散寒之力较胜，且能行气化滞，故主阳虚水肿，兼有胸腹胀满者。

3.医案举例

心力衰竭案

金男，85岁。慢性肘膝关节疼痛40年，心悸气短，伴双下肢浮肿3年，加重2月余，西医诊断为顽固性心力衰竭。诊见面色苍黄，口唇淡暗，喘息状态，心律不齐，心音高低不等，偶有早搏，腹部轻度膨隆，腹软双下肢浮肿至膝，按之没指。舌淡无苔，脉结代。治以大补元气，强心健脾，益肺固肾，温阳化饮，方用生脉散合实脾饮加减。用药：人参15g，麦冬10g，五味子10g，白术15g，茯苓30g，木瓜12g，木香6g，大腹皮12g，草果12g，附子9g，厚朴6g，干姜9g，苏子10g，茯苓皮10g，甘草9g。

肝硬化腹水案

陈永祥治张男，65岁。患乙肝3年，1个月来自觉纳减，腹胀。诊见腹胀如鼓，脐突，腹部青筋显露，倦怠乏力，尿少便溏，四肢消瘦，面色苍黄，舌淡胖、边有齿印、苔白厚腻，脉沉细弦。B超示：肝硬化并大量腹水。西医诊断：乙肝，肝硬化（失代偿期）合并腹水。中医诊为臌胀，证属脾胃虚寒，气滞水停，治以温运脾阳，行气导水，拟实脾饮加味。用药：干姜6g，附子6g，白术15g，厚朴15g，木香10g，木瓜10g，大腹皮10g，益母草30g，怀牛膝30g，车前子（包煎）30g，茯苓30g，炙甘草3g。服3剂，尿量增加，腹胀大减；续服6剂，自觉疲乏，肝区隐痛，食后腹胀，大便稀，舌淡、苔薄白，脉沉细弦。易以扶脾养肝、活血软坚之法。

水肿案

王玉英治某女，47岁。因劳累病证复发，始见全身浮肿，晨起颜面肿甚，下午下肢肿势加重，纳差，腹胀，伴乏力、头晕、畏寒肢冷、小便短少、大便溏，苔白腻，舌淡，脉沉弦。中医诊断：水肿，脾虚湿盛证。治法：温阳健脾，化湿利尿，方以实脾饮加减。用药：党参15g，炒白术15g，茯苓15g，黄芪30g，山药30g，益母草30g，制附子（先煎）10g，干姜10g，草果仁10g，厚朴15g，木香15g，木瓜15g，大腹皮15g，冬瓜皮15g，猪苓15g，车前子15g，泽泻10g，桂枝10g。服15剂，精神好转，尿量增多，水肿消退，纳食增加。

慢性浅表性胃炎案

某女，38岁。胃脘隐痛，时发时止，历时1个月，胃镜检查确诊为慢性浅表性胃炎。诊见面色萎黄，形体消瘦，胃痛时轻时重，畏寒喜暖，时有胀满，纳差，泛吐清水，大便时溏，苔白，舌淡，脉沉。胃痛，证属脾胃虚寒，湿邪内阻，治以温胃健脾，散寒除湿，以实脾饮加减。用药：炒白术15g，茯苓15g，炒薏苡仁30g，制附子（先煎）10g，干姜10g，草果仁10g，槟榔12g，厚朴10g，木香10g，木瓜10g，炒苍术10g，丹参20g，檀香（后下）6g，砂仁(后下)6g，生姜3片，大枣3枚。每日1剂，水煎服。6剂，胃痛明显减轻。上方加黄芪30g，茯苓重用至30g，再进10剂，诸症皆除。

溃疡性结肠炎案

施仁潮治许男，30岁。慢性腹泻3年，肠镜检查提示：溃疡性结肠炎。诊见腹中胀满，大便不成形，每日3~4次，时见白色黏稠，吃豆制品易腹胀，且多嗳气，吃凉性食物即腹痛腹泻。苔白腻，舌淡红，脉沉迟。治法：温阳健脾，燥湿止泻，用实脾饮加炒车前子15g，炒防风9g，红曲6g。

4.名方原本

治阴水，先实脾土。

厚朴（去皮，姜制，炒）、白术、木瓜（去瓤）、木香（不见火）、草果仁、大腹子、附子（炮、去皮脐）、白茯苓（去皮）、干姜（炮）各一两，甘草（炙）半两。

上㕮咀，每服四钱，水一盏半，生姜五片，枣子一枚，煎至七分，去渣温服，不拘时候。

《妇人大全良方》方二首

《妇人大全良方》，又名《妇人良方大全》《妇人良方集要》《妇人良方》，宋代陈自明撰写，成书于1237年。

陈自明出身于世医家庭，精于妇产科，他认为妇科病最为难治，尤其产科诸证多有危险，他收集各家的长处，再加上家传验方，编成《妇人大全良方》一书。

全书共24卷，原分8门，共260余篇医论。书中引述了多种医书，分别对胎儿发育状态、妊娠诊断、孕期卫生、孕妇用药禁忌、妊娠期特有疾病、各种难产、产褥期护理及产后病证，都作了详细的论述。该书对前人成就及作者临床经验作了总结，内容丰富，在理论上和实践上形成完整的体系，学术价值和实用价值很高，被誉为是我国第一部完善的妇产科专著。薛己《校注妇人良方》对其书作了部分增删，分为10门，每论之下，加以按语，附以治验和新方。

《古代经典名方目录（第一批）》收录其中的温经汤和三痹汤2方。

⚛ | 温经汤

1. 处方及用法

【组成】当归15g，川芎15g，肉桂15g，醋莪术15g，丹皮15g，人参30g，牛膝30g，甘草30g。

【用法】上药加工成粗粉，每次取15g，加水煎煮，去渣温服。

2. 功用与应用

【用药精义】方中用肉桂温经散寒通脉，莪术、川芎、牛膝、丹皮活血，莪术偏于破血，川芎兼能行气，牛膝引药下行，丹皮长于凉血；当归补血活血；人参、甘草益气，其中人参大补元气，甘草平补中气，各药相互为用，共同发挥温经补虚、化瘀止痛的功效。

【应用要点】血虚寒凝，主治月经不调，脐腹作痛，脉沉紧。原书说，若经道不通，绕脐寒疝痛彻，其脉沉紧。此由寒气客于血室，血凝不行，结积血为气所冲，新血与故血相搏，所以发痛。譬如天寒地冻，水凝成冰。

【现代应用】多用于子宫卵巢发育不全、功能性子宫出血、围绝经期综合征、输卵管粘连、附件炎、盆腔炎、中枢神经性闭经、子宫内膜异位等证属血虚寒凝者。

识方心得

以"温经汤"命名的有多个处方，另一个具有影响的是《金匮要略》中的"温经汤"，用药有吴茱萸、当归、芍药、川芎、人参、桂枝、阿胶、丹皮、生姜、甘草、半夏、麦冬。功能温经祛淤，滋阴养血，主治月经不调，崩漏，痛经，不孕等。比较二方，均有温经散寒、活血调经的功效，为治疗月经不调，证属冲任虚寒、瘀血阻滞的常用方剂。《金匮要略》温经汤益气健胃、养血之力较好，兼有滋阴润燥的作用；《妇人大全良方》温经汤行滞祛瘀之力较强。临床应用，阴血不足、内热症状者，选用《金匮要略》温经汤；瘀血阻滞较重者，选用《妇人大全良方》温经汤。

3.医案举例

崩漏案

岳美中治周女，51岁。停经3年，半年前偶见漏下，1个月后，病情加重，经水淋漓不断，经色浅，夹有血块，时见少腹疼痛。某医院诊为功能性子宫出血。诊见面色㿠白，五心烦热，午后潮热，口干咽燥，大便秘结。舌质淡红，苔薄白，脉细涩。证属冲任虚损，瘀血内停。治以温补冲任，养血祛瘀。投以温经汤：吴茱萸9g，当归9g，川芎6g，白芍12g，党参9g，桂枝6g，阿胶9g（烊化），丹皮6g，半夏6g，生姜6g，炙甘草6g，麦冬9g。

痛经案

刘渡舟治李女，45岁。10年前因做人工流产而患痛经，每值经汛，小腹剧痛、发凉。经期后延，量少色黯，挟有瘀块。昨月经来潮，伴见口干唇燥，头晕，腰疼腿软，抬举无力。舌质暗，脉沉。证属冲化虚寒，瘀血停滞，治宜温经散寒，祛瘀养血，疏温经汤。用药：吴茱萸8g，桂枝10g，生姜10g，当归12g，白芍12g，川芎12g，党参10g，炙甘草10g，丹皮10g，阿胶10g，半夏15g，麦冬30g。服5剂，小腹冷痛大减。原方续服5剂，至下次月经，未发小腹疼痛，从此月经按期而至，俱无不适。

阳萎案

李白宪治张男，34岁。阳萎不举，难以交合5年余，致使夫妻不和，曾用激素类药效不显，后改服中药调治未效，更添头痛眩晕，心烦失眠。证见面色不泽，神疲倦怠，伴头痛眩晕，手掌心烦热，时出冷汗，口唇干燥，午夜心烦失眠，小腹下坠且痛、阴部冷胀，舌淡苔白，脉沉细。辨证属阳气虚衰，营气不通、宗筋弛缓之候。治法温阳散寒，调和气血，方用温经汤。用药：当归15g，川芎10g，白芍12g，党参15g，丹皮10g，牛膝15g，肉桂10g，吴茱萸10g，麦冬12g，炙甘草10g，仙灵脾15g，仙茅12g，生姜5片。服10剂，精神渐佳，头痛头晕减轻，饮食增加，睡眠好，余证相继好转。原方继服20剂，3个月后，其妻有孕。

寒疝案

张庆云治一壮年男子，睾丸硬痛发胀，但不红，阴囊发凉，少腹清冷，劳累则加重。苔薄白，脉沉弦。肾阳不足，寒凝肝脉，方以温经汤加减。

用药：当归12g，川芎8g，赤芍18g，白芍18g，党参12g，桂枝12g，丹皮10g，吴萸12g，半夏12g，大茴香12g，小茴香12g，橘核12g，荔枝核12g，干姜10g，甘草9g。调治一旬，病痛消除。

4.名方原本

若经道不通，绕脐寒疝痛彻，其脉沉紧。此由寒气客于血室，血凝不行，结积血为气所冲，新血与故血相搏，所以发痛。譬如天寒地冻，水凝成冰。宜温经汤及桂枝桃仁汤、万病丸。

当归、川芎、芍药、桂心、牡丹皮、莪术各半两，人参、甘草、牛膝各一两。

上㕮咀，每服五钱。水一盏半，煎至八分，去渣温服。

三痹汤

1.处方及用法

【组成】续断30g，炒杜仲30g，防风30g，桂心30g，细辛30g，人参30g，茯苓30g，当归30g，白芍药30g，甘草30g，秦艽15g，生地黄15g，川芎15g，独活15g，黄芪30g，川牛膝30g。

【用法】将各药加工成粗末，每次取15g，放生姜3片，大枣1枚，加水，煎取汁，于空腹时热服。

2.功用与应用

【用药精义】方中用独活、防风、秦艽祛风湿，止痹痛，更加细辛发散阴经风寒，搜利筋骨风湿；以当归、熟地、白芍养血和血，党参、茯苓、甘草补益正气，加川芎、肉桂温通血脉，并助祛风，桃仁、红花、赤芍活血止痛，续断补肝肾，强筋骨，通利血脉，生姜有发散风寒之功，更加黄芪可加大补气生血作用，而加延胡索以增加止痛之功。各药互相配合，使血行风祛，气血得充，肝肾得补，扶正祛邪，标本同治，则诸症自解。

【应用要点】风寒湿三气杂至，痹阻经络，气血凝滞。主治手足拘挛，行、痛、着三痹。

【现代应用】多用于风湿性关节炎、类风湿关节炎、强直性脊柱炎、肩关节周围炎等病，以及多种骨伤科疾病，属于气血不足、肝肾虚损者。

识方心得

本方由独活寄生汤化裁而来，集祛风除湿、散寒止痛、补气和血、益肾滋阴诸药于一剂，专治风、寒、湿三气袭虚所致之行痹、痛痹、着痹，故称"三痹汤"。喻嘉言曾赞誉该方：用参芪四物，一派补药内，加防风、秦艽以胜风湿，桂心以胜寒，细辛、独活以通肾气。凡治三气袭虚而成痹患者，宜准诸此。

本方主治风寒湿三气杂至，痹阻经络，而气血凝滞，手足拘挛，行、痛、着三痹症状皆有者。与独活寄生汤比较，本方偏治痹证兼有气血虚者；独活寄生汤则偏治肝肾不足，风寒湿邪痹阻于下半身的痹证。与蠲痹汤相比，本方主治因气血不足而受风寒湿之邪侵袭而成痹，兼有补气血的作用；蠲痹汤则主治上半身痹证，补虚作用较弱。

3.医案举例

腰痛案

刘友风治李女，61岁。10多年前曾有腰部扭伤史，治愈后常因天气变化时感觉腰痛，外用药膏可缓解。近五六年来，腰及双膝关节酸软疼痛，秋冬寒冷季节频发。本次因天气突然变冷而发作，诊见面色苍白，形寒肢冷，腰部及膝关节疼痛，夜间更甚，不能安寐，关节屈伸不利，步行艰难。苔白，舌淡，舌边有瘀点，脉弦缓而弱。寒痹证，乃风寒湿邪痹阻经络，久病不愈，肝肾阳虚，气血亏损，寒凝瘀阻。治以补肝肾，益气血，祛风除湿，活血通络，散寒止痛，拟三痹汤加减。用药：白花蛇15g，防风15g，秦艽15g，当归15g，白芍15g，熟地黄15g，党参15g，黄芪15g，续断15g，独活12g，川芎12g，牛膝12g，苍术12g，制川乌10g（编者注：有毒中药，慎用），熟附子10g，细辛10g，甘草6g。服5剂，疼痛减轻，腰、膝关节屈伸活动好转。再5剂，疼痛大减，夜能入寐，关节活动时仍有痛感，舌淡红，苔白，守方续服5剂。

腰椎管狭窄症案

张惠法治某男，81岁。两下肢疼痛，麻木，无力，伴间歇性跛行1年余，近来行走20米即需休息，并有下肢畏寒。CT报告腰椎骨质增生，椎间盘膨出伴椎管狭窄、神经根管狭窄。诊见行走受限，稍走即感下肢之力麻木，精神萎靡，语声低微，舌质淡、苔薄，脉细弦。腰腿痛，证属气血不足，肝肾亏虚，经络不和，予三痹汤加味，以益气血，补肝肾，通经和络。用药：独活9g，秦艽9g，防风6g，北细辛3g，川芎9g，当归12g，熟地黄15g，白芍12g，桂枝6g，茯苓12g，杜仲12g，怀牛膝15g，党参12g，甘草6g，黄芪30g，续断12g，陈皮9g，生姜9g，没药12g，地龙10g，蜈蚣2条。服3剂，病情减轻；7剂痛麻减轻，能行100多米。加重黄芪至45g，牛膝30g，再服15剂。

强直性脊柱炎案

某男，20岁。半年前自觉腰骶部及双膝关节疼痛，遇热痛减，伴见僵直不舒。近日来腰骶关节痛加重，坐时尤著，晨僵，下肢无力，下床活动困难。面色青暗，神疲倦怠，呼吸气短，两下肢关节疼痛，屈伸不利，行走艰难。舌质淡，脉沉细无力。查HLA-B27(+)，CT示骶髂关节毛糙。西医诊断：强直性脊柱炎。中医诊断：痛痹，证属肝肾不足，气血亏虚，寒湿痹阻，予三痹汤加味。方药：独活9g，秦艽9g，川芎9g，熟地15g，白芍12g，桂枝6g，茯苓12g，防风6g，当归12g，杜仲15g，牛膝30g，甘草7.5g，人参12g，黄芪30g，续断15g，生姜9g，陈皮9g，细辛6g，制川乌（先煎）6g，制草乌（先煎）6g，鹿角胶（烊冲）15g，蜈蚣（研粉，分2次冲服）2条。15剂病情缓解，活动明显好转，继以2天1剂，巩固治疗1个月。

偏枯案

岳美中治尉男，55岁。左半身偏枯已近5年，手足举动不遂，下肢麻痹尤甚，不能下床。此证合于著痹致成偏枯，察其脉紧而虚，舌质淡。因患病日久，气血兼虚，拟攻补兼施，取补多攻少之三痹汤。用药：生黄芪18g，续断6g，独活6g，秦艽6g，防风6g，北细辛3g，当归9g，川芎6g，熟地黄9g，杭白芍9g，桂心9g，茯苓9g，杜仲9g，怀牛膝9g，东人参9g，炙甘草1.5g。服20剂，能下床活动；照原方加量配制丸药一料，以便常服，宣痹祛湿，增强体力。

产后风案

施仁潮治桂女，29岁。产后1年，遍身关节疼痛，腰痛，膝冷。诉有产后3天即下地，下水洗刷，当即就有冷风入骨的感觉，此后不能见风。诊见恶风，多关节冷痛，手足不温，精神萎软，面色萎黄，苔薄白舌淡，脉沉细。风湿检查各项指标均正常。辨证属气血亏虚，风寒侵入，痹阻经络，拟三痹汤原方，继以原文加用鹿角胶、阿胶，熬膏调补，症状完全消失。

4.名方原本

治血气凝滞，手足拘挛，风痹，气痹等疾皆疗。

川续断、杜仲（去皮，切，姜汁炒）、防风、桂心、细辛、人参、茯苓、当归、白芍药、甘草各一两，秦艽、生地黄、川芎、川独活各半两，黄芪、川牛膝各一两。

上咬咀为末，每服五钱。水二盏，姜三片，枣一枚，煎至一盏，去渣热服，无时候，但腹稍空服。

《小儿药证直诀》方一首

　　《小儿药证直诀》，为宋代阎季忠根据钱乙著作整理而成，成书于宋宣和元年（1119）。

　　钱乙（1035—1117），字仲阳，北宋郓州（今山东东平）人。自幼随姑父吕氏学医。其业医以儿科见长，至京师视长公主女疾，授翰林医学，任太医丞，后因病辞归故里，专业儿科60余年，是杰出的儿科医学家。

　　全书分为上、中、下3卷，上卷专论小儿脉、因、证、治，收列儿科常见病证治80余条，中卷收载典型病案23则，下卷列载方剂124首，确立了中医儿科的诊疗体系。其中不乏传世良方，如六味地黄丸、导赤散、泻白散等至今仍广泛应用于临床。

　　《古代经典名方目录（第一批）》收录其中的泻白散1方。

| # 泻白散

1.处方及用法

【组成】地骨皮30g，炒桑白皮30g，炙甘草3g。

【用法】上药加工成粗粉，放锅中，再加粳米一把，加水煎煮，于食前服用。

2.功用与应用

【用药精义】本方主治肺有伏火郁热之证，又叫清肺散。方中桑白皮甘寒性降，入肺经清泻肺热，平喘止咳，用作君药。地骨皮甘寒入肺，助君药清降肺中伏火，作为臣药。君臣相合，清泻肺热，能使金清气肃。炙甘草、粳米养胃和中以扶肺气，共为佐使。四药合用，共奏泻肺清热、止咳平喘之功。

【应用要点】正气未伤，伏火不甚。主治肺热喘咳，气喘咳嗽，皮肤蒸热，日晡尤甚，舌红苔黄，脉细数。

【现代应用】多用于小儿麻疹初期、肺炎或支气管炎等属于肺中伏火郁热者。

　　本方标本兼顾，清中有润，泻中有补，清泻肺中伏火以消郁热，具有标本兼顾之功，与肺为娇脏、不耐寒热之生理特点甚为吻合，临床使用并不局限于小儿。

3.医案举例

(咳)(嗽)(案)

谢映庐治杨女，寒热咳嗽，腹痛泄泻。医者未知痛一阵泻一阵属火之例，木强反克之理，妄用消耗之剂，渐至面浮气促，食减羸瘦，又误用芪、术之药，潮热愈重，痛泻愈多，延绵两月，众谓童痨难治。乞诊于余，先与戊己丸作汤，2剂痛泻顿止，继以泻白散合生脉汤，2剂潮热咳嗽皆安。

(咯)(血)(案)

何承志治周男，65岁。2月前曾有咳血史，已排除肺癌及肺结核，1周前因情绪变化又见咳嗽痰血，色鲜红，与痰相混，入夜少寐多梦，胸胁胀满，苔薄，舌红，脉弦。肝火犯肺，肺络受伤，当予清肺平肝，化瘀和络，泻白散合黛蛤散加减。用药：黛蛤散20g，杏仁10g，黄芩10g，丹皮10g，浙贝母10g，桑白皮10g，地骨皮10g，生地20g，赤芍10g，苏子10g，制大黄10g，炙甘草5g，桃仁10g。连服2周，咳血止，胁满减，舌苔薄，脉弦缓，仍以清肺平肝，滋阴守络之法。上方减桃仁，加麦冬15g，连服14帖，诸恙消失。

便秘案

李勤治某女，70岁。大便干结，腹满难解，两三天一行，近日前胸易汗出，皮肤散发红疹，服麻仁丸大便略转软行不畅，胃纳欠佳，舌质红，苔薄腻，脉细略数。辨证：肺热内蕴，肺失肃降，治以清泻肺热，养阴润燥，宣通气机，方用泻白散合麻仁丸。用药：桑白皮15g，地骨皮15g，杏仁10g，黄芩10g，生地黄15g，百合10g，当归15g，防风10g，白术10g，黄芪15g，山药15g，枳实10g，桔梗10g，火麻仁12g，制大黄10g，白鲜皮10g。服7剂，大便行畅，汗出减少，皮肤红疹减少，舌红苔薄，脉细，原方加白芍。守方治疗1月余，症状基本痊愈，将近冬季，遂以膏方巩固治疗，随访3个月，效甚好。

口疮案

袁红霞治李女，25岁。反复口疮8年余，外感或食辛辣则口疮发作，疮面色白，疼痛，口角裂，晨起舌尖疼，鼻衄，口干渴，四肢末端偏热，寐安，磨牙，大便不成形，小便平，舌边尖红，边有齿痕，苔薄白，脉弦数。选方泻白散合升阳散火汤。用药：桑白皮15g，地骨皮15g，柴胡10g，葛根30g，羌活10g，独活10g，防风10g，炙甘草10g，生甘草30g，党参10g，白芍20g，升麻10g。同时给予肺经、心经、脾经点刺放血。二诊口疮渐愈合，未发鼻衄，余症皆缓。守方加减继服半月余，诸无不适。

舌癌术后案

王士贞治林女，34岁。舌癌术后7个月，口干甚，面生暗疮，痰少，胃纳可，二便调。左舌缺如，咽部稍充血，双扁桃体不大，面颊部可见散在暗疮。脉细，舌质暗、苔白。诊断：舌癌术后。证型：肺经风热。治法：

清肺泄热，生津养阴。处方：桑白皮15g，地骨皮15g，黄芩15g，麦冬15g，玄参15g，毛冬青15g，五爪龙20g，夏枯草15g，猫爪草15g，浙贝母10g，穿山甲30g（先煎），甘草6g。

4.名方原本

治小儿肺盛，气急喘嗽。

地骨皮（洗去土，焙）、桑白皮（细剉，炒黄）各一两，甘草（炙）一钱。

上剉散，入粳米一撮，水二小盏，煎七分，食前服。

《太平惠民和剂局方》方三首

　　《太平惠民和剂局方》，最早名《太医局方》。徽宗崇宁间（1102~1106），药局拟定制剂规范，称《和剂局方》。大观时（1107~1110），医官陈承、裴宗元、陈师文曾加校正。南渡后绍兴十八年（1148）药局改"太平惠民局"，《和剂局方》也改成《太平惠民和剂局方》。其后经宝庆、淳佑陆续增补。

　　全书共10卷，附指南总论3卷。分伤风、伤寒、一切气、痰饮、诸虚等14门，载方788首。所收方剂均系民间常用的有效中药方剂，记述其主治、配伍及具体修制法，其中如至宝丹、牛黄清心丸、苏合香丸、紫雪丹、四物汤、逍遥散等影响深远。

　　《古代经典名方目录（第一批）》收录其中的清心莲子饮、甘露饮和华盖散3方。

清心莲子饮

1. 处方及用法

【组成】黄芩15g，麦门冬15g，地骨皮15g，车前子15g，炙甘草15g，石莲肉22.5g，茯苓22.5g，炙黄芪22.5g，人参22.5g。

【用法】上药加工成粉末，每次取9g，加麦门冬3g，水煎煮取汁，放凉后，于空腹时服用。如有发热症状，加用柴胡3g，薄荷3g，水煎服。

2. 功用与应用

【用药精义】方中石莲子清心火，安神养心；茯苓、车前子渗利水湿，使心热从小便而解；黄芩、麦冬清热润肺，泻火养阴；地骨皮入肾与三焦经，清三焦之火，而退虚热；人参、黄芪、炙甘草补益肺气，益气生津，收敛浮阳。

【应用要点】内热移于膀胱，遇劳发为劳淋。主治三个方面的病症，一是因心烦思虑，忧愁抑郁，以致小便白浊或见沙膜，以及夜梦走泄，遗沥涩痛，便赤如血；二是因酒色过度，上盛下虚，心火炎上，肺金受克，所致的口舌干燥，渐成消渴，睡卧不安，四肢倦怠，男子五淋，妇人带下赤白；三是病后气不收敛，阳浮于外，五心烦热。

【现代应用】多用于慢性肾小球肾炎、慢性肾盂肾炎、肾病综合征、尿路感染、尿道综合征等泌尿系统疾病；同时用于糖尿病、小儿遗尿等。

 本方药性温平，不冷不热，常服能清心养神，秘精补虚，滋润肠胃，调顺血气。汪讱庵《医方集解》剖析用药：本方是手足少阴、足少阳太阳之药。参、芪、甘草补阳虚而泻火，助气化而达州都；地骨皮退肝肾之虚热，柴胡散肝胆之火邪；黄芩、麦冬清热于心肺上焦，茯苓、车前子利湿于膀胱下部，中以石莲肉清心火而交心肾；则诸证悉退也。

3. 医案举例

病毒性心肌炎案

汤清明治何男，29岁。胸闷、心悸、气短2月余，某医院诊断为病毒性心肌炎。诊见活动后心悸、气短、胸闷，全身乏力，失眠，五心烦热，大便秘结，小便黄，舌尖红，边有齿痕，苔少，脉结代。辨证为气阴两虚，心肾不交。拟清心莲子饮加五味子3g，丹参10g。服15剂，症状减轻，复查心电图大致正常。服药30剂出院，自觉精神可，无明显不适。

乳糜尿案

刘渡舟治万男，25岁。由于日夜操劳，心神不宁，发生小便混浊1年有余，屡服清热利湿之凉剂不效。现症小溲不畅，尿浊如米泔水，贮之有沉淀物。西医诊断为乳糜尿。诊见腰背酸痛，头晕，口干，心烦不得眠，纳食减少，大便溏泻，舌尖红而苔白腻，脉来细数。辨为心肾气阴两虚，中挟湿热。治宜益气养阴，交通心肾，清热利湿止淋，疏清心莲子饮方。用药：石莲子10g，车前子12g，麦冬20g，地骨皮10g，黄芪10g，黄芩10g，炙甘草10g，党参10g，茯苓30g。服14剂，淋浊大为减轻；石莲子加至15g，再加萆薢10g，又服14剂，小便混浊逐渐消失，诸症随之而愈。

梦遗案

施仁潮治陈男，25岁。从事证券工作，因工作压力大，渐见失眠多梦，头晕健忘，梦中遗精，一周会有两三次梦遗，腰酸，神疲，苔浊腻，舌红，脉弦细数。用清心莲子饮加石菖蒲9g，煅龙骨25g，萸肉9g，酸枣仁15g。

阴痒案

张琪治某女，29岁。剖宫产后1个月出现外阴瘙痒、灼热，白带呈豆腐渣样、夹有血丝，诊断为霉菌性阴道炎。诊见外阴瘙痒，小便频数，灼热疼痛，有尿不尽感，伴倦怠乏力，心烦，夜寐梦多，口苦咽干，舌红，苔薄黄腻，脉细数而滑。辨证为气阴亏耗，心火内炽，湿热下趋，治以益气养阴，清热利湿，清心泻火，方宗清心莲子饮。用药：石莲子30g，太子参15g，黄连3g，柴胡9g，黄芩9g，地骨皮15g，车前子30g，车前草30g，土茯苓15g，麦冬15g，淡竹叶9g，滑石15g，甘草6g。水煎服，配合用蛇床子、花椒、地肤子、苦参、黄柏外洗。用药7剂后，外阴瘙痒明显减轻，豆腐渣样白带减少，小便通畅，无尿路刺激征，夜寐渐佳，口干口苦缓解。原方加天冬、黄柏、知母，继用7剂，外阴无瘙痒，带下正常，妇科检查霉菌呈阴性。

4.名方原本

治心中蓄积，时常烦躁，因而思虑劳力，忧愁抑郁，是致小便白浊，或有沙膜，夜梦走泄，遗沥涩痛，便赤如血；或因酒色过度，上盛下虚，心火炎上，肺金受克，口舌干燥，渐成消渴，睡卧不安，四肢倦怠，男子五淋，妇人带下赤白；及病后气不收敛，阳浮于外，五心烦热。药性温平，不冷不热，常服清心养神，秘精补虚，滋润肠胃，调顺血气。

黄芩、麦门冬（去心）、地骨皮、车前子、甘草（炙）各半两，石莲肉（去心）、白茯苓、黄芪（蜜炙）、人参各七钱半。

上剉散。每三钱，麦门冬十粒，水一盏半，煎取八分，去渣，水中沉冷，空心，食前服。

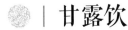 甘露饮

1.处方及用法

【组成】枇杷叶、熟地黄、天门冬、炒枳壳、茵陈、生地黄、麦门冬、石斛、炙甘草、黄芩各等分。

【用法】上药加工成粉末，每次取6g，加水煎煮取汁，分别于3次食后和临卧前温服。小儿减量。

2.功用与应用

【用药精义】本方主治足阳明、少阴病证，烦热属于虚。用生地、熟地、天冬、麦冬和甘草、石斛之甘味，治疗肾胃之虚热，泻而兼补也；茵陈、黄芩之苦寒，折热而去湿；火热上行为患，又以枳壳、枇杷叶抑而降之。

【应用要点】阴虚，火热上冲。主治胃中客热，牙宣口气，齿龈肿烂，时出脓血，目睑垂重，常欲合闭；或频饥烦，不欲饮食，及赤目肿痛，不任凉药，口舌生疮，咽喉肿痛，疮疹已发、未发，皆可服之。同时治疗脾胃受湿，瘀热在里，或醉饱房劳，湿热相搏，致生疸病，身面皆黄，肢体微肿，胸满气短，大便不调，小便黄涩，或时身热。

【现代应用】多用于牙龈炎、慢性咽炎、口腔溃疡、慢性结膜炎、慢性胃炎、糖尿病等。

识方心得

甘露饮同名方，除了《太平惠民和剂局方》，影响力较大的有：《普济方》卷299引《如宜方》，用药为枇杷叶、石斛、炙甘草、生地黄、黄芩、麦门冬，主治口舌生疮，牙宣心热。《伤寒心要》方，用药为茯苓、泽泻、甘草、石膏、寒水石、白术、桂枝、猪苓、滑石，主治伤寒汗后，烦渴不止；伏暑大渴。《医学传灯》方，用药天冬、麦冬、生地、熟地、茵陈、枇杷叶、黄芩、苡仁、石斛、甘草、山栀，主治三消。《医学摘粹》方，用药生地、熟地、天冬、麦冬、石斛、甘草、枳壳、枇杷叶，主治口糜龈烂出血；食㑊，善食而瘦。

3. 医案举例

糖尿病案

赵彦治高男，51岁。患糖尿病10余年，长期靠西药控制，乏力倦怠，口黏腻，经常有饥饿感，小便频数，颜色发黄，大便可，苔腻，舌淡红，脉沉弦。初诊以三仁汤加减，乏力倦怠、口中黏腻，均无缓解。二诊以甘露饮加减，用药：熟地20g，生地15g，天冬10g，麦冬10g，石斛12g，茵陈12g，黄芩10g，枳壳12g，枇杷叶10g，木香10g，苍术10g。服5剂即有明显效果。三诊加山药、山茱萸，继续好转。

慢性肾炎案

张佩青治王女，38岁。高血压（130/100mmHg），尿蛋白（+），血肌酐为临界值。诊见头痛，乏力，恶心，腹胀，纳差，口黏腻，舌质暗淡，苔黄白腻，脉沉细。诊断为慢性肾衰4期，除给予降压对症外，配用中药：生地黄20g，茵陈20g，黄芩15g，枳壳20g，枇杷叶20g，石斛20g，麦冬20g，黄连15g，大黄10g，草果15g，紫苏20g，砂仁15g，半夏20g，陈皮20g，桃仁20g，红花15g，赤芍20g。

阳痿案

张琪治某男，35岁。长期嗜食肥甘及饮酒，1年前出现阴茎举而不坚，后发展为不能勃起。诊见阴茎不能勃起，伴有腰部酸软，双下肢沉重，阴囊有潮湿感，小便黄赤，气味重浊，大便黏滞不爽，口干而黏腻，舌质红而少津，苔黄厚腻、中后部为甚，脉沉滑而略数。辨证为阴虚湿热，宗筋不用；治法养阴清热利湿，方宗甘露饮合四妙散加减。用药：天冬15g，麦冬15g，石斛15g，炙枇杷叶15g，茵陈30g，枳壳15g，泽泻15g，苍术9g，黄柏9g，滑石15g，薏苡仁30g，茯苓15g，甘草6g。7剂。诉服药2小时后小便为黄绿色，后颜色渐清，腰酸、双下肢沉重、阴囊潮湿均减轻，阴茎已能勃起，但持续时间较短，上方继服7剂。三诊：黄腻苔已退，自觉下肢轻松，阴茎勃起持久，能完成性生活，原方去泽泻、苍术、黄柏，加芡实15g，继服14剂，巩固疗效。3个月后告知，其爱人妊娠。

口疮案

熊继柏治张男，25岁。口舌生疮，反复发作2年，患处灼痛，进食痛甚，伴口臭、口干、多痰，尿黄。舌红，苔薄黄，脉滑数。辨证：脾胃积热。治法：清胃降火。方药：甘露饮合泻黄汤、封髓丹。处方：玄参20g，生地20g，麦冬20g，天冬20g，黄芩10g，石斛10g，天花粉15g，砂仁10g，黄柏10g，防风6g，甘草6g，栀子10g，生石膏15g，藿香6g，浙贝20g，川贝20g，川牛膝20g。10剂，口疮显减，口臭亦除，仍口干、多痰，偶有咽痛、齿衄，舌红，苔薄黄，脉滑，加栀子炭10g。15剂，诸症悉除，病告痊愈。嘱继以上方15剂，巩固疗效。

4. 名方原本

治丈夫、妇人、小儿胃中客热，牙宣口气，齿龈肿烂，时出脓血，目睑垂重，常欲合闭；或频饥烦，不欲饮食，及赤目肿痛，不任凉药，口舌生疮，咽喉肿痛，疮疹已发、未发，皆可服之。又疗脾胃受湿，瘀热在里，或醉饱房劳，湿热相搏，致生疸病，身面皆黄，肢体微肿，胸满气短，大便不调，小便黄涩，或时身热，并皆治之。

枇杷叶（刷去毛）、干熟地黄（去土）、天门冬（去心，焙）、枳壳（去瓤，麸炒）、山茵陈（去梗）、生干地黄、麦门冬（去心，焙）、石斛（去芦）、甘草（炙）、黄芩。

上等分，为末。每服二钱，水一盏，煎至七分，去渣温服，食后，临卧。小儿一服分两服，仍量岁数加减与之。

| 华盖散

1.处方及用法

【组成】炒苏子30g，麻黄30g，杏仁30g，陈皮30g，桑白皮30g，赤茯苓30g，炙甘草15g。

【用法】上药一并加工成粗末，每次取服6g，加水煎煮取汁，于食后温服。

2.功用与应用

【用药精义】方中麻黄宣肺化痰，解表发汗，作为君药；杏仁、苏子降气消痰，宣肺止咳，作为臣药；陈皮理气燥湿，桑白皮泻肺利水，赤茯苓渗湿行水，三味行气祛水以消痰，作为佐药；炙甘草调和诸药为使药，共奏宣肺化痰、止咳平喘之功。

【应用要点】肺感寒邪，肺气不宣，痰气互结。主治风寒伤肺，咳嗽上气，胸膈满闷，项背拘急，声重久塞，头昏目眩，痰气不利，呀呷有声。

【现代应用】多用于上呼吸道感染、流行性感冒、慢性气管炎、慢性支气管炎等。

> **识方心得**
>
> 　　本方从麻黄汤变易而来，其发汗宣肺之力较之为弱，止咳平喘功效较之为强。是用三拗汤之法，而非三拗汤之用。三拗汤之专，不敌华盖散之众。三拗汤借麻黄辛散温通以发汗平喘，杏仁苦温降气以化痰制麻黄之太过，甘草约麻黄之升而缓杏仁之降，为二药之枢机，共奏祛风散寒、止咳平喘之功。而华盖散借三拗汤逐风寒，更佐陈皮理气化痰，苏子降气消痰，共助平咳喘，振气机，且茯苓健脾化湿，助桑白皮清肺热而尽余邪。真可谓：咳止喘平华盖安，风寒邪尽娇脏宁。

3.医案举例

㉒㉓案

章次公治郭男，咳声如在瓮中发，惟气管痉挛者有之，故有痰而不易咯唾。以古人经验，当重用开肺。开肺，祛痰一也，弛缓痉挛二也。用药：生麻黄2.4g，炙紫菀9g，白前6g，白芍9g，射干5g，干蟾皮6g，葶苈子9g，桑白皮9g，粉甘草3g。二诊：咳顿挫，再以原方出入。用药：生麻黄2.4g，白前6g，射干5g，桔梗2.4g，桑白皮9g，炙紫菀9g，葶苈子9g，粉甘草3g。

咳喘案

包斌治张女，38岁。咳嗽，吐泡沫痰涎，遇劳则喘，持续6年。1周前因感寒加重，脉浮，舌质淡，苔薄白。辨证为风寒束表，肺失宣降，痰气不利。治法疏风解表，宣肺平喘。方用华盖散：麻黄12g，杏仁18g，苏子18g，陈皮18g，桑白皮18g，茯苓20g，甘草5g。一剂即表邪解，咳、喘大减。又2剂后，诸症悉除，咳喘止，精神振，惟觉劳累后气稍紧，继投香砂六君子汤2剂，以善其后。随访6个月未复发。

产后咳喘案

袁长津治谢女，32岁。感冒风寒即咳嗽，起于产后，历时4月有余，尤以夜间咳甚。诊见咳清痰带清稀泡沫痰涎，微喘，喉中时有哮鸣音，畏寒肢冷，纳差乏力，苔薄白，舌淡红，脉弦。用药：杏仁10g，麻黄10g，桂枝10g，白芍12g，法半夏10g，干姜6g，北细辛6g，五味子6g，射干10g，紫菀12g，款冬花12g，炙甘草6g。服7剂，咳嗽大为好转，原方加减合用金水六君煎7剂痊愈。

肺痈案

李佃贵治赵女，51岁。2年前开始间断咳嗽，咳黄痰，量多，痰量由少渐多，咳时尤甚，多由感冒后诱发，诊为支气管扩张合并感染。诊见咳嗽频繁，呈阵发性，咳黄黏痰，量多不易咳出，形体消瘦，口干鼻燥，纳食不香，舌红，苔黄厚，脉浮数而滑。肺痈，证属风热犯肺，治法清肺散邪，止咳化痰。用药：生麻黄5g，苦杏仁10g，甘草6g，紫苏叶10g，桑白皮10g，茯苓10g，生黄芩10g，炒紫苏子10g，川贝母10g，清半夏10g，陈皮6g，鱼腥草30g，知母10g，酒黄精10g，山药15g。服7剂，咳嗽减轻，咳痰较多，喘憋、气短，咽干、咽痛，舌红，苔黄，脉滑数，前方加大养阴泄热、益气排痰之药。

4.名方原本

治肺感寒邪，咳嗽上气，胸膈烦满，项背拘急，声重鼻塞，头昏目眩，痰气不利，呀呷有声。

紫苏子（炒）、赤茯苓（去皮）、桑白皮（炙）、陈皮（去白）、杏仁（去皮、尖，炒）、麻黄（去根、节）各一两，甘草（炙）半两。

上七味为末。每服二钱，水一盏，煎至七分，去渣，食后温服。

《脾胃论》方一首

《脾胃论》，金代李杲撰，成书于1249年。

本书是李杲晚年的医著，集中反映了其学术理论。全书由医论38篇、方论63篇组成，分上、中、下3卷。上卷宗《内经》《难经》之旨而发挥之，阐述了脾胃生理特性，病理变化，及在发病学上的认识意义；中卷就气运衰旺、饮食劳倦热中证等，专题阐发，并阐述补中益气汤、调中益气汤等补脾胃诸方的主治应用、加减配伍；下卷着重论述脾胃虚损与其他脏腑、九窍的关系，以治疗饮食伤脾等证诸方、有关治验。

《古代经典名方目录（第一批）》收录其中的升阳益胃汤1方。

升阳益胃汤

1.处方及用法

【组成】黄芪30g，半夏15g，人参15g，炙甘草15g，独活9g，防风9g，白芍药9g，羌活9g，橘皮6g，茯苓5g，柴胡5g，泽泻5g，白术5g，黄连1.5g。

【用法】上加工成粗末，每次取9g，放生姜5片，大枣2枚，加水煎取汁，温服，与早饭和午饭之间服用。不效，可加重药量至15g。

2.功用与应用

【用药精义】本方重用黄芪，并配伍人参、白术、甘草以补气养胃；柴胡、防风、羌活、独活升举清阳，祛风除湿；半夏、陈皮、茯苓、泽泻、黄连除湿清热；白芍养血和营。

【应用要点】脾胃气虚，清阳不升，湿郁生热。主治怠惰嗜卧，四肢不收，肢体重痛，口苦舌干，饮食无味，食不消化，大便不调。

【现代应用】多用于溃疡性结肠炎、慢性胆囊炎、急性黄疸型肝炎、急性肺炎、萎缩性胃炎、荨麻疹、手足癣、妊娠高血压等。

识方心得

焦树德于1960年接诊了一名患者，该患者于10年前作脾切除手术，当时医生预言术后尚可生存10年。10年后，他胃脘堵闷，不思饮食，二便不调，体重日减，精神不振，面色差，忧郁不乐，苔白厚而腻，脉虚弦而滑。据此脉症，知为脾胃虚而阳气不伸，用升阳益胃汤随证加减而痊愈。病愈后身体健壮，1980年仍在工作。

焦老介绍经验，把白术改为苍术，并加厚朴、草果等芳香化湿之品，以助化湿之力。对于慢性胃炎、风湿性关节炎、肌肉风湿等有本方主治证候时，或低热综合征而见中焦湿盛者，均以本方随证加减使用。

3.医案举例

（眩）（晕）案

封银曼治李男，48岁。经常性眩晕头昏2年，加重1月。头颅超声多普勒检查示：脑血管椎基底动脉供血不足，诊断为轻度脑动脉硬化症。诊见眩晕头昏，脑后部时有搏动性疼痛，记忆减退，怠惰嗜卧，四肢沉重，口苦舌干，饮食无味，舌淡、苔白腻，脉细缓。证属脾胃气虚，湿浊中阻，清阳不升，脑脉失养，治宜益气升阳，祛风除湿，拟升阳益胃汤加减。用药：黄芪30g，白人参15g，焦白术15g，半夏15g，陈皮15g，羌活15g，防风15g，葛根15g，柴胡15g，天麻15g，蔓荆子15 g，黄连10g，甘草10g，茯苓20g。连服6剂，头昏头痛明显减轻，四肢轻快。继以上方去黄连，加钩藤、川芎等，调治月余而愈。

失眠案

李士懋治梁男，50岁。睡眠差，一晚仅能睡4~5小时，梦多，胸脘满，不欲食，恶心，便秘，苔薄腻，舌淡红，脉弦濡，辨证属脾虚肝郁湿困，升降失司，拟健脾化湿升清，方宗升阳益胃汤。用药：陈皮9g，黄连9g，茯苓15g，羌活7g，白术12g，半夏18g，泽泻15g，柴胡7g，生黄芪12g，党参12g，干姜5g，郁李仁30g，夜交藤30g，白芍10g，防风7g。服14剂，恶心止，胸不闷，胃纳及睡眠均可，大便已不干，尚有脘痞，脉弦濡寸弱。上方加生麦芽15g，鸡内金15g，升麻6g。14剂愈。

溃疡性结肠炎案

施仁潮治刘王男，33岁。腹痛腹泻反复发作，遇饮食生冷、受凉即发作或症状加重，发则腹痛、腹泻，大便日4~5次，夹有不消化食物，并多泡沫黏液，口苦纳差，舌淡体胖，苔薄白，脉细弱。结肠内窥镜检查示：结肠黏膜浅表溃疡伴充血、水肿。辨证属脾胃虚弱，湿热内蕴。治宜健脾升阳，化湿泄浊。方用升阳益胃汤去独活、泽泻，加炒黄柏9g，炒马齿苋20g，煅龙骨25g，鹿角霜15g。

足癣案

武霞治刘男，65岁。足癣，两足趾间奇痒，伴右下肢丹毒反复发作，已4月余，迭经中西药治疗罔效。近半月患肢红肿热痛加重，两下肢浮肿，肤色光亮，按之凹而不起，并有向上漫延之势。面色㿠白，神倦乏力，纳呆，腹胀，便溏，小溲短少。初乃热证实证，久病由长期服用清热利湿苦寒之药，致使脾虚湿留，阳气不张。拟用升阳益胃汤化裁，原方去黄连，加炙桂枝10g，怀山药15g。10剂后两下肢浮肿明显消退，丹毒红肿焮热亦明显改善，足癣已趋平伏。二诊去羌活、独活，加当归10g，生地12g，熟地12g，鸡内金6g，调理月余，诸症消失。

4.名方原本

脾胃之虚，怠惰嗜卧，四肢不收，时值秋燥令行，湿热少退，体重节痛，口苦舌干，食无味，大便不调，小便频数，不嗜食，食不消。兼见肺病，洒淅恶寒，惨惨不乐，面色恶而不和，乃阳气不伸故也。当升阳益胃，名之曰升阳益胃汤。

黄芪二两，半夏（汤洗）、人参（去芦）、甘草（炙）各一两，防风、白芍药、羌活、独活各五钱，橘皮（连穰）四钱，茯苓、泽泻、柴胡、白术各三钱，黄连二钱。

上㕮咀，每服三钱，生姜五片，枣二枚，去核，水三盏，同煎至一盏，去渣，温服，早饭、午饭之间服之，禁忌如前。其药渐加至五钱止。

《兰室秘藏》方四首

《兰室秘藏》金代李杲撰，约刊于1276年。

书名"兰室"，是取《素问·灵兰秘典论》"藏灵兰之室"一语，表示所载方论有珍藏的价值。

全书共3卷，分述饮食劳倦、中满腹胀、心腹痞、胃脘痛、眼耳鼻、内障眼、口齿咽喉、妇人、疮疡等21门病证。其中对脾胃病证的论述尤为后世所重。李氏以"土为万物之母，脾胃为生化之源"的医学理论，强调在治疗过程中要特别注意保护或增强脾胃的功能。书中的治疗方剂，多属李氏创制，药味虽较多，配伍却精当，合于方药之理，切于临床实用，对后世有较大的影响。

《古代经典名方目录（第一批）》收录其中的清胃散、当归六黄汤、圣愈汤和乌药汤4方。

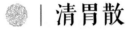 **清胃散**

1.处方及用法

【组成】当归6g，黄连6g，生地黄6g，牡丹皮9g，升麻18g。

【用法】上药加工成细末，加水煎煮，取汁放凉服用。

2.功用与应用

【用药精义】本方的作用是清胃凉血。方以苦寒泻火的黄连作为君药，直清胃腑之热。臣药是甘辛微寒的升麻，以清热解毒之功来治胃火牙痛，并取其轻清升散透发，宣达郁遏之伏火。黄连得升麻，降中寓升，则泻火而无凉遏之弊；升麻得黄连，则散火而无升焰之虞。胃热盛已侵及血分，进而耗伤阴血，所以用生地凉血滋阴，丹皮凉血清热，都是臣药。佐药是当归，养血活血，助消肿止痛。升麻兼能引经，用为使药。各药互相配合，共奏清胃凉血之效，能使上炎之火得降，血分之热得除，各种循经外发诸症，均可因热毒内彻而解。

【应用要点】胃有积热，循经上攻。主治牙痛，口气热臭，牙龈出血，甚则牙龈溃烂，口干舌燥，舌红苔黄，脉滑数，属胃热津伤之病症。

【现代应用】多用于牙痛、口臭、便秘等属于胃有积热、胃热津伤者。

> 本方与玉女煎比较，二方均为治疗牙痛的常用方，区别在于：清胃散重在清胃泻火，主治胃有积热，上攻齿龈之证，以牙痛牵引头脑，面颊发热，其齿恶热喜冷；或牙宣出血；或口中热臭，口舌干燥，舌红苔黄，脉数为特点。玉女煎功专清胃滋阴，清火滋水并用，主治胃热阴伤之牙痛，牙龈出血，烦热干渴，舌红苔黄且干者。

3.医案举例

(唇)(风)(案)

王文林治某男，55岁。口唇红肿，疼痛瘙痒，甚则影响进食与睡眠，抗生素及抗过敏治疗1周，病情无缓解。口唇红肿，局部有灼热感，可见皲裂脱屑、少量渗液，口干喜冷饮，大便干结难解，尿色黄赤，心烦寐差，舌质红，苔薄黄，脉弦数。唇风，证属胃热内蕴，胃火上攻。治拟清胃泻火，凉血解毒，以清胃散加味。用药：黄连3g，当归10g，丹皮6g，升麻5g，连翘10g，生地黄10g，石膏20g，知母5g，黄芩10g，荆芥10g，防风10g，苦参10g，蝉蜕5g，制苍耳子5g，甘草3g。每日1剂，水煎服。同时加用黛蛤散局部外敷。服7剂，口唇红肿消退，渗液已止，皲裂脱屑，口干减轻，大便通畅，睡眠亦有所改善，苔薄黄，脉弦。原方去生石膏、苦参，加茯苓15g，赤芍10g，继服1周，症状消失。

口腔炎案

陈加钺治王男，65岁。下唇口腔黏膜有一小溃疡，中央呈灰白色、外有红晕一圈，红肿而硬，舌左边缘有溃疡点，左颈淋巴结肿大，疼痛难忍，口干，舌红，脉细数，拟清热解毒，用清胃散加味：升麻6g，丹皮6g，青皮5g，薄荷5g，黄连3g，石斛10g。2剂，疼痛减，仅吃有刺激性食物时才觉疼痛，肿块渐软，红晕转淡，舌部溃疡已渐收口。原方加白芷6g，生地12g，续服2剂，诸症悉除。

牙龈炎案

施仁潮治朱女，39岁。反复牙痛，近因熬夜，又因喝酒吃辣，牙龈肿痛，口苦口臭，大便秘结，薄黄腻，舌质红，脉弦数。胃火内蕴，火气上攻，拟清热泻火，滋阴凉血。方用清胃散加味：生地黄15g，生白芍15g，当归9g，黄连5g，丹皮9g，升麻6g，知母9g，牛膝12g，制大黄9g。

痤疮案

王文林治某男，22岁。15岁起出现痤疮，时轻时重。诊见面部密集脓丘疹，下巴处显著，有囊肿、结节伴疤痕及褐色沉着，压之有疼痛感。平素多吃快餐食品，喜食煎炸烧烤食物，常有胃脘灼热嘈杂，口干喜冷饮，大便黏腻臭秽，尿短赤，舌质红，苔黄腻，脉滑数。痤疮，证属脾胃湿热蕴结，局部气血滞，治宜清利湿热、凉血散结，方选清胃散合四妙散加减。用药：黄连3g，当归10g，牡丹皮6g，升麻5g，生地黄10g，浙贝母10g，夏枯草15g，川牛膝10g，苍术10g，炒薏苡仁15g，黄柏6g，桑白皮15g，地骨皮15g，六一散（包煎）10g。水煎服。另取部分药液熏洗颜面皮肤。内服加熏洗，连用7天，面部脓点消失，丘疹明显减少，囊肿、结节较前明显缩小，质软，无压痛，胃脘灼热嘈杂基本消失，二便近正常，舌质红，苔薄黄，脉细。湿去大半，而热易伤阴，原方去苍术，加凌霄花10g，再予14

剂，用法同前。后加减调理半月，观察3月，病情未见反复。

4.名方原本

治因服补胃热药，致使上下牙疼痛不可忍，牵引头脑，满面发热，大痛。足阳明之别络入脑，喜寒恶热，乃是手足阳明经中热盛而作也。其齿喜冷恶热。

当归身、择细黄连、生地黄（酒制）各三分，牡丹皮五分，升麻一钱。上为细末，都作一服，水一盏半，煎至一盏，去渣，带冷服之。

当归六黄汤

1.处方及用法

【组成】当归6g，生地黄6g，熟地黄6g，黄芩6g，黄柏6g，黄连6g，黄芪12g。

【用法】上药加工成为粗末，每次取15g，加水煎煮取汁，与食前服用。

2.功用与应用

【用药精义】本方用当归养血增液，生地、熟地入肝肾而滋肾阴，阴血充则水能制火，三药共为君药。盗汗因于水不济火，火热熏蒸，故以黄连为臣药，清泻心火，合黄芩、黄柏泻火以除烦，清热以坚阴。君臣相合，热清则火不内扰，阴坚则汗不外泄。汗出过多，导致卫虚不固，倍用黄芪为佐药，一以益气实卫以固表，一以固未定之阴，且可合当归、熟地益气养血。诸药合用，共奏滋阴泻火、固表止汗之功。

【应用要点】阴虚火旺。主治盗汗，面赤心烦，口干唇燥，舌红苔黄，脉数。

【现代应用】多用于盗汗、失眠、口腔黏膜溃疡、高血压病、复发性泌尿系感染、慢性荨麻疹等。

本方的配伍特点有二，一是养血育阴与泻火清热并用，标本兼顾，使阴固而水能制火，热清则耗阴无由；二是益气固表与育阴泻火相配，育阴泻火为本，益气固表为标，以使营阴内守，卫外固密，发热盗汗诸症得以消除。

3.医案举例

㉕头㉖痛㉗案㉘

张炳厚治某男，46岁。头痛2年，两太阳穴明显，伴乏力盗汗，五心烦热，头晕耳鸣，胁肋胀满，项背僵硬，夜半咽干，腰酸膝软，睡眠不安。舌红、苔白黄，中根苔厚，脉弦细滑、寸浮。血压170/100 mmHg。诊断：头痛、高血压病。肝肾阴虚，肝阳上亢，肝风上扰，肝火内燔，法宜滋阴清热，潜阳熄风，方用当归六黄汤加味。用药：生黄芪30g，生地20g，熟地20g，酒当归15g，黄连9g，酒黄芩6g，炒黄柏6g，生鳖甲30g，秦艽15g，川芎12g，生石决明40 g，野菊花15g，夏枯草15g，杜仲20g，全蝎3g，蜈蚣3条，炙甘草12g。服药7剂，头痛、盗汗大减，头晕、耳鸣、胸胁胀满减轻，睡眠有改善，血压140/80 mmHg。原方加麻黄根20g，增强收涩敛汗的作用。再服7剂，盗汗明显减轻，头痛、头晕等症缓解，睡眠继续改善，血压130/80 mmHg，前方去麻黄根、川芎，加炒枣仁60g，柏子仁40g，继续服用。

㉕甲㉖亢㉗案㉘

邹孟城治徐女，先是上海创业，后赴阿根廷经商，异国他乡，人地生疏，语言不通，创业艰辛，为之急躁郁闷，渐觉乏力短气，汗出心悸。西医诊断为甲亢，要求终身服药。诊见神疲乏力，汗出多，稍动则疲惫不支，汗冒如珠，头痛，前额胀疼，耳鸣，两目不适，胸闷，情绪稍有波动即心慌心跳，烦躁，口干，持物手颤，苔薄黄，舌淡红，脉左小右小滑。气血两亏于内，心肝痰火郁伏于中，治法宗祝谌予先生，用当归六黄汤化裁，以益气养血，软坚消痰清火为法。用药：生黄芪24g，当归9g，炒白芍9g，黄柏9g，黄连3g，黄芩9g，生地15g，熟地15g，生牡蛎30g，枸杞子9g，党参9g，麦冬9g，瓜蒌仁9g，五味子3g，海藻9g，昆布9g。

㉕围㉖绝㉗经㉘期㉙综㉚合㉛征㉜案㉝

施仁潮治徐女，48 岁。月经紊乱，来则量多，多烦热，入睡难，多盗汗，耳鸣口干，心悸乏力，大便干涩，苔薄舌红，脉弦细数。用当归六黄汤合六味地黄汤（生地、萸肉、山药、茯苓、泽泻、丹皮）、甘麦大枣汤

（甘草、淮小麦、大枣）。

4.名方原本

治盗汗之圣药也。

当归、生地黄、熟地黄、黄柏、黄芩、黄连各等分，黄芪加一倍。

上为粗末，每服五钱，水二盏，煎至一盏，食前服。小儿减半服之。

圣愈汤

1.处方及用法

【组成】生地9g，熟地9g，川芎9g，人参9g，当归15g，黄芪15g。

【用法】上药加工成为粗末，每次取15g，加水煎煮取汁，食前服用。

2.功用与应用

【用药精义】方中人参、黄芪补气，当归、熟地黄、川芎补血滋阴。各药配合应用，有补气养血之功。气旺则血自生，血旺则气有所附，用以补气，补血，摄血。喻嘉言说：失血过多，久疮溃脓不止，虽曰阴虚，实未有不兼阳虚者，合用人参、黄芪，允为良法。凡阴虚证大率宜仿此。

【应用要点】血虚气亦虚，气不摄血。主治面色萎白或苍白，四肢无力，神疲倦怠，心悸不宁，头晕目眩，或女子月经不调，量少或多，质稀色淡，无异味，舌淡苔薄，脉弱。

【现代应用】缺铁性贫血、再生障碍性贫血、过敏性血小板减少、过敏性皮肤病、习惯性流产、子宫复旧不全、不孕症等表现为气血两虚者。

识方心得

　　圣愈汤，圣者，圣度也，法于阴阳，和于数术；愈者，痊愈也，气血疏通，调和康复。本方以四物汤为基础方，四物皆阴，行天地闭塞之令，非长养万物者也。方取参、芪配四物，盖阴阳互为其根，阴虚则阳无所附，所以烦热燥渴；气血相为表里，血脱则气无所归，所以睡眠不宁。然阴虚无骤补之法，计培阴以藏阳，血脱有生血之机。必先补气，此阳生阴长，血随气行之理也。所用六味，皆醇厚和平而滋润，服之则气血疏通，内外调和，合于圣度矣。

3.医案举例

白细胞减少症案

丁果元治莫女，45岁。7年前发现白细胞减少，诊断为白细胞减少症。诊见头晕目眩，牙龈出血，少气乏力，口干，舌淡红，苔薄白，脉细弱。证属气血两亏，方用圣愈汤加减。用药：当归10g，白芍10g，阿胶10g，山楂肉10g，川芎6g，熟地12g，党参18g，黄芪18g，仙鹤草30g，鸡血藤30g，茯苓10g，大枣5枚，另加服刺五加片。服10剂，诸症均觉好转，继原方去党参，加太子参30g，女贞子15g，旱莲草15g，再服5剂。

产后腹痛案

鲁文珍治叶女，26岁，产后1周，恶露排出甚少，色淡红，质清稀，小腹绵绵作痛有空坠感，喜按揉，面色苍白，头晕目眩，心悸失眠，纳可，二便调。舌质淡、苔薄白，脉细弱。辨证属气血两虚，治拟益气养血，缓急止痛，予圣愈汤加减，用药：黄芪12g，党参12g，白术12g，白芍12g，当归20g，丹参20g，熟地黄15g，山药15g，川芎20g，酸枣仁20g，益母草24g，首乌藤24g，炮姜6g，升麻6g，陈皮5g。服5剂，恶露排出增多，色转红，小腹痛及空坠感减轻，仍感头晕目眩、神疲、心悸失眠。原方加阿胶珠9g，远志10g。服10剂，小腹空坠痛、心悸除，恶露已净，寐安，面色转红润。

胎漏案

何任治许女，28岁。妊娠7个月，阴道出血，腹痛轻度，有胀坠感，腰酸，平时多带下。妇科检查疑为胎盘早期剥离。胎元不固，慎防漏堕，宜固敛止血。用药：熟地30g，黄芪15g，红参片4.5g，炒黑当归6g，白芍12g，川断6g，杜仲12g，桑寄生12g，黄芩4.5g，炒阿胶12g，糯米1盅。服4剂，漏红已止，腹隐痛尚有，然已不下坠，神情稳定。仍以安胎为妥，并宜继续卧床养息。

产后便秘案

施仁潮治孙女，31岁。体瘦，神疲，气短，平素多大便干涩，产后大便尤为干结，三五天一行，甚则1周不解，解则努责难出，神疲多汗出，舌质淡，苔薄白，脉细。治法益气养血，润燥通便，用圣愈汤加味。用药：黄芪、生晒参、生白术、生地黄、熟地黄、川芎、桃仁、肉苁蓉、当归等。

4.名方原本

治诸恶疮，血出多而心烦不安，不得睡眠，亡血故也，以此药主之。

生地黄、熟地黄、川芎、人参各三分，当归身、黄芪各五分。

上咬咀，如麻豆大，都作一服。水二大盏，煎至一盏，去渣，稍热无时服。

乌药汤

1.处方及用法

【组成】乌药30g，香附60g，当归15g，木香15g，甘草15g。

【用法】上药加工成粉末，每次取15g，加水煎煮，去渣取汁，于食前温服。

2.功用与应用

【用药精义】方中乌药，上入肺脾两经，下归肾经，开肺顺气，温肾散寒，治疗经行腹痛为其所长，用为君药；香附、木香味辛善散，疏肝理气，以通止痛，用为臣药；当归养血活血以止痛，甘草缓急止痛，共为佐使药。方中诸药，乌药偏于散寒，木香偏于导滞，香附偏于解郁，当归补血活血，甘草益气和中，相互为用，共同起到行气活血、散寒止痛的作用。

【应用要点】气郁寒凝。主治痛经，小腹胀痛。李东垣说，治疗血海疼痛。

【现代应用】多用于慢性盆腔炎、慢性附件炎、慢性宫颈糜烂、慢性前列腺炎、附睾炎等证属气郁寒凝者。

识方心得

《圣济总录》载有同名方，药物组成：乌药、藿香叶、檀香、丁香、木香、荜澄茄、槟榔、肉桂、炙甘草。主治腹胁痛胀满，烦躁，不思饮食。

3. 医案举例

胃痛案

冯心福治某男，35岁。胃脘疼痛，面色黧黑，胃部疼痛隐隐，乏力神差，身冷胃凉，口苦纳差，大便不爽，舌红苔白厚，舌体胖边有瘀点，脉沉弦滑。辨证：肝郁脾虚，气虚血瘀。用药：柴胡10g，乌药10g，白芍30g，香附10g，蒲公英30g，白及10g，炙甘草15g，川楝子10g，田七6g，延胡索10g，制瓦楞子15g，炒白术15g。服7剂，同时给予联合抗菌。药后胃痛缓解，纳食及精神较前好转，仍感胃部凉，大便每日1次，便后不爽，舌红苔白略厚，脉沉弦，守上方加吴茱萸3g，黄连6g。

溃疡性结肠炎案

李志英等报道，用加味乌药汤治疗溃疡性结肠炎65例，疗效满意。治疗组给予加味乌药汤，基本方组成：乌药10g，香附9g，全当归10g，炙甘草6g，木香6g，人参5g，干姜6g，川楝子10g，橘核6g，白芍12g，黄连5g。每日1剂，早晚2次温服。10天为一个疗程，共治疗3个疗程。对照组给予补脾益肠丸，每次6g，每日3次。疗程同治疗组，结果取得明显疗效。

肠痉挛腹痛案

陈刚应用加味乌药汤合芍药甘草汤加减，治疗肠痉挛腹痛，疗效好、无副作用。治疗观察组48例，用加味乌药汤合芍药甘草汤加减：乌药5g，砂仁3g，木香3g，延胡索6g，香附6g，白芍12g，甘草9g，干姜5g。对照组根据患儿体重用颠茄合剂、鲁米那、谷维素。两组经过一个疗程治疗后，与西药对照组比较，有较显著差异。

痛经案

施仁潮治陈女，43岁。月经先后无定期，经来腹痛。近1年来，月经时间长，前两天量多，后转为淋漓不净。伴有神疲乏力，神思不爽，胸闷不适，心悸不宁，口干目涩，腹痛腰酸；经来腹痛，遇寒加重，经期6~7天，前两天多见暗黑色血块，后期量少色淡，经后腰酸痛。舌淡苔薄腻质紫，脉象细弦。苔薄，舌暗淡，脉弦细。以乌药汤加味，用药：乌药、制香附、当归、桂枝、川芎、益母草、木香、砂仁、甘草。

⦿原⦿发⦿性⦿痛⦿经⦿案

夏桂成教授治疗原发性痛经，分肾虚瘀证、气滞血瘀证等，对于气滞血瘀证偏于气滞的，以乌药汤加减，用乌药10g，制香附10g，当归12g，广木香6g，炒玄胡10g，青皮10g，赤芍10g，川牛膝10g，枳壳10g，炒五灵脂10g，山楂12g。偏于血瘀的，以膈下逐瘀汤加减，方中也用了乌药汤中的主要药物乌药、香附、当归和甘草。

4.名方原本

治妇人血海疼痛。

当归、甘草、木香各五钱，乌药一两，香附子二两（炒）。

上㕮咀，每服五钱，水二大盏，去渣，温服，食前。

《内外伤辨惑论》方三首

《内外伤辨惑论》为金代李杲所撰。

全书3卷,卷上论辨证,卷中论饮食劳倦所伤,卷下论饮食内伤。凡26论,主要论述内伤与外感的病因、病状、脉象、治法等。

李杲所处的金元时代战乱频仍,疾病流行,人民生活极不安定。他观察到,人们所患疾病,多为饮食失节、劳役过度导致的内伤病,而时医崇古尊经,因循守旧,沿用古方以治内伤各证,因而重损元气,误治而死亡的人为数不少。李本人也久患脾胃久衰之证,深受其害。他在其师张元素脏腑议病的启示下,对《内经》《难经》进行了深刻研讨,结合长期的临床实践,逐步形成了脾胃学说。

《古代经典名方目录(第一批)》收录其中的羌活胜湿汤、当归补血汤和厚朴温中汤3方。

羌活胜湿汤

1. 处方及用法

【组成】羌活3g，独活3g，藁本1.5g，防风1.5g，炙甘草1.5g，川芎1.5g，蔓荆子0.9g。

【用法】上药一并放锅中，加水浸透，煎煮取汁，温服。

2. 功用与应用

【用药精义】方中羌活、独活祛风湿，利关节；防风、藁本祛风除湿，发汗止痛；川芎活血，祛风止痛；蔓荆子治头风疼痛；炙甘草调和诸药，各药配合，共奏祛风胜湿之功。

【应用要点】风湿在表。主治头痛项强，腰背重痛，一身尽痛，难以转侧，恶寒发热，脉浮。

【现代应用】多用于头痛、肩关节周围炎、风湿性关节炎、类风湿关节炎、骨质增生症、强直性脊柱炎等证属风湿在表者。

识方心得

本方是治疗湿伤于表所致头身重痛之剂，方中用羌活、独活、防风、川芎、藁本、蔓荆子诸辛散之品，祛风除湿，配用甘草以缓之，令其微汗，使风湿之邪，得以并去，从而收到较好的功效。本方去独活、蔓荆子、川芎、甘草，加升麻、苍术，名羌活除湿汤，主治风湿相搏，一身尽痛。去川芎，加黄芪、当归、苍术、升麻，名升阳除湿汤，主治水疝肿大，阴汗不绝。

3. 医案举例

角膜炎案

高建忠治刘男，66岁。双眼畏光、流泪2月余，被诊断为病毒性结膜炎、双眼剥脱性角膜炎，口服及外用滴眼液，效果不理想。面色萎黄，形体偏瘦，伴有晨起咳嗽，鼻流清涕。苔黄白薄腻，舌质暗红，脉弦缓。用半夏泻心汤合枳术丸加减。服7剂，诸症有好转，苔薄白，舌暗红，脉弦缓，用羌活胜湿汤加减。用药：羌活6g，独活6g，防风6g，川芎6g，蔓荆子6g，藁本6g，僵蚕9g，蝉蜕6g，赤芍9g，丹皮9g，地肤子12g，炒鸡内金12g，甘草3g，黄芩6g。

痹证案

刘渡舟治丁女，39岁。颈关节疼痛数年，颈项后背酸痛重着，不可回顾，上臂屈伸不利，腰部酸困，手脚冰凉。每遇阴雨天症状加重，痛不可忍。口不渴，时有恶心、厌油腻，小便短黄，大便溏薄，带下量多、色白黏腻。服用布洛芬痛减，但药效过后痛如故。苔白厚腻，脉沉。证属风湿相搏，郁于太阳之经，治法祛风胜湿，以通太阳之气，拟羌活胜湿汤加味。用药：羌活10g，独活10g，川芎10g，炙甘草3g，蔓荆子10g，藁本6g，防风10g，桂枝6g，生姜6g。服5剂，项背之痛即止，带下减少，苔白腻，小便短赤。改用胃苓汤，服3剂，诸症皆愈。

风湿性关节炎案

施仁潮治吴女，45岁。头痛病多发，平素多头重，耳鸣，肩颈不适，三天前感冒，头痛加重，全身酸痛、困重，肩颈痛，晨起指掌僵硬，活动不利，恶风，口中发淡，呕恶不适，胃纳差，苔白腻，舌淡，脉濡细，拟羌活胜湿汤合三仁汤（杏仁、白豆蔻、生苡仁、姜半夏、厚朴、滑石、通草、淡竹叶）出入。

过敏性紫癜案

吴雪华治张女，37岁。四肢胸腹密布紫癜，下肢尤甚，高出皮肤，呈对称性，伴全身浮肿，恶心，腹痛，频繁呕吐，排黑色稀便，素感眩晕，乏力，嗜睡，脉沉弱。卫气虚弱，扰于胃肠，内动营阴，血液妄行，拟羌活胜湿汤加味。用药：羌活15g，独活12g，川芎10g，蔓荆子12g，防风10g，藁本10g，荆芥10g，半夏12g，白芍10g，黄芪25g。

4.名方原本

肩背痛不可回顾者，此手太阳气郁而不行，以风药散之。脊痛项强，腰似折，项似拔，此足太阳经不通行，以羌活胜湿汤主之。

羌活、独活各一钱，藁本、防风、甘草（炙）、川芎各五分，蔓荆子三分。

上㕮咀，都作一服，水二盏，煎至一盏，去渣，大温服，空心食前。

当归补血汤

1. 处方及用法

【组成】黄芪 30g，当归 6g。

【用法】上药加水煎煮，去渣取汁，于空腹时温服。

2. 功用与应用

【用药精义】方中重用黄芪，其用量是当归的5倍，有重要意义。一是本方证为阴血亏虚，以致阳气欲浮越散亡，此时，滋阴补血固里一时难能达到，重点放在补气防止阳气外亡，所以用大剂量黄芪补气而专固肌表，也即所谓"有形之血不能速生，无形之气所当急固"。二是有形之血生于无形之气，用黄芪大补脾肺之气，以资化源，能使气旺血生。配以少量当归，能起到养血和营的作用，使浮阳秘敛，阳生阴长，气旺血生，而虚热自退。

【应用要点】劳倦内伤，血虚气弱，阴不维阳。主治肌热面赤、时烦时止，渴喜热饮，脉洪大而虚、重按无力。也用于治疗妇人经期、产后血虚发热头痛；或疮疡溃后，久不愈合者。

【现代应用】多用于白细胞减少症、原发性血小板减少性紫癜、痹证、子宫发育不良性闭经、围绝经期综合征、子宫肌瘤、老年性皮肤瘙痒等。

> **识方心得**
>
> 当归补血汤与四物汤皆为补血之剂。前者益气补血，生血之效速于后者；后者滋阴养血，仅能补有形之血于平时，不能生无形之血于急促之时。故抢救大失血时，常以当归补血汤随证加减；治疗血虚、血热、血燥、调理月经时，常用四物汤随证出入。
>
> 当归养血汤与人参养荣汤皆能治气血虚证，前者用于血虚而热，出现面赤，肌热，烦渴引饮，脉来虚大无力之证；后者则善治气血俱虚，肢瘦体倦，畏冷怕热，食少便泄之证。前者功在补气以生血，后者功在养荣而和五脏。

3. 医案举例

(发)(热)(案)

王正宇治黄女，产后5天，发热头痛，体温40℃，面色㿠白，舌淡红润，脉浮大而中空，确认为血虚发热。用药：黄芪30g，当归9g，桑叶7g。服1剂，热退头痛止。

盗汗案

薛立斋治一妇女，盗汗不止，遂致废寝，神思疲甚，口干引饮，作血虚有热，用当归补血汤代茶，炙黄芪一两，当归三钱。又以六黄汤加人参、五味子，二剂而愈。

腹胀案

《精诚医案》介绍，赵男，70岁，上腹胀满1月余，服用消食理气之剂无效，且致水食不进，卧床数日不起，家人恐慌，急置寿衣。观其面色萎黄，舌淡苔薄，切脉沉细无力。以当归补血汤治之，用黄芪30g，当归6g。服1剂，当晚大便泻下数次，约一桶余，而病霍然！此乃气虚之痞满，前医不明辨证，妄投克伐之剂，以致危重。

白细胞减少症案

施仁潮治余女，40岁。消瘦，体倦，易疲劳，多烦热，易感冒，胃纳差，头晕，睡眠差，多梦，西医诊断为白细胞减少症。苔薄白滑，舌淡质润，脉濡细。拟益气养血，用药：炒黄芪30g，炒当归9g，茯苓15g，仙灵脾12g，炒陈皮9g，炒白术12g，砂仁3g，大枣15g，炙甘草6g。

子宫出血案

焦树德论当归补血汤，用于劳倦内伤，血虚阳浮而肌热，面赤，烦渴引饮，脉大而虚；或大失血后，血虚阳盛，面色萎黄，口渴心烦，心慌，头晕等症。方中用黄芪5倍于当归，是取"血脱者，益其气"和"有形之血，生于无形之气"的理论为配方原则。以黄芪补脏腑之气，又以当归养血补血为引导，使气从之而生血。全方寓有《内经》中"阳生则阴长"之意。曾治一产后胞衣未全下而子宫出血不止，已10余天，面白唇淡，心慌气短，声低神疲，脉弱不食，腹部隐痛。即用当归养血汤合生化汤随证加减。用药：黄芪21g，当归12g，川芎6g，炮姜炭3g，桃仁3g，益母草15g，丹参12g，柏子仁9g，艾叶炭9g，阿胶9g，棕榈炭9g，杜仲炭9g。急煎服，胎盘顺利娩出而血止。

4.名方原本

治肌热，燥热，困渴引饮，目赤面红，昼夜不息。其脉洪大而虚，重按全无。

黄芪一两，当归二钱（酒洗）。

上哎件咀，都作一服。水二盏，煎至一盏，去渣，温服，空心食前。

◉ │ 厚朴温中汤

1.处方及用法

【组成】姜厚朴30g，陈皮30g，炙甘草15g，草豆蔻15g，茯苓15g，木香15g，干姜2.1g。

【用法】上药加工成粉末，每次取15g，加生姜3片，煎取汁，空腹时温服。

2.功用与应用

【用药精义】方中厚朴行气消胀，燥湿除满，用为君药。草豆蔻温中散寒，燥湿除痰，用为臣药。陈皮、木香行气宽中，干姜、生姜温脾暖胃以散寒，茯苓渗湿健脾以和中，共为佐药。甘草益气健脾，调和诸药，功兼佐使。诸药合用，寒湿得除，气机得畅，脾胃复健，则胀痛自解。

【应用要点】脾胃为寒湿所伤，气机壅阻。主治脘腹胀满或疼痛，不思饮食，四肢倦怠，舌苔白腻，脉沉弦。

【现代应用】多用于急慢性胃炎、慢性肠炎、胃溃疡、胃肠功能紊乱等证属脾胃气滞寒湿者。

> 识方心得
>
> 脾胃主受纳、腐熟和运化水谷，起居不适，外受寒湿之邪，或恣食生冷之物，则使脾胃受寒湿所伤。寒湿凝滞，脾胃气机壅阻，不通则痛，故见脘腹胀满或疼痛；脾胃运化失司，则不思饮食；脾胃主肌肉四肢，湿邪困于脾胃，则四肢倦怠。治当行气温中，燥湿除满，厚朴温中汤为对证之方。
>
> 厚朴温中汤主治脾胃寒湿气滞证，与平胃散比较，颇为相类。李东垣治疗脾胃病湿胜者，擅用平胃散，从脏腑补泻用药法分析，厚朴温中汤很像平胃散的加减方，即平胃散去大枣，以草豆蔻仁易苍术，加茯苓、木香、干姜，但从升降浮沉补泻用药法分析，二方有着很大的区别。李东垣的用药法度之一是本四时而用药。《内外伤辨惑论》

卷中内容分四部分，按春、夏、秋、冬次序，分别是饮食劳倦论、暑伤胃气论、肺之脾胃虚方、肾之脾胃虚方。平胃散方出现在应春的"饮食劳倦论"的方后加减中，而厚朴温中汤方出现在应秋的"肺之脾胃虚方"的正方中。据此可知，平胃散方以"湿化成"类药物为主组成，重在运脾治胃，普适于春、夏、秋、冬；厚朴温中汤方以"热浮长"类药物为主组成，重在以味厚发热之品治疗"客寒"，佐"燥降收"之茯苓，以应"秋冬"。

3. 医案举例

胃痛案

高建忠治张男，54岁。近两月来脘腹胀满，时有胃痛，食后又受凉加重，纳食减少，大便尚调。前医处以附子理中汤加减，反增口干咽燥。诊见苔白腻，质淡暗，脉细缓。辨证为脾胃虚寒，寒湿内困，治以温散寒湿为先，方用厚朴温中汤加减。用药：厚朴9g，陈皮12g，草豆蔻9g，干姜9g，茯苓12g，香附9g，炙甘草3g，生姜3片。服7剂，胀减纳增，上方加炒白术12g，继服7剂，诸症俱失。

腹痛案

赵守真治刘男，50岁。性嗜酒，近患腹痛，得呕则少安，发无定时，惟饮冷感寒即发。昨日又剧痛，遍及全腹，鸣声上下相逐，喜呕，欲饮热汤。先以为胃中寒，服理中汤不效。再诊，脉微细，舌白润无苔，噫气或吐痰则痛缓，按其胃无异状，腹则膨胀如鼓，病在腹而不在胃，审系寒湿结聚之证。嗜酒多湿，湿多则阴盛，阴盛则胃寒而湿不化，水湿相搏，上下攻冲，所以痛而作呕，治当温中宽胀燥湿，以厚朴温中汤，温中宫则水湿通畅，调滞气则胀宽痛止。服后腹中攻痛尤甚，旋而雷鸣，大吐痰涎碗许，小便增长，遂得胀宽痛解。

二便不利案

据陈可冀院士《清宫医案研究》一书介绍，嘉庆某年八月十九日，请得三阿哥脉息沉弦，系饮滞受寒，以致肚腹疼痛，二便不利，头闷干呕。议用厚朴温中汤，午晚二帖调理。用药：厚朴6g，炙半夏6g，乌药6g，茯苓6g，陈皮6g，桂枝4.5g，炮姜3g，炒苍术4.5g，木香2.4g，泽泻6g，羌活3g，独活3g，生姜3片。八月二十日，请得三阿哥脉息弦滑，用药调治，腹痛渐止，寒气已开，大便连行数次，积滞渐畅，议用温中平胃汤，晚服一帖调理。

结肠癌案

徐建伟治余男，67岁。结肠癌，证见腹胀满，六日未见大便，有便意，口中淡，不思饮，微恶寒，四肢凉，小便少，略黄，身体略瘦弱。先用药物泻下未通后，以甘露醇灌肠仍不通，症加重，腹部更加胀满不堪，几乎膨满欲死，呼吸欲绝。根据胀满、痛、虚寒等特点，用厚朴温中汤，服后即觉腹中膨胀及疼痛略感宽松，约半小时后腹中蠕动增强，雷鸣大作，顷刻大便泻下一大桶，腹中顿觉宽松，胀满停止，疼痛消失。此时倍感身轻神松，全身从未有过如此舒泰，精神振作。原方连服一个月，一如常人。

4.名方原本

治脾胃虚寒，心腹胀满，及秋冬客寒犯胃，时作疼痛。

厚朴（姜制）、橘皮（去白）各一两，甘草（炙）、草豆蔻仁、茯苓（去皮）、木香各五钱，干姜七分。

上为粗散，每服五钱匕。水二盏，生姜三片，煎至一盏，去渣，温服，食前。忌一切冷物。

《宣明论方》方一首

　　《宣明论方》，又名《黄帝素问宣明论方》《医方精要宣明论》。金代刘完素撰，成书于1172年。

　　刘完素，字守真，自号通玄处士，河间（今河北河间市）人，后人称其为刘河间。针对热病用《太平惠民和剂局方》温燥之品治疗的时弊，刘氏从《内经》病机十九条及运气学说中受到启示，提出"火热论"观点，反对当时流行的擅用温燥药的习惯，多以寒凉之剂抑阳泻火，独成一派，对后世影响很大。

　　《宣明论方》是一部很有临床价值的著作，金元时期盛行于北方，与南宋的《太平惠民和剂局方》形成了南北对峙的局面，后人称之为"南局北宣"。

　　全书共15卷，卷1~2对《内经》记载的61种病证加以论述，并制定62方与其配合。其后诸卷共分17门，每门先述总论，下列主治之方，计350首。

　　书中所载方剂颇切实用，填补了《素问》论杂病缺少治疗方药的缺陷。《古代经典名方目录（第一批）》收录其中的地黄饮子1方。

地黄饮子

1.处方及用法

【组成】熟地黄12g，巴戟天15g，山茱萸15g，石斛15g，肉苁蓉15g，炮附子15g，炒五味子15g，肉桂15g，茯苓15g，麦门冬15g，石菖蒲15g，远志15g。

【用法】上药加工成粗末，每次取9~15g，加生姜3片，大枣2枚，加水煎煮取汁，于食前温服。

2.功用与应用

【用药精义】方用熟地黄、山茱萸滋补肾阴，肉苁蓉、巴戟天温壮肾阳，四味共为君药。配伍附子、肉桂之辛热，以助温养下元，摄纳浮阳，引火归原；石斛、麦冬、五味子滋养肺肾，金水相生，壮水以济火，均为臣药。石菖蒲与远志、茯苓合用，是开窍化痰、交通心肾的常用组合，共为佐药。生姜、大枣和中调药，功兼佐使。

【应用要点】下元虚衰，痰浊上泛。主治喑痱证，舌强而不能言，筋骨痿软无力，甚则足废不能用，并有口干不欲饮，面赤，足冷，脉沉细数等。

【现代应用】多用于晚期高血压病、脑动脉硬化、脑血管意外、中风后遗症、小脑共济失调症、帕金森病、阿尔茨海默病、脊髓炎、进行性肌营养不良症、有机磷中毒性周围神经炎等。

> **识方心得**
>
> 本方主治喑痱，是由于下元虚衰，阴阳两亏，虚阳上浮，痰浊随之上泛，堵塞窍道所致。"喑"是指舌强不能言语，"痱"是指足废不能行走。肾藏精主骨，下元虚衰，包括肾之阴阳两虚，致使筋骨失养，故见筋骨痿软无力，甚则足废不能用；足少阴肾脉夹舌本，肾虚则精气不能上承，痰浊随虚阳上泛堵塞窍道，故舌强而不能言；阴虚内热，故口干不欲饮，虚阳上浮，故面赤；肾阳亏虚，不能温煦于下，故足冷；脉沉细数是阴阳两虚之象。此类病证常见年老及重病之后，治宜补养下元为主，摄纳浮阳，佐以开窍化痰，服用本方，有一定治疗效果。

3.医案举例

脑萎缩案

谢炳麟治某男，66岁。渐起眩晕健忘，语言不利，神志呆钝，间发突然昏倒，不省人事，四肢厥冷，肢体震颤，走路不稳3月余，经医院CT检查确诊为脑萎缩、脑梗死。诊见精神萎靡，表情淡漠，呆钝少言，语言謇涩，步履蹒跚，食欲不振，夜尿频多，小便失禁，舌胖质淡苔少，脉沉细无力。此属肾气亏虚，髓海不足，治当补肾填精，滋养温补，方用地黄饮子加减。用药：熟地12g，茯苓12g，山茱萸12g，麦冬12g，巴戟天12g，肉苁蓉12g，赤芍12g，杜仲10g，锁阳10g，益智仁10g，郁金10g，西洋参10g，山药30g，五味子6g，台乌药6g，石菖蒲6g，远志6g，薄荷6g，当归15g，丹参15g，葛根15g。服10剂后，西洋参改为党参，另用鹿角胶10g，龟甲胶10g，一并烊化，冲鸡蛋1个，日服1次。守方治疗1月，病情好转，精神、食欲渐佳，小便失禁治愈，昏厥亦未发作。

胶质瘤案

施仁潮治汤男，46岁。大脑胶质母细胞瘤，半年前作手术治疗，经放化疗，头晕，左手足麻木、发抖，左手抬举不能，左足行走拖地，膝痛，小腿肿，喉间有痰，苔浊腻，舌淡红、质胖，脉弦细数，拟补肾益精，化痰活瘀。用药：生地15g，铁皮枫斗12g，黄芪30g，山药20g，巴戟天12g，萸肉9g，肉苁蓉9g，五味子6g，茯苓15g，石菖蒲9g，麦冬9g，远志6g。每日一剂，煎服。另用地龙、蜈蚣、全蝎各等分，研成细粉，每日2次，每次2g，温开水送服。

股骨头坏死案

宋孝志治马男，30岁。突发右侧大腿肌肉刺痛，并渐加重，继之右髋关节疼痛，右腿活动受限。月余后左腿髋部亦感疼痛，行走时加重，只能拄双拐而行。某医院诊断为"双侧无菌性股骨头坏死，以右侧为主"。诊见双腿髋关节疼痛，动则尤甚，活动受限，下肢无力，腰部痠沉，只能扶拐缓行。苔薄白，舌淡红，脉沉细。肾主骨生髓，肾之精气不足，髓海空虚，骨失所养，骨不胜任，而疼痛无力。下元虚衰，气虚血瘀，故骨痛而有定处。病标在骨，其本在肾，立法滋补肾精，温阳益阴，用地黄饮子加减。用药：生地黄15g，熟地黄15g，山茱萸12g，石斛12g，炮附子9g，肉苁蓉

12g，肉桂3g，巴戟天12g，石菖蒲9g，鹿角霜12g，远志9g，茯苓12g，麦冬12g，五味子9g。服14剂，自觉右髋关节疼痛较前加重，余无变化。苔薄白，舌淡红，弦细，上方减鹿角霜，加赤芍9g，白芍9g。继服14剂，精神较佳，双髋疼痛明显减轻，仅感活动后微有疼痛，并已弃拐行走多日，且行走基本自如。

4.名方原本

喑痱证，主肾虚。内夺而厥，舌喑不能言，二足废不为用。肾脉虚弱，其气厥不至，舌不仁。经云：喑痱，足不履用，音声不出者。地黄饮子主之，治喑痱，肾虚弱厥逆，语声不出，足废不用。

熟干地黄、巴戟（去心）、山茱萸、石斛、肉苁蓉（酒浸，焙）、附子（炮）、五味子、官桂、白茯苓、麦门冬（去心）、菖蒲、远志（去心）各等分。

上为末，每服三钱，水一盏半，生姜五片，枣一枚，薄荷，同煎至八分，不计时候。

《素问病机气宜保命集》方二首

《素问病机气宜保命集》，作者为金代刘完素，撰于1186年。

本书是一部综合性医书，系刘完素晚年总结其毕生医药理论和临床心得之作。全书共3卷，上卷共9篇，以《素问》病机为据，总论医理，广泛阐述有关养生、诊法、病机、本草理论等问题；中卷11篇、下卷12篇，分述内科杂病、妇产、小儿等多种常见病证的病原、证候及治疗，其中有许多见解和治验可供临床借鉴。

《古代经典名方目录(第一批)》收录其中的名方大秦艽汤和三化汤2方。

❋ ｜ 大秦艽汤

1. 处方及用法

【组成】秦艽90g，甘草60g，川芎60g，当归60g，石膏60g，独活60g，白芍药60g，细辛15g，羌活30g，防风30g，黄芩30g，白芷30g，白术30g，生地黄30g，熟地黄30g，茯苓30g。

【用法】上药加工成粗粉，每次取30g，加水煎煮，去渣取汁，温服。

2. 功用与应用

【用药精义】方中重用秦艽祛风通络，为君药。羌活、独活、防风、白芷、细辛均为辛散之品，功能祛风散邪，能加强君药祛风之力，共为臣药。熟地、当归、白芍、川芎养血活血，能使血足而筋自荣，络通则风易散，寓有"治风先治血，血行风自灭"之意，并能制诸风药之温燥；白术、茯苓、甘草益气健脾，以化生气血；生地、石膏、黄芩清热，是为风邪郁而化热者设，共为方中佐药。甘草调和诸药，兼使药之用。

【应用要点】风邪乘虚入中，气血痹阻，经络不畅。主治风邪初中经络，口眼歪斜，舌强不能言语，手足不能运动，或恶寒发热，苔白或黄，脉浮数或弦细。

【现代应用】多用于脑血管性眩晕、血管性头痛、颈椎损伤、腰椎间盘突出、腘静脉栓塞等。

> 识方心得
>
> 本方所治乃风邪中于经络所致。多因正气不足，营血虚弱，脉络空虚，风邪乘虚入中，气血痹阻，经络不畅，加之"血弱不能养筋"，故口眼㖞斜、手足不能运动、舌强不能言语；风邪外袭，邪正相争，故或见恶寒发热、脉浮等。治以祛风散邪为主，兼以养血、活血、通络为辅。《医方考》："中风，手足不能运动，舌强不能言语，风邪散见，不拘一经者，此方主之。中风，虚邪也。许学士云，留而不去，其病则实，故用驱风养血之剂兼而治之。"

3. 医案举例

眩晕案

梁华杰治某女，58岁。间断性眩晕，发时天旋地转，甚则伴有恶心感，每次发作需1周才能缓解。3年来有5次发作。2周前病眩晕发作，大便干燥，舌苔白腻，脉弦细。脑血管性眩晕，证属气血亏虚，痰瘀内扰，脑络失畅，治宜益气养血，祛风通络，化痰祛瘀。用药：秦艽9g，羌活9g，防风9g，当归9g，川芎9g，水蛭9g，地龙9g，天麻12g，白术12g，茯苓12g，生地黄12g，熟地黄12g，半夏12g，桃仁12g，白芍12g，泽泻12g，细辛3g，黄芪18g。水煎，少量多次频服，连服3剂，头晕减轻，原方去熟地、生地，加薏苡仁9g，佩兰12g，藿香12g。守上方9剂，诸症消失。

头痛案

施仁潮治陈女，47岁。血管性头痛，偏右侧为甚，痛则头胀欲裂，牵及右眼眶、颞部、头顶部，烦躁不安，口苦口臭，大便秘结，苔薄黄腻，舌暗红，脉弦细数，以大秦艽汤出入。用药：秦艽、羌活、防风、川芎、当归、石膏、细辛、白芷、生地黄、茯苓、地龙、蜈蚣、黄芩、白芍等。

产后风寒案

刘渡舟治柴女，28岁。产后起居不慎，感受风寒，初起双手指尖胀痛，继之则双手指甲折裂，疼痛加剧，并见小腹发凉，大便溏泻。诊见形体丰满，面色尚润，苔白腻，舌质淡，脉弦。证属产后受风，经脉闭阻，实多虚少，治以祛风通经，兼以养血为宜，方用大秦艽汤加减。用药：当归15g，白芍15g，生地15g，川芎10g，茯苓10g，白术10g，炙甘草3g，秦艽10g，防风6g，白芷6g，羌活3g，独活3g，红花3g，丹参12g，生石膏12g，鸡血藤15g，忍冬藤15g。服7剂，手指胀痛大减，而又添腹痛、大便溏薄之证。改用补中益气汤加味，服5剂，泄泻停止，腹中不痛，继续用大秦艽汤加减调治。又服10余剂，手指痛止，新生指甲红润而光泽，病愈。

4. 名方原本

中风，外无六经之形证，内无便溺之阻格，知血弱不能养筋，故手足不能运动，舌强不能言语，宜养血而筋自荣，大秦艽汤主之。

秦艽三两，甘草二两，川芎二两，当归二两，白芍药二两，细辛半两，川羌活、防风、黄芩各一两，石膏二两，吴白芷一两，白术一两，生地黄一两，熟地黄一两，白茯苓一两，川独活二两。

上十六味，剉，每服一两，水煎，去渣，温服，无时。

三化汤

1.处方及用法

【组成】厚朴、大黄、枳实、羌活各等分。

【用法】上药加工成粗末，每次取90g，加水煎煮取汁，不拘时终日温服，以微利为度。

2.功用与应用

【用药精义】大黄、厚朴、枳实，即小承气汤配方。病证见上焦满，治用厚朴；中焦满，破气用枳实；下焦实，宜攻下用大黄；用羌活之意，在于祛风邪。

【应用要点】中风入脏，邪气内实，热势极盛。主治中风二便不通；阳明发狂谵语；中风九窍俱闭，唇缓舌强；大肠燥闭，不见虚症者。

【现代应用】多用于急性脑血管病，特别是兼治有便秘者多用之。本方认为能调整或消除中风急性期临床的诸多症状，改善脑部病变区域一系列变化，达到治疗的目的。

识方心得

对于方名"三化"，《医方考》说，服用本方，可使二便微利，三焦之气无所阻塞，能恢复传化之职能，所以叫做"三化"。《增补内经拾遗》另有一说，三者，风、滞、痰也；化，变化以清散之也。方用羌活以化风，厚朴、大黄以化滞，枳实以化痰，故曰"三化"。

名医焦树德治疗中风，在三化汤基础上，加入化痰降浊、活瘀通络之品，加强祛风之力，形成独特的"三化复遂汤"，有通腑化痰、祛风活络之功。方中大黄通腑气下瘀热、走血分，枳实行气除痞、走气分，共为主药；厚朴、半夏行气化痰，和中除满，羌活化湿搜风共为辅药；全瓜蒌降气化痰，桃仁泥润燥通便，钩藤祛风舒筋、通经活络共为佐药；玄明粉软坚通肠泄热为使药。

3. 医案举例

脑梗死案

朱树宽等介绍，三化汤不仅能治真中风，也可用治类中风，中经络、中脏腑、中风后遗症，均可用之。如治徐女，56岁，患脑梗死住院月余，渐趋好转，遗有右半身不遂，诊见右侧肢体瘫，纳可眠安，大便不实，苔中部腻，舌体淡胖，脉沉细，拟三化汤加味。用药：酒大黄3g，枳实6g，桑枝30g，厚朴10g，羌活10g，桃仁10g，地龙10g。服7剂，下肢可轻微上抬，继服7剂，右下肢可抬离床面，右上肢可轻微上抬。再服30余剂，扶杖慢行。一年后随访，基本康复。

急性缺血性脑卒中案

刘健红三化汤治疗急性缺血性脑卒中案28例，对照组予以西医基础治疗方案，治疗组加服三化汤：大黄15g，枳实20g，厚朴20g，羌活10g。结论三化汤可有效改善急性缺血性脑卒中患者的预后及血液流变学状况，用药安全性好。认为在脑卒中急性期内，风、痰浊、血瘀、腑实等标实之症突出，腑气不通，胃肠积热，可加重火升阳亢之势，浊邪上蒙清窍，致神昏加重；腑气不通，气机受阻，邪无出路，使病情更为复杂，各种病理因素以腑实为枢纽，形成复杂的恶性循环。通腑法能通腑泻浊，釜底抽薪，使痰瘀速下，切断这一恶性病理循环，则诸症自除，转危为安，起到"一窍通而诸窍皆通，大关通而百关皆通"之用。三化汤中，大黄泻热通便，荡涤肠胃，枳实破气消积，化痰除痞，两药合用，可使热除结消，泻下效佳；厚朴长于行气消满，助枳实、大黄推荡积滞，三药相合为小承气汤，主降阳明上逆之气机。另用羌活一味，有调顺之义，使诸脏功能失调归于平和，与小承气汤配伍，可使清升浊降，气血调和。发现三化汤能有效降低血液黏稠度等指标，从而降低其血栓再形成以及梗死面积扩大的风险。

狂证案

滑伯仁治一僧，病发狂谵语，视人皆为鬼，诊其脉，累累如薏苡子，且喘且抟。曰：此得之阳明胃实。《素问》云：阳明主肉，其经血气并盛，甚则弃衣升高，踰垣骂詈。遂以三化汤三四下，复进以火剂（黄连解毒汤）乃愈。

4.名方原本

中风外有六经之形证，先以加减续命汤，随证治之，内有便溺之阻格，复以三化汤主之。

厚朴、大黄、枳实、羌活各等分。

上剉如麻豆大，每服三两，水三升，煎至一升半，终日服之。以微利为度，无时。

《医学统旨》方一首

《医学统旨》，明代叶文龄撰写，刊于1535年。

本书为综合性医书，叶氏本着"爰辑旧闻，参之以新得，俾异同归一，繁简合中"的创作方法和目的，辑录历代医家之论述，结合学习心得与临床经验，编成此书。全书共8卷，卷1论脉；卷2~4分述小儿、疮疡、耳、鼻、喉、口齿病证等；卷5~7治疗方剂；卷8常用药物、药性，切于临床实用。

《古代经典名方目录（第一批）》收录其中的清金化痰汤1方。

清金化痰汤

1. 处方及用法

【组成】黄芩4.5g，栀子4.5g，桔梗6g，麦门冬3g，贝母3g，橘红3g，茯苓3g，桑白皮3g，知母3g，瓜蒌仁3g，甘草1.2g。

【用法】上药加水，煎煮取汁，于食后服下。

2. 功用与应用

【用药精义】方中橘红理气化痰，使气顺则痰降；茯苓健脾利湿，湿去则痰自消；更以瓜蒌仁、贝母、桔梗清热涤痰，宽胸开结；麦冬、知母养阴清热，润肺止咳；黄芩、栀子、桑白皮清泻肺火，甘草补土而和中。全方有化痰止咳、清热润肺之功。

【应用要点】痰浊不化，蕴而化热。主治热痰壅肺，咳嗽，咯痰黄稠，舌质红，苔黄腻，脉濡数。

【现代应用】多用于治疗上呼吸道感染、急慢性支气管炎等证属痰热内结者。

识方心得

绍奇谈医：六淫皆可化火，伤寒由表及里，温病由卫入气，燥邪化火，暑风化火，痰热化火……不一而足。火为热之极，燠万物者莫过于火。其证面赤、发热、汗多、烦躁、口渴引冷、咳嗽痰少、痰色或黄或白，但无论黄痰白痰，必黏而稠，难咯出，痰中带血，咽痛、声音嘶哑或胸痛，便秘，舌红、苔黄、脉洪大滑数。古方有泻白散，泻白者，泻肺也，出钱乙。但此方适用于小儿，而且是热势不盛者，用于火咳则病重药轻矣。后世许多治疗火热咳嗽的方子，多从此方衍化而出，如《医学统旨》的清金化痰汤，《景岳全书》的桑白皮汤，《医宗金鉴》的加味泻白散。但火热太盛，里热成实者，仅用清热却如扬汤止沸，凉膈散可收釜底抽薪之效，不治咳而咳自止。

3.医案举例

咳嗽案

张艳芳等用清金化痰汤加味治疗上呼吸道感染、支气管炎、肺部感染、慢支合并感染，经抗感染及对症治疗，仍咳嗽缠绵不愈。用药：黄芩10g，桑白皮12g，川贝9g，知母9g，桔梗6g，橘红12g，茯苓15g，瓜蒌15g，栀子9g，麦冬10g，紫菀12g，款冬花9g，杏仁9g，甘草6g。如治刘男，6岁，因先天性心脏病，一年前行心脏手术，术后经常感冒咳嗽，冬季易发，发则咳嗽不止。时值隆冬，咳嗽又作，初起感冒发热，咳嗽，经抗菌、抗病毒及对症治疗好转，但咳嗽不止，夜间加重，有痰，无寒热、头痛，舌尖红，苔黄腻，脉浮略数。辨证为外邪袭肺，郁而化热，痰热蕴结于肺所致。予清金化痰汤加味，服3剂，咳嗽减轻；服6剂，得以痊愈。

哮喘案

李德功治某男，54岁。8年前因夏季南方出差而发支气管哮喘，此后于夏季时哮喘反复发作。本次因4天前天气炎热旧病复发，服西药疗效不佳。诊见气促胸闷，喉间痰鸣，咳痰白而胶黏，咳出不利，胸闷气短不得卧，大便干，舌红苔黄，脉滑数。胸片报告右下肺炎。热哮，方用清金化痰汤加味。用药：陈皮9g，半夏9g，枳实9g，杏仁9g，蝉蜕9g，炙枇杷叶9g，全瓜蒌30g，鱼腥草30g，炙桑白皮15g，茯苓15g，炒葶苈子15g，胆南星6g，猪牙皂角6g。服3剂，咳嗽胸闷减轻，喉间无痰鸣音。前方去蝉蜕，加知母9g，服9剂，诸证消失。

慢性支气管炎案

潘澄濂论治慢性支气管炎，对于痰饮热化伤阴证，认为多由反复感染，痰饮热化，耗伤肺阴，或燥气外束而引发，主要表现为咳嗽，咯痰不爽，或喉中痰声辘辘，喘逆上气而痰仍不易咯出，痰黏色黄，甚者嗽痰带有血丝。舌苔黄糙、质红；或苔薄净，而舌光绛少津，脉象弦数。治法：养阴清肺，化痰止咳。常选用麦门冬汤、清金化痰汤、清燥救肺汤为主方。如治朱女，53岁。咳嗽气急，动则更甚，咯痰稠黏，间或带有少量黄痰，大便秘结不通，以致脐腹胀满，纳差，舌苔右侧厚腻，左侧薄净，质红干，脉象细数。午后体温波动在37.4℃~37.8℃之间，神萎形瘦。X线胸部摄片示：右肺上方结核已硬结，肺门纹理增粗，伴有"支扩"。痰热久留，肺阴已损，脾不散精，致成脾约。治以养阴肃肺，清气化痰。用药：北沙参15g，山海螺15g，麦冬10g，海浮石10g，川贝母6g，全瓜蒌12g，枳壳6g，百部8g，黄芩8g，鱼腥草30g，桑白皮10g，地骨皮10g等出入。调治20天后，大便通畅，腹满，咳嗽，气急均见减轻。

肺癌案

曹利平治高女，54岁。左肺上叶中央型肺癌，发现时已有脑转移，曾行化疗3个疗程，胸部及头部放疗共45次。诊见咳嗽，咯黄色黏痰，胸痛明显，伴全身困乏，夜寐差，苔薄白，舌淡红，脉弦滑。以清金化痰汤加炒山药15g，蔓荆子15g，白术10g，防风10g，元胡10g，忍冬藤30g，夏枯草30g，蒲公英30g。服7剂，咳嗽减轻，痰量较前有所减少，痰色变白。后以此方加减治疗，持续1年余，病情相对稳定。

4.名方原本

清金化痰汤，因火者，咽喉干痛，面赤，鼻出热气，其痰嗽而难出，色黄且浓，或带血丝，或出腥臭。

黄芩、山栀各一钱半，桔梗二钱，麦门冬（去心）、桑皮、贝母、知母、瓜蒌仁（炒）、橘红、茯苓各一钱，甘草四分。

水二盅，煎八分，食后服。

《景岳全书》方八首

《景岳全书》为明代张景岳所著，刊于 1624 年。

全书共 64 卷，记录了张氏治病经验和中医研究成果，包括传忠录、脉神章、伤寒典、杂证谟、妇人规、小儿则、外科钤、本草正和古方八阵、新方八阵等，囊括了中医基本理论、诊断辨证、内外妇儿各科临床、治法方剂、本草药性等内容，全面而精详。

书中创立"补、和、攻、散、寒、热、固、因"的方药八阵分类法，《新方八阵》载方 186 首，融合了张氏一生之临床心得、处方体会及用药特长，他曾作自我评价："其中有心得焉，有经验焉，有补古之未备焉。"

《古代经典名方目录（第一批）》收录其中的桑白皮汤、金水六君煎、暖肝煎、玉女煎、保阴煎、化肝煎、济川煎和固阴煎 8 方。

桑白皮汤

1.处方及用法

【组成】桑白皮9g，半夏9g，紫苏子9g，杏仁9g，贝母9g，栀子9g，黄芩9g，黄连3g，生姜3片。

【用法】上药加水煎煮，取汁温服。

2.功用与应用

【用药精义】方中桑白皮清肺化痰，降气平喘，用为主药；黄芩、黄连、栀子清肺热；贝母、杏仁、紫苏子、半夏降气化痰，止咳平喘，为臣药；生姜性温调和诸药，制约药性之寒，起佐使作用。诸药合用，共奏清泻肺热、降气化痰之功。

【应用要点】痰热郁肺。主治咳嗽，气息粗促，痰黄量多，质黏稠，咯吐不爽，舌苔黄，脉滑数。

【现代应用】多用于治疗支气管炎、支气管哮喘、痤疮等。

识方心得

《圣济总录》载有同名方两首。一方组成桑根白皮、麻黄、秦艽、大黄，主治小儿发黄；另一方组成为桑根白皮、消石、紫葳、芍药、犀角、虎杖，主治瘰疬，肝中有根。

3.医案举例

咳喘案

王自立治某男，69岁。咳喘10余年，逢冬即发，近2周受凉后咳嗽，气喘加重，咽中痰鸣，咯痰不利，痰色由白转黄，胸胁胀满，咳时引痛，舌淡，苔黄，脉细滑数。慢性支气管炎合并肺气肿，辨证为宿痰之体复感风寒，化热郁肺，治法清热化痰，宣肺利气，方用加减桑白皮汤。用药：桑白皮10g，黄芩10g，川贝母10g，知母10g，瓜蒌10g，桔梗10g，前胡10g，金银花15g，甘草6g。4剂后，舌苔退大半，咯痰爽，色微黄，胸胁胀闷减轻，口干咽燥。原方加沙参10g，麦冬10g，继服6剂，诸症渐缓，但见语言声低，疲倦无力，食少纳差，喘息时断时续，咳嗽伴小便自遗，舌淡，苔薄，脉细弱，投用六君子汤合参蛤散，1月收功。

支气管扩张案

周仲瑛治王女，26岁。支气管扩张病史3年，咳嗽，咯吐大量腥臭脓痰，每日需体位引流2次，苦不堪言，胸闷胸痛，口中干苦，舌苔黄厚腻，脉弦滑。辨证属痰热蕴肺，久病入络，肺失清肃，有瘀搏成痈之趋，治拟清肺解毒，化痰祛瘀。用药：炙桑白皮10g，炒黄芩10g，金荞麦30g，鱼腥草30g，冬瓜子10g，红藤15g，败酱草15g，浙贝母10g，前胡10g，桔梗10g，桃仁10g，杏仁10g，皂角刺10g，苡仁30g，炙紫菀10g。服14剂，痰色由黄转白，但仍量多，胸部有时闷痛，舌苔黄腻，脉弦滑，原方去皂角刺，加猪牙皂3g，海浮石15g，瓜蒌皮15g。此后以此方增损治疗，前后共半年，咯痰明显减少，已无须体位引流，每日咯痰1~2口，不咳嗽，治守原法巩固，配以健脾化湿之品。

百日咳案

徐迪三治栾女，2岁。顿咳1个月，阵发性连续性痉咳，每日达20多次，每次5~10分钟，咳时弯腰屈背，颈项伸展，有深长的鸡叫样吸气声，咳剧时呕吐黏痰，甚至痰中带血。曾用胆汁片、氯霉素以及其他中西药物未效。诊见苔少舌红，脉来滑数。诊断：百日咳。辨证：痰火阻肺。治法：泻肺清热，涤痰镇咳。用药：桑白皮10g，杏仁10g，生石膏30g，炙款冬花10g，黄芩10g，鱼腥草10g，炙百部10g，墨旱莲20g，藕节10g，天浆壳4只，天竺子10g。服3剂，咳嗽大减，阵咳由每日20多次减少至10次以内，每次咳嗽时间减至3~5分钟，痰已松畅，呕吐、咳血均止。再以原方连服4剂，咳嗽已基本控制，惟晚上偶有1~2次阵咳，每次亦不超过2分钟。原方佐以养阴清肺，连服4剂而愈。

痤疮案

施仁潮治陈男，面颊部、额头、上背部散在分布痤疮，面部、额部尤其密集，并见多个脓头，局部发烫，按之灼热，口苦，尿短赤，大便干结，苔黄腻，舌鲜红，脉滑数。用桑白皮汤合大黄黄连泻心汤，用药：桑白皮20g，黄连5g，黄芩12g，生栀子9g，杏仁9g，浙贝12g，生大黄9g，紫花地丁30g，姜半夏9g，浮萍20g，生甘草6g。吴宗德等报道，桑白皮汤治疗寻常痤疮60例，结果总有效率90.5%。用药：桑白皮30g，白蒺藜25g，防风

20g，黄芩20g，丹参15g，川芎15g，法半夏15g，浙贝母15g，黄连10g，僵蚕10g，炙甘草5g。用法：每日1剂，水煎，分3次服，饭后30分钟服用。同时取药渣煎水外洗，药液温度以皮肤适应为宜，在炎性丘疹、脓疱、囊肿处用纱布浸泡药液后湿敷15~20分钟，每日2次。

4.名方原本

治肺气有余，火炎痰盛作喘。

桑白皮、半夏、苏子、杏仁、贝母、山栀、黄芩、黄连各八分。

水二盅，姜三片，煎八分，温服。

金水六君煎

1.处方及用法

【组成】当归6g，熟地9~15g，陈皮4.5g，半夏6g，茯苓6g，炙甘草3g。

【用法】上药放锅中，放生姜3~7片，加水，煎煮取汁，于空腹时温服。

2.功用与应用

【用药精义】本方以当归、熟地滋养阴血，二陈汤化痰湿。方中熟地、当归不仅能填精补血、滋肾壮水，且能补益元气。尤其是熟地，景岳认为能大补血衰，滋培肾水，填骨髓，益真阴，专补肾中元气，兼疗藏血之经。阴虚而水邪泛滥者，舍熟地何以自制；阳虚而真气散失者，舍熟地何以归原。

【应用要点】本虚标实，脏气虚损，痰浊外邪侵犯。肺肾阴虚，血气不足，痰湿内阻；肾气不足，水泛为痰，而见咳嗽、喘促、痰饮、声喑、伤风、头痛、呕吐、嗳气、反胃、嘈杂、虚损、肺胀、厥逆、痹风等。

【现代应用】多用于慢性支气管炎、慢性阻塞性肺病、睡眠障碍等。

> **识方心得**
>
> 裘沛然《壶天散墨》：曾治稍多则脘闷较舒，气逆喘急不平。患者面容憔悴，精神委顿，舌上满布腻厚白苔，脉象沉缓。处方：熟地用45g，当归30g，半夏12g，茯苓12g，陈皮9g，甘草9g，仅服3剂，胸闷已觉渐宽，颇思进食。服7剂后，咳减喘轻，胃纳大香，痰化而痞胀竟消。后仍照原方续进7服，缠绵痼疾，半月尽除。

3.医案举例

痰饮案

连建伟治朱男，102岁。形体消瘦，面色无华，倦怠乏力。近半月来痰多气喘，夜不能平卧，咳逆倚息，尿频，食少，平时大便干，昨日自用泻药后腹泻四次。脉右尺虚浮，右关较有力，左关弦，舌苔白腻。此属肾中真元不足，肾不纳气，脾肺有痰饮，肺肝之气上逆。当补其肾，化其饮，降其气。拟张景岳金水六君煎加味治之。用药：当归10g，熟地15g，制半夏10g，化橘红6g，茯苓15g，炙甘草3g，党参15g，山药15g，芡实12g，炙苏子10g，炒薏苡仁20g，冬瓜子12g。水煎服。服头煎药后，晚上已不气喘，第二天服药后痰已少了，舌苔白腻有退。嘱5剂服完，再续服5剂以善后。二诊：面已有华色，痰已少，其色白，气急缓解，大便顺畅，然易受寒，鼻流清涕，背部有寒凉之感，夜间仍有气喘尿频。诊得两尺脉虚浮，左关脉弦，右关脉缓，舌润，舌中苔腻。仍属肾不纳气，脾气亦虚，再守方以增其剂。

慢性支气管炎案

潘德孚治某女，80岁。咳嗽气逆，痰多喉鸣，声如曳锯，动则气促加剧，两脚痿软，行走乏力，食欲不振，苔腻口干，脉滑大，重按尺弱。证属肾虚痰嗽，投变通金水六君煎加味：熟地25g，当归12g，制半夏12g，茯苓12g，陈皮9g，甘草6g，苏子6g，白芥子6g，炒莱菔子12g，生姜10g。服3剂，纳增嗽止。

肺炎案

崔应珉治李女，13岁。肺炎1月，发热37.8℃，咽干，咳嗽上逆，咯痰稀黄，气息喘促，舌体胖大，质淡，苔薄腻，脉细数。肺肾不足，痰湿郁热，治宜补肺益肾，化痰止咳，兼清郁热，方用金水六君煎合温胆汤加减。用药：清半夏15g，青皮10g，陈皮10g，当归30g，熟地黄45g，茯苓30g，甘草10g，杏仁10g，川贝母15g，炒白芥子30g，炙百部30g，前胡15g，黄芩20g，炒牛蒡子15g，桔梗15g，炒枳实15g，竹茹15g，太子参15g。7剂，低热退，仍咳嗽咯痰，口干喜饮，舌质红，苔黄腻，脉虚数。原方出入再服7剂，咳嗽止，无痰。

失眠案

董可宝治侯男，43岁。失眠6年，入睡艰难，每晚仅能睡2~3小时，且做噩梦，易惊易醒，醒后更难入睡。近日彻夜不眠，头昏疼痛，健忘，四肢困重，胸腔痞闷，纳谷不佳，夜半咽干，常有盗汗，苔中白腻，舌质偏红，脉细滑。证属素体阴虚，痰浊扰心，治拟滋阴化痰，宁心安神，方用金水六君煎加减。用药：百合30g，夜交藤30g，茯苓20g，茯神20g，熟地20g，当归10g，清半夏10g，陈皮10g，炙甘草10g。服10剂，夜卧能睡6小时左右，诸症缓解。宗原方对症加减，又服30剂，睡眠正常，诸症消失。随访1年，旧恙未发。

4.名方原本

治肺肾虚寒，水泛为痰，或年迈阴虚，血气不足，外受风寒，咳嗽呕恶，多痰喘急等证。

当归二钱，熟地三、五钱，陈皮一钱半，半夏二钱，茯苓二钱，炙甘草一钱。

水二盅，生姜三、五、七片，煎七、八分，食远，温服。

暖肝煎

1.处方及用法

【组成】当归 6~9g，枸杞子 9g，茯苓 6g，小茴香6g，肉桂 3~6g，乌药 6g，沉香 3g。寒甚者加吴茱萸、干姜，再甚者加附子。

【用法】上药加水，放生姜3~5片，煎取汁，于空腹时温服。

2.功用与应用

【用药精义】方中肉桂辛甘大热，温肾暖肝，祛寒止痛；小茴香味辛性温，暖肝散寒，理气止痛，二药合用，温肾暖肝散寒，共为君药。当归辛甘性温，养血补肝；枸杞子味甘性平，补肝益肾，二药补益肝肾之不足；乌药、沉香辛温散寒，行气止痛，能去阴寒冷痛，同为臣药。茯苓甘淡，渗湿健脾；生姜辛温，散寒和胃，用为佐药。

【应用要点】肝肾不足，寒客肝脉，气机郁滞。主治睾丸冷痛，或少腹疼痛，或疝气痛诸症。

【现代应用】多用于精索静脉曲张、腹股沟疝、鞘膜积液等证属肝肾虚寒者。

　　暖肝煎主治病症是寒滞肝脉，通过散寒使睾丸冷痛、小腹疼痛、疝气疼痛等症状祛除，使肝的功能正常发挥，而有"暖"的效果，所以叫"暖肝"。《谦斋医学讲稿》评价说：本方以温肝为主，兼有行气、散寒、利湿作用。以当归、枸杞子温补肝脏，肉桂、小茴香温经散寒，乌药、沉香温通理气，茯苓利湿通阳。凡肝寒气滞，症状偏于下焦者，均可用此加减。

3.医案举例

失眠案

　　汪悦东治某女，23岁。失眠1月余，加重1周，需服安眠药方能入睡，睡眠时间仅3~4小时。近1周小腹疼痛不定，时而手脚冰冷难受，因学业压力情绪不稳定，常彻夜难眠。精神萎靡，面色黯淡，少气懒言，语音低微，手心虚汗，舌淡苔白，两脉弦细微沉，其中左脉偏沉弱，小便清长。辨证寒滞肝脉，气机郁滞，治法温补肝肾，行气解郁，方用暖肝煎加味。用药：当归12g，柴胡9g，芍药9g，小茴香6g，肉桂6g，枸杞子9g，酸枣仁2g，乌药6g，木香6g，茯苓6g。服1剂后，晚上渐觉四肢温暖，入睡时间缩短，睡眠时间延长至7小时。连服3剂，睡眠改善，小腹疼痛未再发。原方加生龙骨20g，生牡蛎20g，继服5剂。

定时腹胀案

　　程生赋治某男，52岁。素体虚弱，1年前因劳累而出现夜间腹胀，初感腰胁酸胀，继而脐周及少腹胀满明显，伴矢气频转，持续约1小时后逐渐缓解。每晚定时发作，苦不堪言。脑电图异常，考虑腹型癫痫，抗癫痫治疗腹胀未缓解。面色苍白，畏寒，形体怠倦，小便清长，腹软，无压痛及反跳痛，未触及包块，苔薄白，舌淡嫩，脉缓弦无力。证属寒滞肝脉，治宜温经散寒，行气通络，方以暖肝煎加减。用药：当归10g，枸杞子10g，茯苓10g，小茴香15g，肉桂10 g，乌药10g，沉香（冲服）5g，花椒10g，生姜6g。水煎，分2次温服。服3剂，腹胀减轻；守方又服12剂，腹胀未再发作。

慢性结肠炎案

施仁潮治陈男，59岁。慢性前列腺炎、慢性结肠炎多年，尿无力，小便淋沥不尽，经常腹痛腹泻，进食不当或遇冷风，痛泻尤甚，发则先腹中冷痛，接着就会腹泻，1天1次，或1天3~5次，口和不渴，苔滑腻，舌淡红，脉沉弦细。从寒湿凝滞论治，治法温经散寒，用暖肝煎加味。用药：吴茱萸6g，干姜9g，当归9g，茯苓15g，小茴香6g，肉桂3g，乌药6g，沉香3g，五味子6g，枸杞子12g，补骨脂12g，益智仁12g，炒青皮9g。

阴茎癌案

李杰治郭男，50岁。5个月前行阴茎肿物广泛切除加皮瓣转位修补术。体倦乏力，小腹部掣痛，遇寒加重，两侧腹股沟酸胀不适，大便黏腻不成形。苔白厚腻，舌暗淡，脉弦缓滑。证属肝肾阴寒，气滞湿阻，治以暖肝温肾，行气化痰，散结止痛，拟暖肝煎加减。用药：乌药15g，柴胡15g，清半夏10g，陈皮6g，茯苓20g，当归10g，枸杞子10g，干姜10g，橘核12g，防风6g，紫苏梗10g，炙甘草15g，黄连6g，苍术10g，白术10g，砂仁6g，佩兰10g，鹿角霜10g。二诊：自觉乏力，小腹及两侧腹股沟不适感较前减轻，纳可，大便尚可，时不成形，舌暗淡，苔白微厚，脉弦。前方加白豆蔻12g，生薏苡仁30g，以助化湿行气。三诊：小腹及两侧腹股沟不适感明显改善，偶感不适，纳可，二便调，舌淡，苔白，脉弦。以前方为基础，随症加减。

4.名方原本

治肝肾阴寒，小腹疼痛、疝气等证。

当归二、三钱，枸杞三钱，茯苓二钱，小茴香二钱，肉桂一、二钱，乌药二钱，沉香一钱（或木香亦可）。

水一盏半，加生姜三、五片，煎七分，食远，温服。

❀ | 玉女煎

1.处方及用法

【组成】石膏9~15g，熟地9~30g，麦冬6g，知母5g，牛膝5g。

【用药】上药加水煎煮取汁，温服或冷服。

2. 功用与应用

【用药精义】方中石膏辛甘大寒，清阳明有余之火而不损阴，用为君药。熟地黄甘而微温，滋肾水之不足，用为臣药。君臣相伍，清火壮水，虚实兼顾。知母苦寒质润，滋清兼备，既助石膏清胃热而止烦渴，又助熟地滋养肾阴；麦冬微苦甘寒，助熟地滋肾，而润胃燥，且可清心除烦，二者共为佐药。牛膝导热引血下行，且补肝肾，为佐使药，以降上炎之火，止上溢之血。

【应用要点】胃热阴虚。主治胃火旺而肾水不足的牙痛，牙齿松动，牙龈出血，烦热干渴，苔黄而干，舌质红。亦治消渴，消谷善饥等。

【现代应用】多用于牙龈炎、急性口腔炎、舌炎、糖尿病等证属胃热阴虚者。

关于方名"玉女"，有一种说法，本方既补肾水不足，又泻胃火有余，宛若观音用柳枝蘸净瓶之水洒于大地，能使阴虚火亢之症迅速得以平息，所以叫"玉女煎"。

3. 医案举例

流行性脑脊髓膜炎案

李男，12岁。1天前无明显诱因突发高热40.5℃，剧烈头痛，项强，全身皮肤多处红色斑疹隐现，心烦谵语，经物理降温而热不退。诊见壮热41.5℃，口渴喜冷饮，饮不解渴，头痛叫喊不休，躁扰不安，舌红绛，苔黄，脉数。温热病邪入里，炽盛于气营，治法清气凉营解毒，以玉女煎去牛膝熟地加细生地玄参方加味。用药：生石膏15g，知母10g，玄参15g，生地黄10g，麦冬10g，大青叶10g，丹参10g，紫草10g。服3剂，病愈。

汗证案

冯琼波治廖男，37岁。嗜食油炸辛辣之品，头面部易出汗，动则面赤烘热，汗出淋漓不止，伴有头胀痛，口苦口干，夜间睡眠不安，小便短赤。苔黄燥，舌质红，脉洪数有力。汗证，心胃火盛，循经上扰，治法清胃泻心，滋阴降火。用药：生石膏60g，生地黄30g，熟地黄30g，怀牛膝30g，盐炒知母15g，白芍15g，薄荷10g，麦冬10g，连翘12g，黄连6g。服6剂，诸症消失，随访1年未复发。

干燥综合征案

施仁潮治疗干燥综合征、糖尿病、慢性胃炎、便秘等，多对证选用此方。曾治薛女，56岁，教师。干燥综合征多年，口干，夜间需起床喝水，眼干不能看书，皮肤干涩、时有干裂，大便干结，心情烦躁，睡眠不安，苔光，舌红，脉细数。治法清泻胃火，滋肾养阴，拟玉女煎加味。用药：生石膏30g，生地20g，生白芍30g，知母12g，麦冬12g，牛膝10g，元参12g，鲜石斛12g，枸杞子12g，木瓜12g，甘草6g。

白塞综合征案

某男，36岁。近5年来，口腔、眼、外生殖器皮肤黏膜溃疡反复发作，西医诊为白塞氏综合征。近3个月症情加重，口腔黏膜内有数十个溃疡面，包皮及阴囊溃疡，溃疡面外渗黄水，阴茎肿痛，牙齿红肿时渗血，上腹部有烧灼感，口干苦，喜冷饮，面红目赤，全身瘙痒不已，大便干结难解，苔黄腻，舌质红，脉实数。证属阳明胃热，郁热化火，火灼少阴，少阴不足，治宜清泻胃火，养阴生津，拟玉女煎加味。用药：生石膏250g，熟地30g，知母30g，麦冬20g，牛膝20g，黄芩15g，黄柏15g，生地30g，白芍15g，玄参20g，枸杞子15g，生大黄10g。服5剂，口腔溃疡及眼角皮肤溃疡症情明显减轻，包皮及阴囊仍溃疡，但不渗水，牙齿肿痛已消，阴茎肿胀已消，再拟上方继进5剂。三诊：口腔溃疡及眼角溃疡状已除，包皮有1个小溃疡，阴囊有3个小溃疡，干燥无水，余症悉除，再拟上方去川军，加苦参15g，续进10剂。

4.名方原本

治水亏火盛，六脉浮洪滑大，少阴不足，阳明有余，烦热干渴，头痛牙疼，失血等证。若大便溏泄者，乃非所宜。

生石膏三、五钱，熟地三、五钱或一两，麦冬二钱，知母、牛膝各一钱半。

水一盅半，煎七分，温服或冷服。

| # 保阴煎

1. 处方及用法

【组成】生地6g，熟地6g，芍药6g，山药4.5g，续断4.5g，黄芩4.5g，黄柏4.5g，生甘草3g。

【用法】上药加水，煎煮取汁，于空腹时温服。

2. 功用与应用

【用药精义】方中熟地滋补肾阴，取"壮水之主以制阳光"之意；生地滋阴清热，益阴养血；白芍养血敛阴，合甘草酸甘化阴，助生地、熟地滋阴养血；黄柏清热燥湿，退热除蒸，黄芩凉血止血，除热安胎，与滋阴药配伍，善于清降虚火；续断补肝肾，固冲任，止血；山药补脾固肾，滋后天以养先天，与甘草配伍，益气安中，固护中土，能免苦寒伤中之虞，且能调和诸药。

【应用要点】阴虚内热动血。主治月经先期，带下、崩漏，以及淋浊、遗精、便血等。

【现代应用】多用于先兆流产、产后恶露不绝、围绝经期综合征、不孕症、阴道炎、宫颈炎，盆腔炎性疾病、疱疹病毒感染、HPV感染，以及子宫异常出血等。

《吴医汇讲》读先祖保阴煎谨记：予先祖学舟公，治虚劳有自制保阴煎一方，其意旨所存，盖即固本丸、集灵膏之制而加减者也。二地为君，壮水以制亢越之火；二冬为臣，保金以滋生化之源。惟固本丸有人参，兹去参者，恐肺中有热，反致助火也；代以龙眼、葳蕤，一以悦脾而生金滋水，一以润肺而益肾养肝，二味代参，非独较参为稳当，抑且贫富可以通行。集灵膏有枸杞、牛膝，兹去杞者，恐其性温助阳；用膝者，取其引药下行，一汰一存，权衡适当。至人乳补血液，为润燥之妙品，龟版补心肾，实养阴之良药。统而计之，即"精不足者，补之以味"之意也。然群聚沉阴静味，得无过于凝滞，上阻胃纳，下妨脾运软？故佐以山药、茯苓，一培一渗，调和脾胃，使无偏胜之虞。且备拟加减之法，以治病之变化，毫无遗漏焉。壮水制火，补精养阴，较之钱仲阳之六味，张景岳之左归，不能多让，而或更胜之。乃或有议其平庸者，是未筹劳者养之，惟宜王道，不尚霸功也。

先祖当年，先叶香岩、薛一瓢两先生而著名，制此方以疗虚劳者千百人，不仅为独创之奇，实上探古人之精奥，世虽多高明之士，而治虚劳者，谁复能舍此而别求良法哉！

3.医案举例

月经先期案

张晓丹治某女，37岁。近1年来，月经提前7~10天，周期20~22天，经期4~5天，经量多，色深红，质稠，有血块，经前及经期偶有少腹疼痛，倦怠乏力，头晕失眠，心烦口渴，大便干，舌红苔黄，脉细数。月经先期，证属阳盛血热兼有气虚，治法清热凉血，益气固冲，以保阴煎加减。用药：墨旱莲10g，盐杜仲30g，山药20g，续断30g，炙黄芪30g，党参20g，生地20g，黄柏6g，黄芩10g，酒萸肉18g，酒女贞子30g。服10剂，心烦口渴减轻，头晕减轻，睡眠质量较前改善，大便偏软，舌红苔白，脉细数。原方去墨旱莲、女贞子，加淡豆豉10g，再服6剂。经期服用血府逐瘀汤以排出瘀血，经净后继续服用保阴煎加减。

崩漏案

颜艳芳治张女，38岁。月经先期、量多3月余。近3个月来，月经每隔15~20天一至，经期为5~7天，经血颜色紫红、质黏稠、夹血块、量一次比一次增多，伴心烦易怒，口干欲饮。诊时经期已经3天，但量多未减，苔薄黄，舌红，脉弦细数。辨证为月经先期伴经量过多，方用保阴煎合二至丸加减。用药：生地20g，熟地20g，炒蒲黄20g，山药20g，白芍15g，丹皮炭15g，焦栀子15g，茜草炭15g，黄芩10g，黄柏10g，柴胡10g，续断10g，女贞子30g，旱莲草30g，仙鹤草30g，甘草6g。服3剂，经血净，无明显不适。用二至保阴煎原方加龟甲15g，丹皮15g，继服至下次月经来潮。

妊娠出血案

施仁潮治陈女，29岁。有小产史，本次妊娠50天，阴道流血3天，腰酸痛，少腹胀，精神疲软，心神不宁，口咽干燥，大便干涩，苔薄黄，舌淡红，脉细数，从血热胎动论治，以保阴煎加味。用药：生地15g，熟地15g，生白芍15g，山药15g，黄芩12g，续断12g，桑寄生15g，苎麻根15g，生地榆15g。

4.名方原本

治男妇带浊遗淋，色赤带血，脉滑多热，便血不止，及血崩血淋，或经期太早，凡一切阴虚内热动血等证。

生地、熟地、芍药各二钱，山药、川续断、黄芩、黄柏各一钱半，生甘草一钱。

水二盅，煎七分。食远，温服。

化肝煎

1.处方及用法

【组成】青皮6g，陈皮6g，白芍6g，丹皮4.5g，炒栀子4.5g，泽泻4.5g，土贝母6~9g。

【用药】上药加水，煎煮取汁，空腹时温服。

2.功用与应用

【用药精义】方中丹皮、栀子清肝泄热，青皮、陈皮疏肝理气，贝母清热散结，芍药柔肝缓急，泽泻导热下行。诸药合用，有凉血清热、疏肝散结之功。

【应用要点】怒气伤肝，气逆动火。主治烦热、胁痛、胀满、动血诸证。

【现代应用】多用于失音、咳嗽、慢性胃炎、慢性肝病、慢性腹泻等。

识方心得

肝主疏泄，其病理变化复杂多端，每易形成肝气抑郁，郁久化火，肝阳上亢，肝风内动等。肝郁不疏，相火不能敷布则动火，动火则伤其脏血，景岳称之为"气逆动火"。木郁达之，本方善解肝气之郁，平气逆而散郁火。

3. 医案举例

失音案

王益谦治徐女，57岁。3年前因丧夫悲痛，突然失音，说话只见唇动，不闻一丝声音，代以手势示意，五官科、神经科诊断为功能性失音。苔薄黄腻，舌质红，脉弦，方选化肝煎加味。用药：白芍10g，泽泻10g，山栀10g，连翘10g，浙贝母6g，青皮6g，陈皮6g，丹皮8g，柴胡8g，射干8g，蝉蜕5g，木蝴蝶5g，夏枯草15g。服4剂，舌根稍能转动并发出低音。去夏枯草、泽泻，加瓜蒌15g，丹参15g，赤芍10g，再服6剂，喉间已能出音。继以养肺滋阴法3剂，说话发音完全恢复正常。

失眠案

王星晨治李女，50岁。失眠严重，心烦多梦，浑身关节痛，鼻干痒痛，晚上加重，纳差。脉中取弦滑而躁，关郁、尺大、寸沉。用药：青皮8g，陈皮8g，丹皮10g，炒栀子6g，泽泻10g，浙贝母10g，生白芍10g，党参18g，熟地黄18g，谷芽15g，蝉蜕3g。服7剂，失眠、心烦多梦减轻，能够入睡，关节痛止。

慢性胃炎案

施仁潮治许男，46岁。慢性浅表性胃炎伴中度糜烂，胃脘胀满，进食后多嗳气泛酸，口苦口干，多烦怒，大便干结，苔薄黄腻，舌红，脉弦数。辨证属肝胃郁热，用化肝煎加味。用药：炒青皮9g，炒陈皮9g，生白芍15g，丹皮9g，焦栀子9g，浙贝母9g，乌药9g，制香附12g，百合12g，泽泻9g，砂仁3g。

癃闭案

刘渡舟治王女，45岁。慢性肾小球肾炎1年余，尿中常有蛋白及红细胞、白细胞，小便量少，住院激素治疗未好转。近日因情绪波折使病情陡然加重，小便点滴难下，而有尿毒症之险恶。诊见面色青黯无泽，神情抑郁，腹胀如鼓，小便点滴而下，下肢肿胀按之凹陷。大便干结，1周未行，伴胸胁满闷，口燥咽干，五心烦热，低热不退。舌红绛无苔，脉弦出于寸口。辨为肝火刑金，灼伤肺阴，不能通调水道之证，急以开郁凉肝，清降肺气，开水之源头，以利三焦水道，以化肝煎加味。用药：青皮9g，陈皮9g，丹皮9g，栀子9g，白芍12g，土贝母9g，泽泻6g，麦冬30g，沙参30g，紫菀9g，瓜蒌皮12g，枇杷叶12g，通草9g，茯苓40g。服药后小便缓缓而下，大便畅通，肿胀渐消，两周内体重减去7.5kg，余症皆随之好转。继以调理肝脾之法，终于转危为安。

痤疮案

黄莺治周女，36岁。因生意纠纷及家庭琐事，心情不畅，月经开始时面部出现痤疮。诊见焦虑面容，双跟满布血丝，善太息，面色晦暗，额部、下颌部密集粉刺，双侧面颊散在丘疹，色暗红；两胁偶有隐痛，食欲不佳，睡眠差，月经有少量血块，舌暗红，苔薄黄，舌下脉络迂曲，脉弦。辨证为肝气不疏，气滞血瘀，兼肝郁脾虚，以化肝煎合柴胡四君加减。用药：青皮15g，广陈皮15g，栀子10g，杭白芍15g，牡丹皮10g，浙贝母15g，泽泻15g，柴胡10g，茯苓20g，白术20g，皂角刺15g，川芎10g，丹参20g，合欢皮15g。4剂，水煎服，1日半1剂。另用香连金黄散外敷，一日1次。二诊：额部下颌部散在粉刺，面颊丘疹基本消退，诉睡眠改善，但午后时有燥热，饭后腹胀，舌红，舌下脉络清晰，苔白稍腻，脉细数。守化肝煎，加青蒿15g，鳖甲粉15g，知母10g，枳实15g，紫苏梗10g，大腹皮15g，莱菔子20g。

4.名方原本

治怒气伤肝，因而气逆动火，致为烦热胁痛，胀满动血等证。

青皮、陈皮各二钱，芍药二钱，丹皮、栀子（炒）、泽泻各一钱半，土贝母二、三钱。

水一盅半，煎七、八分。食远，温服。

济川煎

1.处方及用法

【组成】当归9~15g，牛膝6g，肉苁蓉6~9g，泽泻4.5g，升麻1.5~3g，枳壳3g。

【用法】加水煎煮，取汁，与食前空腹服用。

2.功用与应用

【用药精义】方中用肉苁蓉温肾益精，暖腰润肠，用为君药。当归养血和血，润肠通便；牛膝补肾强腰，性善下行，共为臣药。枳壳下气宽肠而助通便，泽泻渗利小便而泄肾浊，共为佐药。妙在用小剂量的升麻以升清阳，清阳升则浊阴自降，配合诸药，以加强通便之效，为使药。张景岳说："凡病涉虚损而大便秘结不通，则硝、黄攻击等剂必不可用。若势有不得不通者，宜此主之"。

【应用要点】肾阳虚弱，精津不足。主治大便秘结，小便清长，腰膝酸软，头目眩晕，舌淡苔白，脉沉迟。

【现代应用】多用于习惯性便秘、老年便秘、产后便秘等证属肾虚津亏肠燥者。

> 本方取名济川煎，济，是相助、资益之意；川，一作水之所聚，在医学指肾，一指尾窍即后阴。顾名思义，可知本方旨在温肾益精，以润肠通便，故对年老肾虚而大便秘结者颇为适用。方后附有加减法：气虚但加人参无碍；有火加黄芩，肾虚加熟地；虚甚枳壳不必用。提示应用时可根据病证作适当加减。

3.医案举例

头痛案

廖韩鹏治赖男，57岁。左侧偏头痛反复发作3月余，西医诊断为血管神经性头痛，服用颅痛定等药疼痛可暂时缓解。精神萎靡，面色㿠白，大便秘结，小便清长，腰膝酸软，舌淡、苔白滑，脉沉细。头痛，肾虚精少，腑气不通证，治法温肾益精，润肠通便，用济川煎加减。用药：当归15g，肉苁蓉15g，熟地黄15g，怀牛膝9g，泽泻9g，升麻6g，枳壳6g。服3剂，大便通畅，偏头痛明显缓解，他症均有好转；续服6剂而愈。

呃逆案

秦应娟治李男，50岁。有慢性腹泻史，因受凉而腹泻，伴有腹痛，肠鸣，泻下则安，继则呃逆，呃声低弱，不能自止，面色苍白，形寒肢冷，神疲乏力，苔白，舌质淡红，脉沉迟。此为肾阳虚衰所致，治宜温补肾阳。用药：肉苁蓉30g，黄芪30g，牛膝15g，白术15g，当归6g，附片6g，升麻3g。

⟨顽⟩⟨固⟩⟨性⟩⟨便⟩⟨秘⟩⟨案⟩

张立君治某男，72岁。2年前出现排便困难，多种泻药无效。后经钡剂灌肠检查诊为乙状结肠过长而行手术治疗，术后仍感排便困难。半年后再行检查，诊为直肠黏膜脱垂，再次手术治疗。术后两三天，大便尚可，术后1周，再次出现排便困难，到术后20天，只能数日便出小手指大小粪快，腹胀难忍。苔厚中间略黑，舌质淡暗，舌质老，脉弱无力，尺脉尤甚，拟济川煎加减。用药：肉苁蓉30g，升麻15g，枳实15g，麻仁15g，桃仁15g，牛蒡子15g，当归20g，炒槟榔5g，何首乌20g，甘草10g，香附25g，枸杞子15g，黄芪15g，桂枝15g。用药第二天晚七点许开始有便意，但便不出，腹胀重，至次日凌晨一点，便出比乒乓球略大粪块数枚和一些稀便，腹胀稍有缓解，得以入睡。至早七时，又便出大量溏便，腹胀消。此后，每日自行排便，药物随症加减以善其后。

⟨痹⟩⟨证⟩⟨案⟩

廖韩鹏治骆女，65岁。右侧腰腿痛月余，劳累及寒冷时加重。患侧腰、臀、腿牵引抽痛，翻身、站立、行走困难。腰椎摄片示第1~5椎体有不同程度骨质增生。诊断为坐骨神经痛，腰椎骨质增生症。诊见痛苦面容，弯腰行走隐痛，面色少华，腰及四肢冰冷，大便秘结，小便清长，色淡，苔白，脉沉细濡。方以济川煎加减。用药：当归15g，肉苁蓉15g，熟地黄15g，党参15g，怀牛膝9g，泽泻9g，附子9g，全蝎9g，山茱萸9g，独活6g，升麻6g，肉桂3g。配合针灸疗法。服6剂，腰、臀、腿痛明显减轻，大便通畅。

4.名方原本

凡病涉虚损，而大便闭结不通，则硝、黄攻击等剂必不可用，若势有不得不通者，宜此主之。

当归三、五钱，牛膝二钱，肉苁蓉（酒洗去咸）二、三钱，泽泻一钱半，升麻五分、七分或一钱，枳壳一钱。

水一盏半，煎七八分，食前服。

固阴煎

1.处方及用法

【组成】人参适量，熟地9~15g，炒山药6g，山茱萸4.5g，炒远志2.1g，炙甘草3~6g，五味子14粒，炒菟丝子6~9g。

【用法】上药加水煎煮取汁，空腹温服。

2.功用与应用

【用药精义】方中人参、熟地补益气血，山茱萸涩精固气，山药补益脾肾，远志交通心肾，炙甘草补卫和阴，菟丝子强阴益精，五味子酸敛肾气，合而补以固阴，治疗阴虚精脱病证。

【应用要点】肝肾两亏，阴虚不固。主治遗精滑泄，带下崩漏，胎动不安，产后恶露不止，妇人阴挺等。《景岳全书》说此方专主肝肾，治阴虚滑泄，带浊淋遗，及经水因虚不固等证。

【现代应用】多用于月经后期、围绝经期综合征、卵巢早衰及滑胎等。

> 识方心得
>
> 《证因方论集要》：人参、熟地两补气血，山黄涩精固气，山药理脾固肾，远志交通心肾，炙甘草补卫和阴，菟丝强阴益精，五味酸敛肾气，阴虚精脱者，补以固阴也。如虚滑遗甚者，加金樱子肉二三钱，或醋炒文蛤二钱，或乌梅肉二个；阴虚微热，而经血不固者，加川续断二钱；下焦阳气不足，而兼腹痛溏泄者，加补骨脂、吴茱萸适量；肝肾血虚，小腹疼痛而血不归经者，加当归二三钱；脾虚多湿，或兼呕恶者，加白术一二钱；气陷不固者，加炒升麻一钱；兼心虚不眠，或多汗者，加枣仁二钱（炒用）。

3.医案举例

胎漏案

施仁潮治沈女，33岁。平素经期正常，本次停经36天，因帮助丈夫搬抬家具，当时即感腰痛，次日出现阴道出血，少腹似有隐痛，神疲，气短，面色少华，苔薄腻，舌淡红，脉细弱。辨证属肾虚气弱，胎元失固，以固阴煎加减。用药：生晒参6g，熟地15g，炙黄芪15g，炒山药15g，山茱萸9g，炒杜仲12g，炙升麻5g，五味子6g，大枣12g，炙甘草6g，砂仁3g。

围绝经期综合征案

张敏治王女，49岁，既往月经规律，42岁自然绝经。现常有烘热汗出、潮热面红、烦躁易怒、心悸失眠、多梦、双目干涩等，形体偏瘦，眼眶发黑，舌红，少苔，脉细涩弱，关、尺尤弱。西医诊断为围绝经期综合征，中医诊断经断前后诸证，予固阴煎加减治疗。用药：熟地黄20g，山茱萸5g，山药20g，炙甘草6g，制远志12g，醋五味子10g，炒酸枣仁15g，钩藤12g，浮小麦15g，煅龙骨15g，知母9g，黄柏9g。服7剂，烘热汗出、潮热面红、烦躁易怒、心悸失眠、双目干涩等有所改善，原方继服7剂，诸症明显改善，精神状态及情绪明显好转。随访3个月，病症未复发。

滑胎案

魏凤玲治陈女，30岁。婚后自然流产3胎，均在妊娠3个月左右。现妊娠56天，阴道出血3天。诊见腰膝酸软，乏力懒言，语声细微，面色萎黄，食欲不振，恶心呕吐；因失节欲，致少腹坠痛，阴道出血，量少，血色暗红，无血块。舌苔薄白，脉滑细，双尺沉弱。查：尿妊娠试验阳性，B超示：子宫增大，见一孕囊，囊内见胚胎影，有原始血管搏动及胎动。证属肾虚失摄，胎元欲坠，治法补肾安胎元，佐以补气养血止血，予固阴煎加减。用药：熟地15g，菟丝子15g，山萸肉9g，山药15g，台参15g，三七粉5g(分2次冲服)，炙甘草9g，黄芪15g，当归身15g。服3剂，阴道出血止，余症仍在。胎元欲坠，嘱其守前方服药，隔日1剂观察。三诊时诸症消失，改用丸剂，1次1丸，每日2次，淡盐开水冲服。后足月顺产一男婴。

卵巢早衰案

张敏治冉女，36岁。34岁结婚后未避孕未怀孕至今，既往月经规律，因结婚年龄较晚，且婚后未怀孕而致心情抑郁，近半年渐出现月经3~4个月一潮，伴经量减少，直至经闭不潮，伴见情绪抑郁，悲伤欲哭，烘热汗出，舌淡苔薄，脉弦细。西医诊断：卵巢早衰。予固阴煎加减。用药：熟地20g，山药10g，山萸肉10g，丹皮10g，茯苓10g，泽泻9g，广郁金10g，香附12g，白芍10g，川断10g，杜仲10g，炒柴胡6g，薄荷6g。二诊：情绪有

173

所改善，原方酌加地黄、当归、醋鳖甲、女贞子、墨旱莲以巩固病情。服14剂后月经来潮，心情舒畅，食欲增加，继服上方2周以巩固病情。

尿频案

胡友道治陈男，28岁。1年多来，自觉小便无力，次数增多，余沥不净，甚感痛苦。面色㿠白，头中空痛，腰背胀痛，肢软乏力，舌淡紫有齿痕，苔薄白，脉沉细。证乃肾精亏损，气虚不摄，拟补肾填精，益气固摄。方用固阴煎加味。用药：熟地30g，黄芪30g，山药20g，菟丝子20g，枸杞子20g，萸肉20g，党参20g，五味子10g，车前子10g，泽泻10g，金樱子15g，服5剂，小便次数减少，余沥不净减轻，头痛腰痛亦减。守方增损20余剂而愈。

4.名方原本

治阴虚滑泄，带浊淋遗，及经水因虚不固等证。此方专主肝肾。

人参随宜，熟地三、五钱，山药二钱（炒），山茱萸一钱半，远志七分（炒），炙甘草一、二钱，五味子十四粒，菟丝子二、三钱（炒香）。

水二盅，煎七分，食远，温服。

《外科正宗》方一首

《外科正宗》，明代陈实功编著，成书于1617年。

全书共4卷。卷1总论外科疾患的病源、诊断与治疗；卷2~4分论外科各种疾病100多种，首论病因病理，次叙临床表现，继之详论治法，并附以典型病例。书中绘有插图30余帧，描述各种重要疮肿的部位和形状，最后介绍了炼取诸药方法。其书以"列症最详，论治最精"见称，受到后世推崇。

书中载录唐以来外科外敷、内服方药，内容丰富。《古代经典名方目录（第一批）》收录其中的托里消毒散1方。

托里消毒散

1.处方及用法

【组成】人参3g，川芎3g，白芍3g，黄芪3g，当归3g，白术3g，茯苓3g，金银花3g，白芷1.5g，甘草1.5g，皂角刺1.5g，桔梗1.5g。

【用法】上药放锅中，加水煎煮，取汁于空腹时温服。

2.功用与应用

【用药精义】方中人参、黄芪、白术、茯苓、甘草、当归、白芍、川芎益气健脾养血，托邪外出，金银花、白芷、桔梗、皂角刺解毒排脓，诸药合用，具有益气养血、托里解毒之功用。

【应用要点】气血不足，痈难溃破。主治痈疽已成不得内消。《外科正宗》说，此方"治痈疽已成不得内消者，宜服此药以托之，未成者可消，已成者即溃。"

【现代应用】多用于疮痒、溃疡性结肠炎、消化性溃疡、慢性肾炎、类风湿关节炎、原发性肝癌、肝脓疡等。

识方心得

朱卫东报道，用托里消毒散加味治疗消化性溃疡，用药有党参、黄芪、白术、茯苓、炒白芍、当归、金银花、连翘、白芷、甘草、乌贼骨、浙贝母，痛甚者加制乳香、制没药等。诸药合用，虚实兼顾，补清敛并举，收到迅速缓解症状、提高愈合率、减少复发的理想疗效。

黎洪浩等运用托里消毒散治疗原发性肝癌栓塞化疗后的患者20例，并与单用肝癌栓塞化疗的21例作对照。治疗组患者栓塞化疗后第2天开始服中药方剂托里消毒散：党参30g，黄芪30g，茯苓20g，白术15g，甘草6g，白芍20g，当归10g，川芎10g，桔梗10g，白芷10g，金银花30g，皂角刺30g，蛇舌草30g。每天1剂，连服30天。对照组予以常规护肝治疗。结果显示，托里消毒散能够提高肝脏储备功能，可以帮助去除肝脏坏死组织，促进正常肝组织的再生。

3. 医案举例

睑板腺囊肿案

张怀安治唐女，2岁。家长代诉：双眼反复长包块6月余，先是右上睑内有一包块，曾被诊为"睑板腺囊肿"作手术刮除，术后复发，左上睑又长一包块，又手术切除，6个月曾动手术5次。现右眼上睑内长一赘生物，两上下睑内还有数个小硬肿。检查：右上睑内有4mm×5mm肉芽组织，形如鸡冠蚬肉。两上下睑内各有2~3个稍隆起之硬结，与皮肤无粘连；患儿素来偏食，面色少华，倦怠无力；苔薄白，舌质淡，指纹色淡白，在气关。胞生痰核，用托里消毒散健脾益气，消肿散结。用药：黄芪6g，金银花3g，白芍3g，白术3g，太子参3g，茯苓3g，鸡内金3g，神曲3g，山楂3g，炒麦芽3g，皂角刺2g，桔梗2g，白芷2g，当归2g，甘草2g。服5剂，同时在局麻下手术切除右上眼睑赘肉。二诊见右上眼睑皮色如常，两上下睑内肿块渐小，食欲大增。

慢性鼻窦炎案

陈兆洋应用托里消毒散治疗慢性鼻窦炎126例，其中男67例，女59例；年龄最小6岁，最大55岁，6~20岁55例，21~30岁38例，31~40岁19例，41~55岁14例。病程最短者1年，最长10年。所有病人均有急性鼻窦炎史及反复发作史。症状：鼻塞、流涕，时见鼻涕倒流入口，嗅觉减退，记忆力差，经常头昏头痛，或头有重胀感。局部检查：双中鼻甲多肿胀肥大，或呈息内样变，双中、上鼻道可见脓性引流物。X线鼻窦摄片均示慢性鼻窦炎。治法以托里消毒散加减。用药：人参6g，川芎10g，白芍10g，生黄芪12g，当归10g，白术10g，茯苓15g，金银花30g，白芷9g，甘草6g，皂角刺6g，桔梗6g，苍耳子10g，辛夷10g。用法：每日1剂，水煎分2次服，儿童酌减。10天为一个疗程，一般用药2~3个疗程并判断疗效。结果治愈30例，显效42例，有效46例，无效8例，总有效率94%。

中耳炎案

张世磊治钱女，47岁。右耳流脓水，时而黄稠，时而稀薄，伴听力减退，纳差乏力，头晕耳鸣，畏寒腰困7个月。某医院曾诊为慢性中耳炎，多治不效。诊见面色萎黄不华，右外耳道有稀薄黏液，舌淡胖边有齿印，苔白厚，脉沉缓无力。辨证属脾肾双虚，清阳不升，湿浊留恋，蒙闭清窍，法取脾肾双补，益气升阳，托毒化湿开窍。用药：黄芪30g，当归10g，人参10g，茯苓9g，白术9g，川芎10g，桔梗10g，金银花15g，皂角刺15g，白芷9g，山萸肉15g，苡米30g，制附片10g。服20剂，诸症悉除，听力亦渐恢复。

4.名方原本

治痈疽已成不得内消者，宜服此药以托之，未成者可消，已成者即溃，腐肉易去，新肉易生，此时不可用内消泄气、寒凉等药致伤脾胃为要。

人参、川芎、白芍、黄芪、当归、白术、茯苓、金银花各一钱，白芷、甘草、皂角针、桔梗各五分。

水二盅，煎八分，食远服。

《寿世保元》方一首

《寿世保元》为明代龚廷贤所著。

龚廷贤是内府大御医，其书系"采摄于名藩之异授，内府之珍藏，宇内大夫之所家袭，方外异人之所秘传，并发诸前人之所未发，参互勘验而成"。

全书共 10 卷，内容涉及脏腑、经络、诊法、治则、药物、方剂、民间单验方、气功、急救、食疗等知识，一度被内府秘而不示的医养奇著。

其书卷 1 总体介绍有关诊断治疗的基础理论；卷 2~10 分述各科病症的辨证论治，搜集了较多的方药和治法。体例上，在论病原后，随立一方，以某病用某方，某方用某药，条款证治，有助于学者对症择方。

《古代经典名方目录（第一批）》收录其中的清上蠲痛汤 1 方。

清上蠲痛汤

1. 处方及用法

【组成】酒当归3g，川芎3g，白芷3g，细辛0.9g，羌活3g，独活3g，防风3g，菊花1.5g，蔓荆子1.5g，苍术3g，炒黄芩4.5g，麦冬3g，甘草0.9g。

【用法】上药放锅中，加生姜2片，加水煎煮取汁，温服。

2. 功用与应用

【用药精义】方中白芷、细辛、羌活、防风辛温，疏风散寒；苍术、独活、羌活苦温，祛风胜湿；蔓荆子、菊花辛凉，疏风散热。多种风药合用，可散头部邪结，能解经络之阻滞；当归、川芎补血活血通络，有"治风先治血"之意；佐以黄芩、麦冬苦寒泄热而养阴，可缓祛风药之燥；甘草调和诸药。

【应用要点】本方药性平和，辛而不燥，温而不热，散风邪而泄浊阴，诸药合用，共奏祛风散邪、活血通络止痛之功，用于治疗急慢性头痛。

【现代应用】多用于治疗偏头痛、神经血管性头痛、紧张性头痛、三叉神经痛等。矢数道明介绍日本学者临床经验，本方对顽固性头痛、慢性头痛、三叉神经痛、偏头痛、月经头痛、上颚脓肿疼痛，以及脑脓肿所致的头痛等用之均可奏效。

识方心得

临床应用，可考虑加用治疗头痛药物和引经药。《寿世保元》提到的加减法可供参考：左边痛，加红花、柴胡、龙胆草、生地黄；右边痛，加生地黄、葛根；正额上眉棱骨痛，食积痰壅，用天麻、半夏、山楂、枳实；当头顶痛，加藁本、酒大黄；风入脑髓痛，加麦冬、苍耳子、木瓜、荆芥；气血两虚，常有自汗，加黄芪、人参、白芍、生地黄。

3. 医案举例

偏头痛案

王男，47岁。右侧偏头痛8年，每次发作数小时，可持续3~5天，呈持动性刺痛，伴右眼视物昏花，心悸，烦躁不安，曾经多方中西药治疗无效，舌红苔薄黄，脉弦涩而数。风热上扰，久病入络，经脉瘀阻，风热兼瘀，治以疏风散瘀，化浊祛瘀，方用清上蠲痛汤加减。用药：羌活15g，防风15g，川芎18g，白芷15g，细辛10g，当归10g，蔓荆子18g，菊花15g，黄芩12g，蝉蜕12g，僵蚕15g，全蝎10g，甘草8g，丹参15g。每日1剂，水煎服。10剂后痛止，续用5剂，诸症消失，视力增加。随访1年未复发。

顽固性头痛案

杨海清治陈女，50岁。反复发作偏头痛20多年，每年发作6~7次。近日因心情不畅且复劳累而致头痛发作，时作时止。发作初起时左颞部跳痛，左眼酸胀疼痛，视物模糊，继之左侧头痛剧烈，痛剧时欲抱头撞墙。服去痛片后疼痛可暂缓解，但不久又疼痛如初。口干，舌质红而少津，脉弦细。予清上蠲痛汤减独活、苍术，加柴胡3g，天麻9g，钩藤9g，白蒺藜9g，石决明15g。服7剂，头痛等证消失，继服7剂巩固疗效。

额窦炎案

朱勇库治谢女，20岁。前额疼痛1月余，近5天疼痛加剧，呈持续性。伴头昏胀，鼻塞，流脓涕夹有血丝，舌红苔黄腻，脉滑数。诊为额窦炎，属风热头痛，治以清热散风，化浊止痛，方用清上蠲痛汤加味。用药：羌活15g，防风15g，川芎18g，白芷15g，细辛8g，黄芩12g，菊花15g，蔓荆子18g，金银花18g，夏枯草30g，苍耳子10g，辛夷15g，生地30g，甘草6g。服5剂，前额疼痛明显减轻，鼻涕由黄转白，并逐渐减少。上方去地龙，黄芩减量至8g，续服10剂，症状消失，精神好转，饮食增加。

脑出血后遗症案

矢数道明治一蛛网膜下腔出血后遗症患者，曾因3次反复出血而住院，伴有眼底异常改变，且视力障碍，伴有胃下垂、膝痛、肩凝等。头痛甚著，非服镇痛药不能缓解。投以清上蠲痛汤，15剂后头痛不见变化，然眼底所见炎症充血状态有了显著好转。五个月后，伴发膀胱炎，小便不利，采用清上蠲痛汤与五苓散合方，结果头痛显著好转。

忧郁证案

施仁潮治陈女，40岁。工作压力大，精神郁闷，烦躁易怒，头晕目眩；月经周期基本正常，但经来前两天即烦怒不适，头胀痛，胸胁胀痛，口苦咽干，不易入睡，多梦，大便干涩，经来色暗、有血块，苔薄黄，舌质红，脉弦数。从肝郁化热，血脉瘀阻论治。用药：生白芍15g，生地15g，当归9g，川芎9g，丹参15g，白芷9g，菊花9g，黄芩12 g，麦冬9g，蔓荆子9g，青葙子9g，蝉衣6g，白蒺藜9g，甘草6g。

4.名方原本

论一切头痛主方，不论左右偏正新久，皆效。

当归一钱（酒洗），小川芎一钱，白芷一钱，细辛三分，羌活一钱，独活一钱，防风一钱，菊花五分，蔓荆子五分，苍术一钱（米泔浸），片芩一钱五分（酒炒），麦门冬一钱，甘草三分（生）。

上剉一剂，生姜煎服。

《万病回春》方一首

《万病回春》为明代龚廷贤所著，撰于万历十五年（1587）。

该书是中医综合性著作，全书8卷。卷1前列"万金统一述"，总论天地人、阴阳五行、脏腑功能、主病脉证等。次载药性歌、诸病主药、脏腑、经脉等项目。卷2~8分别论述内外妇儿五官等科病证184种，每病均阐述病因、病机、治法、方药等内容，后附医案。

龚氏辨证详明，选方精当，论治恰切。书末所附"医家十要"，广泛涉及医学伦理学、医学社会学的问题

《古代经典名方目录（第一批）》收录其中的清肺汤1方。

清肺汤

1.处方及用法

【组成】黄芩4.5g，桔梗3g，茯苓3g，陈皮3g，贝母3g，桑白皮3g，当归2.1g，天门冬2.1g，山栀2.1g，杏仁2.1g，麦门冬2.1g，五味子7粒，甘草0.9g。

【用法】上药放锅中，加生姜2片，大枣3枚，水煎，于食后温服。

2.功用与应用

【用药精义】本方与《景岳全书》的桑白皮汤相类。比较两方，张景岳方桑白皮、半夏、苏子、杏仁、贝母、山栀、黄芩、黄连，治肺气有余，火炎痰盛作喘。龚廷贤方是去除性温热之半夏、苏子，加用茯苓、陈皮以健脾化痰，当归、天冬、麦冬、五味子以滋水润肺，重在养阴补肺，所以龚廷贤说，本方治一切咳嗽，上焦痰盛。

【应用要点】阴虚肺燥。主治阴虚燥咳。

【现代应用】多用于慢性支气管炎、慢性咽炎、感冒后咳嗽等证属阴虚肺弱者。

识方心得

以清肺命名的医方有很多，影响力大的还是《重楼玉钥》的养阴清肺汤。其方组成是生地6g，麦冬3.6g，生甘草1.3g，玄参4.5g，贝母2.4g，丹皮2.4g，薄荷1.5g，炒白芍2.4g。养阴润燥，长于清肺利咽。方中麦冬、玄参、生地、丹皮养阴清热，凉血解毒；甘草生用，泻火解毒；贝母润肺化痰；薄荷宣肺达邪，合用具有养阴清肺之功。主治喉间起白如腐，初起发热，或不发热，鼻干唇燥，或咳或不咳。以及白喉，喉间起白如腐，不易拔去，咽喉肿痛，初起发热，或不发热，鼻干唇燥，或咳或不咳，呼吸有声，似喘非喘。

3.医案举例

慢性咽炎案

施仁潮治陈女，41岁。演员，既多用嗓子，又多饮食不节，经常熬夜，慢性咽炎、慢性反流性食管炎、便秘，多种疾病缠身。诊见咽红，口干，喉间多刺激症状，不时反酸，胸次不适，心神不宁，大便干涩，经常3~5天一行，否定用减肥药。苔薄黄腻，质干，舌红，脉弦细数。治法清肺润燥，养阴益胃。用药：生地15g，生白芍15g，百合12g，元参10g，麦冬9g，浙贝12g，陈皮6g，茯苓15g，厚朴花6g，地龙6g，炙甘草6g。

咳嗽案

植剑云治某女，50岁。咳嗽、干咳无痰1个月，起于不慎受凉，恶寒发热，鼻塞流涕，咳嗽、头痛，全身骨节痛。经治热退，头身疼痛渐除，但咳嗽未愈。诊见干咳，入夜尤甚，咳时无痰，胸闷不适，口干舌燥，纳差，舌红少苔，脉细数。证属阴虚肺燥，治以养阴润肺，宁嗽止咳，用养阴清肺汤加味。用药：麦冬15g，玄参15g，白芍15g，桑白皮15g，生地黄12g，牡丹皮12g，紫菀12g，知母10g，黄芩10g，薄荷10g，川贝母10g，甘草6g。服3剂，干咳、胸闷减轻，但咽喉仍有干燥之感，以甘寒生津、清养肺胃为主，兼用宁肺止咳之品，守原方加沙参10g，百部10g，再服6剂，食欲增加，咽干、口渴、胸闷等症消除。

支原体肺炎案

王景学治某男，20岁。因发热伴咳嗽入院，前因受凉而出现发热，体温39.1℃，干咳无痰，全身乏力，头身痛，纳差，咽部充血，双肺呼吸音粗，双肺散在干性音。西医诊断：支原体肺炎。中医诊断：咳嗽，肺阴亏虚型。用清肺汤治疗。用药：桑叶10g，杏仁9g，沙参15g，川贝母10g，前胡10g，桔梗10g，枳壳10g，金银花15g，连翘20g，麦冬10g，五味子15g，知母10g，陈皮10g，半夏10g，竹茹10g，甘草6g。水煎，分2次服，连服5剂。

便秘案

魏以纲治一患者，肺气肿甚重，晨起痰多，日夜源源不绝，咳痰盈盂。脾为湿困，生痰留饮，食少便结，6~7日1次，干如弹丸，胃肠不蠕动，推送无力，痛苦万状。参考李时珍治一妇人30年燥结之法，用养阴清肺汤加木香行三焦滞气，加栀子解三焦之郁火，连服3剂，加杏仁、桔梗开达肺气，正合《内经》："上焦泻通，津液泻下，胃气因和"之意。服后腹内有时响动，大便变软，3日一行。用药：桔梗10g，百合10g，桑白皮10g，杏仁10g，川贝母10g，广陈皮10g，云茯苓10g，栀子10g，麦冬10g，广木香6g。

4.名方原本

治一切咳嗽，上焦痰盛。

黄芩（去朽心）一钱半，桔梗（去芦）、茯苓（去皮）、陈皮（去白）、贝母（去心）、桑白皮各一钱，当归、天门冬（去心）、山栀、杏仁（去皮尖）、麦门冬（去心）各七分，五味子七粒，甘草三分。

上剉，生姜、枣子煎，食后服。

《证治准绳》方二首

《证治准绳》又名《六科证治准绳》《六科准绳》，系明代王肯堂编撰，成书于明万历三十年（1602）。《证治准绳》共44卷。收罗广博，编辑严谨，持论平正，是17世纪流传最广的医学著作之一。

其中《证治准绳杂病》8卷，卷1~6专论内科杂病，分诸中、诸伤、寒热、诸气、诸呕逆、诸血、诸痛、痿痹、诸风、神志、杂门、大小腑等12门，131种病证；卷7~8为七窍门，包括五官、咽喉、毛发、筋骨、皮肤、蛊虫等19种病证。各门先列总论，后按病证分述，辨证精细，分析入微。

其后《证治准绳类方》，按《证治准绳杂病》而分类列方。

《证治准绳伤寒》8卷。卷1为伤寒总例，卷2~7为六经病证、合病、坏病、狐惑、百合病、瘥后诸病、阴阳易、春温、夏暑、秋疟等，以及妇人、小儿伤寒。论述以《伤寒论》方论为主，广集各家治法，并注明出处。

《证治准绳疡医》6卷。卷1~5专论外科病证，卷6为损伤，对人体骨骼解剖叙述最详。

《证治准绳幼科》宗钱乙按五脏分证编次。卷一为初生门，首载证治通论，次叙初生胎疾。卷2为肝部，含惊搐、痫、中风、眼目、淋、疝、咽喉等。卷3~6为心部，包括发热、心痛、烦躁、舌、失血、语迟、疮疡等，又着重论述痘疹。卷7~8为脾部，含不乳食、吐泻、痢、疳、痞、黄疸等。卷9为肺、肾部，内容有咳嗽、喘、悲哭、龟胸、脱肛、囟陷、五迟、五软等。列证详备，有论有方。

《证治准绳女科》取自陈自明《妇人大全良方》卷1为治法通论，列通治妇人诸疾方，次为调经门；卷2~3为杂证门；卷4~5为胎前门；卷6为产后门。各门又分病证论述，每证有论有方，所引资料皆有出处。

《古代经典名方目录（第一批）》收录其中的养胃汤和清骨散2方。

养胃汤

1. 处方及用法

【组成】半夏30g，姜厚朴30g，制苍术30g，藿香15g，草果15g，茯苓15g，人参15g，炙甘草7.5g，橘红22.5g。

【用法】上药加工成粗末，每次取12g，放生姜7片，乌梅1个，水煎，取汁温服。

2. 功用与应用

【用药精义】风寒兼有食积痰阻。主治外感风寒，内伤生冷，憎寒壮热，头目昏疼，不问风寒二证，夹食停痰，俱能治之。本方是平和之剂，能温中解表，兼能辟山岚瘴气，四时瘟疫。

【应用要点】阴虚肺燥。主治阴虚燥咳。

【现代应用】多用于慢性浅表性胃炎、慢性萎缩性胃炎、胃肠功能紊乱等。

养胃汤，《古代经典名方目录》说是明代王肯堂《证治准绳》中的中医名方，据考证实是宋代《太平惠民和剂局方》中的人参养胃汤。

胃为后天之本，以养胃命名的方子很多，如《医醇賸义》方，由陈皮、白芍、砂仁、白术、甘草、山药、茯苓、党参、黄芪、生姜、木香、大枣等组成，功能益气健脾，理气止痛，主治胃气虚弱，脘中疼痛，纳少运缓，四肢乏力。

《万病回春》方，由香附、砂仁、木香、枳实、白术、茯苓、半夏、陈皮、白豆蔻、藿香、厚朴、甘草组成，主治胸腹痞满。

《临证指南医案》方，由麦冬、生扁豆、玉竹、生甘草、桑叶、沙参组成，被后世命名为叶氏养胃汤，常用于治疗各种阴虚型胃病的基本方。

名医董建华方，由黄芩、马尾黄连、姜半夏、党参、炮姜炭、木香、炒白术、香附、延胡索、炒川楝子、焦三仙组成，功能辛开苦降，主治胃中有热，肠中有寒，寒热错杂病症。

3.医案举例

胸膈胀闷案

《脉症治方》载，一男子，年五十，因忧郁，继因劳役，患胸膈胀闷，饮食少进，每食必屈曲而下，大便闭结，口臭舌干，诊之六脉弦涩。此火盛燥血，脾土受伤，若不治必成膈也。遂用大剂四物加白术、桃仁，间以二陈加姜炒黄连、山栀，二十剂而大便润，五十剂而胸膈宽。食前用养胃丹：人参一两，白术一两，茯苓一两，陈皮一两五钱，当归、白芍、半夏曲、黄连、扁豆、山药、御米、粟米各一两，甘草五钱，外用芦根自然汁、姜汁、竹沥、童便、人乳牛乳、羊乳、蜜各一盏。共和为丸，空心服下。午用保和丸加木香、黄连、吴萸、枳实、老米糊丸，食后服，调理半年痊愈。

胃肠功能紊乱案

施仁潮治刘男，37岁。胃肠功能紊乱、溃疡性结肠炎，经常胃胀、腹痛，有里急后重之意，大便多夹黏滞之物，苔浊腻，舌淡，脉濡细，以养胃汤加味。用药：党参炭15g，炒白术12g，姜半夏9g，姜厚朴9g，草果9g，茯苓20g，炒山药20g，炒陈皮6g，炒枳壳12g，地锦草20g，炙甘草6g。

顽固性失眠案

路志正治刘女，56岁。因10余年前感冒后出现怕冷恶风失眠，加重6年就诊，入眠难，易醒，每晚只能睡3~4小时，有时彻夜难眠，易患感冒，稍遇冷即感咽哑，咳嗽，憋闷，畏寒恶风，头部昏沉，神疲乏力，双目干涩，纳差，胃脘胀满隐痛，嗳气嘈杂，大便溏薄，小便频数。形体偏胖，面色晦黯，口唇黯，舌体胖，质暗红，满布裂纹，苔黄腻花剥，脉沉弦细。先以益气固表，和胃降浊，方用玉屏风散合三仁汤，加炒枣仁、黄连、生龙骨、生牡蛎等，以扶正固表，化湿降浊，和胃安神，扭转病势，达到益气固表，和胃化湿以安神。继以益气固卫，养血柔肝，理脾滋肾，三法并施，方用玉屏风散和三仁汤及杞菊地黄汤化裁顾其本。最后以益气养阴，和胃消痞，温胆宁心，三法合璧，方选养胃汤、黄连温胆汤和三仁汤加减善其后，治疗4个月，10年顽疾向愈。其中四诊述：经治疗，今冬至春感冒咳嗽未再发作，稍有畏寒乏力，偶有心悸胸闷，睡眠好转，晚上可睡6小时，夜尿1~2次，精神转佳，面色转润，口唇黯好转，双目稍干涩，纳食可，舌暗淡，边浅齿痕，有裂纹，舌苔薄白稍腻，花剥，脉弦小滑。治法：

益气养阴，和胃消痞，温胆宁心。处方：南沙参15g，太子参12g，炒杏仁9g，炒苡仁30g，藿梗12g，苏梗12g，玉竹12g，黄连10g，炒黄芩12g，炮姜8g，竹半夏10g，茵陈12g，枇杷叶12g，黛蛤散12g，婆罗子12g，甘松6g，炒枳壳12g，生龙骨30g，生牡蛎30g，炙甘草8g，竹沥水30ml。

4.名方原本

治外感风寒，内伤生冷，憎寒壮热，头目昏疼，不问风寒二证，夹食停痰，俱能治之，但感风邪，以微汗为好。

半夏（汤洗七次）、厚朴（去粗皮、姜汁炒）、苍术（米泔浸一宿，洗切，炒）各一两，橘红七钱半，藿香叶（洗去土）、草果（去皮膜）、茯苓（去黑皮）、人参（去芦）各半两，炙甘草二钱半。

上㕮咀，每服四钱，水一盏半，姜七片，乌梅一个，煎六分，热服。

清骨散

1.处方及用法

【组成】银柴胡5g，胡黄连3g，秦艽3g，炙鳖甲3g，地骨皮3g，青蒿3g，知母3g，甘草1.5g。

【用法】上药加水，煎煮取汁，食后服用。

2.功用与应用

【用药精义】方中银柴胡味甘、苦，性微寒，清热凉血，善退虚热而无苦燥之性，用为君药。知母滋阴泻火而清虚热；胡黄连入血分而清热；地骨皮降肺中伏火，去下焦肝肾虚热，三药共清阴分之虚火，善治有汗骨蒸，共为臣药。秦艽辛散苦泄，青蒿芳香清虚热而善透伏热，鳖甲咸寒，既滋阴潜阳，又引药入阴分，为治虚热的常用药，同为之佐。少用甘草，调和诸药，并防苦寒药物损伤胃气，用为使药。总之，方中集清虚热、退骨蒸之药，佐以滋阴之品，清虚热，退骨蒸，使热去而阴复。

【应用要点】本方是"专退骨蒸劳热"良方，临床应用要点是肝肾阴亏，虚火内扰。主治阴虚生内热，或虚火上炎，潮热骨蒸，唇红颧赤，困倦盗汗，心烦口渴。

【现代应用】多用于治疗结核病、慢性消耗性疾病出现的发热骨蒸等证属阴虚内热者。

> 识方心得
>
> 姜洪华等用清骨散加减对骨转移放疗后骨蒸潮热的疗效观察，总结出五个方面的经验，一是肿瘤晚期病人正气虚弱，治疗中要清不忘补，防止伤正，加用清补为妙；二是肿瘤晚期，病程较久，病势较深，伤及血份，加用清热凉血药效果更佳；三是气行则血行，气虚易血瘀，补气不忘活血；四是清骨散滋阴作用较弱，对于阴虚较甚、潮热较轻者，要加强滋阴之品；五是因气虚较重，易自汗或大汗，需要加用敛汗之品。

3. 医案举例

肺结核案

王金牛治付女，18岁。发热39℃，盗汗，干咳，气促，身体极度消瘦，X胸片示：两肺满布大小均匀的粟粒状阴影。痰液涂片：抗酸杆菌阳性。入院诊断：血行播散型肺结核。入院后用链霉素、利福平、异烟肼、乙胺丁醇、柴胡注射液等。治疗20余天，仍持续高热40.5℃，盗汗，患者呈恶病质状，舌质红、少苔、脉细微弱。改用中药清骨散加减治疗。处方：地骨皮30g，银柴胡12g，胡黄连10g，猫爪草30g，秦艽10g，鳖甲15g，知母10g，冬桑叶10g，太子参12g，玄参15g，百部10g，紫菀10g，浙贝母10g，生甘草3g。水煎服，1剂热减，2剂热清，再进2剂善后，体温正常，咳嗽基本缓解，继续接受抗结核治疗。

发热案

殷荣财等用清骨散治疗非感染性发热体会，无论是内科疾病，还是外科手术，或是妇产科手术病人，高热只要无表证，给服清骨散，屡试屡效。如治王女，22岁。因分娩行剖腹产后高热1周，使用大量抗生素热势不退，用银柴胡6g，胡黄连6g，秦艽10g，鳖甲15g，地骨皮12g，青蒿10g，知母6g，甘草3g。服1剂，下午即退热；进两剂后平安出院。

焦虑证案

施仁潮治郑女，43岁。身体消瘦，性情焦虑，睡眠障碍，失眠多梦，多烦热，醒后胸部汗出，手足心热，口苦口干，苔薄腻，舌红，脉细数，拟养阴滋肝肾，清火宁心神。用药：银柴胡9g，生白芍15g，知母9g，地骨皮12g，炙鳖甲（先煎）24g，青蒿9g，秦艽9g，炙甘草6g，麦冬9g，元参12g，焦栀子10g。

荨麻疹案

马建国治某女，53岁。全身痒、搔抓后起大小不一红色条状皮损，无定时发作，以下午及晚间加重，皮损触之有灼热感，得凉则舒适，已2月余。其间曾服氯雷他定、派瑞松等，只能暂时止痒。肌肤有红色条状皮损，身体瘦弱，颧赤午后加重，口渴，烦躁不宁，头晕，手足心热，舌质红，苔少，脉细数。西医诊断：荨麻疹。中医诊断：风瘾疹。证属阴虚内热，蒸灼肌肤，治法滋阴清虚热，疏风止痒，清骨散加减。用药：银柴胡10g，胡黄连10g，青蒿10g，鳖甲12g，生地黄30g，麦冬15g，知母12g，地骨皮12g，牡丹皮10g，秦艽9g，白鲜皮15g，蛇床子10 g，地肤子10g，蝉蜕9g。服6剂，皮疹发生次数明显减少，痒减轻，皮肤灼热感已去大半、颧赤、头晕、口渴烦躁、手足心热症状皆轻，舌质由红变淡红，苔转润。原方去青蒿，续服5剂。3个月后随访未发。

不孕案

李女，34岁。患原发性不孕11年，医院诊为双侧输卵管不通，其丈夫诊为精液不液化，夫妇几乎每天就诊于医院。诊见心烦口干，潮热盗汗，手足心热，舌红，脉细数无力，患者形体消瘦，夜间常因热揭被，诊为骨蒸内热，投清骨散合清骨滋肾汤4剂。用药：地骨皮30g，元参30g，丹皮10g，沙参10g，麦冬10g，五味子10g，焦白术15g，石斛10g，炙草6g，黄连9g，知母6g，鳖甲20g。服4剂，检查报告：早期妊娠。

4.名方原本

专退骨蒸劳热。

银柴胡一钱五分，胡黄连、秦艽、鳖甲（醋炙）、地骨皮、青蒿、知母各一钱，甘草五分。

水二盅，煎八分，食远服。

《普济方》方一首

《普济方》为明代朱橚、滕硕、刘醇等编写。刊于1406年。

它是中国历史上最大的方剂书籍，书中除广泛辑集明以前的历代方书外，还兼收史传、杂说、道藏、佛典中的有关内容，进行分类整理而成。

全书原作168卷，后改为426卷，载方61739首。卷1~5为方脉，卷6~12为运气，卷13~43为脏腑，卷44~86为五官，卷87~250为内科杂病，卷251~267为杂治，卷268~271为杂录和符禁，卷272~315为外伤科，卷316~357为妇科，卷358~408为儿科，卷409~424为针灸，卷425~426为本草。编次条理清晰，内容十分丰富。

书中记载了许多疾病的治法，如汤药、按摩、针灸等。所述病证下列出医方，方便了医者依病查方。

《古代经典名方目录（第一批）》收录其中的石决明散1方。

石决明散

1.处方及用法

【组成】石决明30g，羌活30g，决明子30g，菊花30g，炙甘草15g。

【用法】上药加工成粉末，每次取6g，加水煎煮取汁，温服。每日4次，分别于3次食后及临睡前服下。

2.功用与应用

【用药精义】方中石决明、决明子入肝经，清肝明目退翳；羌活疏散风邪，菊花养肝明目，甘草调和诸药，各药合用，共奏平肝明目、祛风散邪、养阴退翳之功。

【应用要点】阴虚肝热，内有郁火。主治风毒气上攻，眼目昏暗，头目不利。

【现代应用】多用于眼病、高血压病、头痛的治疗。

　　　　鄢小维等用石决明散结合西药治疗流行性角结膜炎36例，与采用西医治疗的35例比较，总有效率、痊愈率均有明显差异。认为石决明散可以调整机体功能，消除、缓解炎症，减轻炎性反应，降低炎症时血管的通透性，减少炎性渗透出造成的水肿，减少肉芽的形成，促进炎症的吸收，起到退翳明目的效果。

3.医案举例

混睛障案

保晓美治张女，18岁。右眼发红，有隐痛感，遇光流泪，视力下降，视物模糊，左眼视力正常，右眼视力为0.2。诉有全身性疼痛，且头部有闷痛感，口干苦，大便没有异常，小便黄，舌尖和舌边发红，舌苔为白色，脉数。诊断：混睛障；辨证：肝经郁热。采用石决明散加减，一共服药14剂，早晚各1次。服药8天后复诊，右眼的红痛感已经减轻，见光流泪现象也随之减轻，视力有所上升，恢复到0.5。续用石决明散加减28剂，右眼充血现象消失，但是角膜中央区域还是有残留的灰白薄翳，改用四物汤，加蝉蜕、木贼，再服 28 剂，眼角膜云翳消失，混睛障基本痊愈。

青光眼睫状体炎综合征案

干健治兰女，42 岁。左眼反复胀痛，虹视已 3 年。某医院检查诊断为青光眼睫状体综合征。初用可的松点眼，服醋氮酰胺有效，后每至劳累之时或睡眠不好均复发，且次数愈来愈频，近来每月都发。检查：视力右眼1.5，左眼 0.8。左眼微充血，角膜后羊脂状后沉着 7、8 个，瞳孔略大。眼压：右眼 17.3mmHg，左眼 42.12mmHg。眼底正常。脉弦细，舌质正常，苔薄黄。诊断：少阳厥阴风热目病，以石决明散加减。用药：石决明25g，草决明 25g，青葙子 15g，赤芍 15g，荆芥 10g，栀子 10g，麦冬 15g，木贼 15g，麻黄 6g，蝉蜕 6g，防风 15g，钩藤 15g，玄参 10g。服 6 剂，眼胀、虹视现象消失，羊脂状沉着减少为 3~4 个，眼压降至 24.38mmHg。二诊：大便次数增多，每日 2~3 次。原方去栀子，加菊花 10g，蒲公英 25g，再服 10 剂。三诊：羊脂状沉着全部消失，眼压降为 15.88mmHg。停药观察 3 个多月，因熬夜工作，左眼又感微胀及轻度虹视，眼压 28.97mmHg，角膜后出现羊脂状沉着 4~5 个。重服上方 5 剂后，上述症状迅速消失。

角膜炎案

申德昂用石决明散加减治疗病毒性角膜炎 115 例，总有效率 90.43%，结论是石决明散加减治疗病毒性角膜炎疗效确切，复发率低。如某男，50岁。右眼痛，羞明流泪，视物模糊已 3 个月，无眼眵，伴口苦咽干，大便干燥，某医院诊断为右眼单疱病毒性角膜炎，口服西药内服和外用，效不显。右眼视力 0.1，睫状充血，角膜表面稍偏下方可见约 2mm×3mm 灰白色不规则地图状溃疡，溃疡边缘浸润，荧光素染色（＋），舌质红，苔薄黄，脉弦数。诊断为右眼凝脂，证属肝火炽盛，治宜清肝泻火，石决明散加蒲公英，再加黄柏 10g，龙胆草 10g。水煎服，日服 2 次。施仁潮治徐女，59 岁。右眼异物感 6~7 天，视物模糊，有干涩感，瘙痒明显，某医院眼科诊断为角膜炎。口干，便秘，睡眠差，苔薄腻，舌干红，脉弦细数。阴虚不足，内有郁火，治法养阴清火，用石决明散加味。用药：石决明 45g，羌活 6g，决明子 12g，青葙子 10g，生白芍 15g，生栀子 9g，菊花 9g，麦冬 9g，蝉蜕 6g，青皮 9g，炙甘草 6g。

4.名方原本

石决明散，治风毒气攻入头系眼昏暗，及头目不利。

石决明、羌活（去芦头）、草决明、菊花各一两，甘草（炙，剉）半两。

上为散，每服二钱，以水一盏。煎六分，和渣，食后、临卧，温服。

《简明医彀》方一首

《简明医彀》为明代孙志宏撰写，刊于1629年。

该书系综合性医书，以介绍临床各科疾病证治为主，附有成方、验方并医论等。

全书共8卷，卷首有要言16则和制药、煎药、服药法等，颇多经验之谈。卷1~5为内科杂病，兼及五官、口齿病证；卷6~8分述幼科、妇科、外科病证。其书述证简要而方治详备，主方后附有成方及简效方。孙氏于本书自序中称："其书备而不冗，约而不漏，义类浅显，人人可解，若射必有彀，故命曰《简明医彀》"。

《古代经典名方目录（第一批）》收录其中的保元汤1方。

❀ | 保元汤

1. 处方及用法

【组成】人参3g，黄芪6g，甘草1.5g，肉桂0.6g。

【用法】上药放锅中，加生姜1片，水煎，温服。

2. 功用与应用

【用药精义】方中人参、黄芪大补元气，扶助心气；炙甘草甘温益气，通经脉，行血气；肉桂辛热补阳，温通血脉。诸药合用，大补元气，尤能健脾保肺温肾，治疗一切元气虚弱之证，故名"保元"。《张氏医通》将本方列为补气类诸方之首。《景岳全书》称赞本方为"幼科王道之妙方"，柯韵伯评论说："保元者，保守其元气之谓也。此方用黄芪护表，人参固里，甘草和中，三气治而元气足矣。"

【应用要点】元气虚弱。主治虚损劳怯，元气不足，倦怠乏力，少气畏寒；以及小儿痘疮，阳虚顶陷，不能发起灌浆者。

【现代应用】多用于治疗慢性肾炎、慢性再生障碍性贫血、哮喘、痘疹虚陷等。

识方心得

保元汤，《古代经典名方目录》说是明代《简明医彀》中的中医名方。事实上，最早见于明代魏直的《博爱心鉴》，由人参、黄芪、甘草三药组成，用于治疗小儿痘疮。魏氏说，保元汤即东垣所制黄芪汤，用药不越人参、黄芪、甘草而已，然性味甘温，专补中气而能泻火。

《景岳全书》中载保元汤，为人参二三钱，黄芪二三钱，炙甘草一钱，肉桂五七分，用治痘疮气虚塌陷者。

应该说，拓展保元汤应用领域，用于痘疮以外元气虚弱证的是明代的《简明医彀》。其书介绍的保元汤为"人参一钱，黄芪二钱，甘草五分，官桂二分"，主治"元气虚弱，精神倦怠，肌肉柔慢，饮食少进，面青㿠白，睡卧宁静，痘顶不起，浆不足，及有杂证"。

3. 医案举例

冠心病案

张志刚等报告，保元汤合血府逐瘀汤治疗气虚血瘀型冠心病临床观察，选取110例患者作为研究对象，随机分为对照组和治疗组，各55例，对照组给予西医治疗，治疗组加用保元汤合血府逐瘀汤，以4周为1个疗程。结果治疗组的综合疗效及中医证候疗效的总有效率均高于对照组。

心力衰竭案

张峰治韩男，68岁。宿疾咳喘16年，每逢冬春受寒即发，虽经治疗，但病情仍逐年加重。本次发病2周，咳嗽多痰，胸闷心悸，气短乏力，四肢不温，身体微热，小便短少，面色灰黯，颈筋显露，胸廓呈桶状，剑下搏动疾而应手，右胁下可触及癥块，质稍韧，下肢浮肿，按之凹陷，唇绀舌紫，舌苔滑腻，脉细数。西医诊断：慢支并感染、慢性阻塞性肺气肿、慢性肺源性心脏病、心功能3级。中医辨病属肺胀，由肺气壅塞，心气亏虚，胸阳不振，心血瘀阻，水饮停滞，治拟益气通阳，祛瘀利水，佐以泻肺化痰，拟保元汤加减。用药：生黄芪18g，党参15g，丹参15g，薤白15g，泽泻15g，茯苓15g，葶苈子15g，大枣10枚，生姜皮10g，泽兰10g，半夏10g，陈皮10g，肉桂3g。服3剂，咳喘、心悸、浮肿减轻，小便增多，四肢渐温。上方去肉桂，加桂枝10g，再服5剂，浮肿消退，心悸咳喘大减。上方去半夏、陈皮、大枣，再服15剂，诸证基本消失，颈部青筋不显，右胁下癥块回缩。

慢性腹泻案

尹小星治某男，32岁。腹泻近5年，大便时溏时泻，水谷不化，稍进油腻之物，则大便次数增多，面色萎黄，肢倦乏力，小腹坠胀，饮食减少，舌淡红苔薄，脉细无力。证属脾胃虚弱，治宜益气健脾和胃。用药：黄芪50g，党参20g，炙甘草10g，砂仁10g，茯苓10g，木香10g，神曲15g，大枣5枚，鲜生姜3片。水煎服。两周后复诊，大便次数明显减少，小腹坠胀缓解，食欲增加，上方继进一个月，诸恙悉除。

产后发热案

赵迎春治某女，24岁。产后7天发热，体温38.5℃，畏寒、头痛、食少，持续一周不退。诉发热时自汗出，气短懒言，舌质淡，苔薄白，脉虚弱。平素纳少体弱，产时失血较多，遵《内经》"劳者温之，虚者补之"意，以保元汤加味，用药：黄芪30g，党参15g，桂枝10g，炙甘草8g，柴胡10g，当归10g，苏叶6g。服6剂，热退身凉，唯自汗不除，去苏叶、柴胡，加防风10g，白术10g。服3剂，汗出止，诸症除。

4.名方原本

治元气虚弱，精神倦怠，肌肉柔慢，饮食少进，面青㿠白，睡卧宁静……及有杂证，皆属虚弱，宜服。

人参一钱，黄芪二钱，甘草五分，肉桂二分。

上加生姜一片，水煎服。

《温疫论》方一首

《温疫论》，明代吴又可撰写于1642年。

全书共2卷。详论温疫病因、初起、传变诸症及治法等内容，同时创造出了一些较有实用价值的治法，是医学史上一部具有划时代意义的有关外感病的论著。

1641年，山东、浙江等地疫病流行，医者以伤寒治法无效，枉死颇多。吴氏推究病源，指出是温疫，系感染"异气"所致，病由口鼻而入。吴氏对瘟疫病因和传染途径的认识，较之前人有较大突破。

《古代经典名方目录（第一批）》收录其中的达原饮1方。

达原饮

1.处方及用法

【组成】槟榔6g，厚朴3g，草果仁15g，知母3g，芍药3g，黄芩3g，甘草1.5g。

【用法】上药加水，煎煮取汁，于午后温服。

2.功用与应用

【用药精义】方中槟榔辛散湿邪，化痰破结，使邪速溃，用为君药。厚朴芳香化浊，理气祛湿；草果辛香化浊，辟秽止呕，宣透伏邪，共为臣药。以上三药气味辛烈，可直达膜原，逐邪外出。凡温热疫毒之邪，最易化火伤阴，所以用白芍、知母清热滋阴，并可防辛燥药之耗散阴津；黄芩苦寒，清热燥湿，共为佐药。配用生甘草为使，既能清热解毒，又可调和诸药。诸药合用，共奏开达膜原、辟秽化浊、清热解毒之功，可使秽浊得化，热毒得清，阴津得复，则邪气溃散，速离膜原，故以"达原饮"名之。

【应用要点】瘟疫或疟疾，邪伏膜原。主治憎寒壮热，或1日3次，或1日1次，发无定时，胸闷呕恶，头痛烦躁，脉弦数，舌边深红，舌苔垢腻，或苔白厚如积粉。

【现代应用】多用于疟疾、流行性感冒、病毒性脑炎属温热疫毒伏于膜原者。

识方心得

本方为瘟疫秽浊毒邪伏于膜原而设。对于膜原，《重订通俗伤寒论》论述："膜者，横膈之膜；原者，空隙之处。外通肌腠，内近胃腑，即三焦之关键，为内外交界之地，实一身之半表半里也。"瘟疫邪入膜原半表半里，邪正相争，故见憎寒壮热；瘟疫热毒内侵入里，导致呕恶、头痛、烦躁、苔白厚如积粉等一派秽浊之候。此时邪不在表，忌用发汗；热中有湿，不能单纯清热；湿中有热，又忌片面燥湿。治在开达膜原，辟秽化浊。

3. 医案举例

（感）（冒）（挟）（滞）（案）

任军芳等以达原饮加味，治疗小儿感冒挟滞症，据200例观察，疗效显著，副作用少。如治刘男，8岁。发热伴咽痛4天，体温持续39℃，微恶寒、头痛，午后热甚，伴咽痛咽红，恶心，纳呆，腹部胀痛，3日未解大便，精神欠佳，苔黄厚腻，舌质红，脉滑数。感冒挟滞，风热乳蛾，证属暑湿外感，湿热内伏，治法清暑泻热，辟秽化浊。用药：柴胡9g，黄芩9g，荆芥9g，金银花12g，连翘12g，厚朴9g，槟榔9g，草果6g，知母9g，射干6g，枳实9g，生大黄4.5g，生草3g。服1剂，大便通畅，精神好转，体温下降至36.8℃；服2剂，食欲增进，咽痛减轻；服3剂，全身症状消失，偶有咳嗽。

（病）（毒）（性）（脑）（膜）（炎）（案）

何华治艾女，59岁。因发热伴头痛7天就诊，诊断为病毒性脑膜炎，予抗病毒、止痛治疗，未见明显好转。诊见表情痛苦，以手抱头，憎寒壮热，不思饮食，恶心欲呕，大便黏腻，小便频数，舌红，苔如积粉，脉弦滑。时值盛夏，空气湿热，湿热之邪蕴蒸膜原，治以祛湿化痰，清热养阴。用药：槟榔15g，厚朴15g，草果10g，知母15g，赤芍15g，黄芩6g，甘草12g，杏仁12g，白蔻仁15g，陈皮10g，茯苓15g，薏苡仁15g，枳壳15g。服7剂，发热、头痛、饮食较前好转，积粉苔渐退。予上方5剂，以巩固疗效。

（肺）（脓）（肿）（案）

曾仕富治简男，30岁。畏寒发热，咳嗽6天，继以胸闷疼痛，咳吐脓血痰，状若米粥，量多腥臭，痰壅气急，心烦懊恼，口渴欲饮。诊断：肺脓肿。证属痰热壅肺，治拟清热祛邪，生津化瘀，方用达原饮加减。用药：槟榔15g，厚朴10g，黄芩15g，草果10g，金银花15g，蒲公英30g，地龙15g，蝉蜕15g，知母15g，白芍15g，甘草10g，茜草20g，芦根30g。服21剂，症状基本消除。

（睡）（眠）（障）（碍）（案）

铁男，62岁。不易入睡，睡后易醒，噩梦纷纭，历时2年余，曾服用天王补心丹、酸枣仁汤治疗，效不显。每晚口服氯硝西泮片1片，睡3小时左右。诊见表情痛苦，面色晦暗，四肢困重，脘痞，口苦黏腻，食少，腹胀，大便不爽，舌红，苔黄腻，脉弦滑。从湿热困阻中焦，脾胃运化失司论治。治法：清热燥湿，化湿和胃。用药：槟榔10g，厚朴10g，草果10g，知母12g，黄连12g，半夏10g，厚朴15g，石菖蒲10 g，薏苡仁10g。每日1剂，加服阿普唑仑片1片，2周后每晚可睡6小时，无噩梦。嘱停阿普唑仑片，原方制成水丸，坚持服用半年，睡眠正常。

4.名方原本

瘟疫初起，先憎寒而后发热，日后但热而无憎寒也，初起二三日，其脉不浮不沉而数，昼夜发热，日晡益甚，头疼身痛，其时邪在伏脊之前，肠胃之后。虽有头疼身痛，此邪热浮越于经，不可认为伤寒表证，辄用麻黄、桂枝之类强发其汗。此邪不在经，汗之徒伤表气，热亦不减。又不可下，此邪不在里，下之徒伤胃气，其渴愈甚。宜达原饮。

槟榔二钱，厚朴一钱，草果仁五分，知母一钱，芍药一钱，黄芩一钱，甘草五分。

上用水一盏，煎八分，午后温服。

《医学衷中参西录》方一首

《医学衷中参西录》亦称《衷中参西录》，是清代张锡纯所著，初刊于1918~1934年间。

全书共30卷，结合中西医学理论和张氏的医疗经验阐发医理，颇多独到见解。修订本分为医方、药物、医论、医话和医案5部分，被认为是指导临床防病治病、科学研究的不可多得的参考书。

书中收录有大量的病例及方剂，《古代经典名方目录（第一批）》收录其中的升陷汤1方。

升陷汤

1.处方及用法

【组成】生黄芪18g，知母9g，柴胡4.5g，桔梗4.5g，升麻3g。

【用法】上药加水煎煮，取汁温服。

2.功用与应用

【用药精义】本方重用黄芪，配伍升麻、柴胡以升阳举陷，并以知母之凉润以制黄芪之温，桔梗载药上行用为向导。

【应用要点】大气下陷。主治气短不足以息，或努力呼吸，有似乎喘，或气息将停，危在顷刻，脉沉迟微弱，或参伍不调。

【现代应用】多用于胃下垂、子宫脱垂等内脏下垂病证。

张锡纯说：升陷汤以黄芪为主者，因黄芪既善补气，又善升气，且其质轻松，中含氧气，与胸中大气有同气相求之妙用，惟其性稍热，故以知母之凉润者济之；柴胡为少阳之药，能引大气之陷者自左上升；升麻为阳明之药，能引大气之陷者自右上升；桔梗为药中之舟楫，能载诸药之力上达胸中，故用之为向导也。张氏还强调对证加减：其气分虚极者，酌加人参，所以培气之本也；或更加萸肉，所以防气之涣也。至若少腹下坠或更作疼，其人之大气直陷至九渊，必需升麻之大力者以升提之，故又加升麻五分或倍作二钱也。

3.医案举例

失音案

张锡纯治一人，年40许，失音半载，渐觉咽喉发紧，且常溃烂，畏风恶寒，冬日所着衣服，至孟夏犹未换。饮食减少，寝成虚劳，多方治疗，病转增剧。诊其脉，两寸微弱，毫无轩起之象，知其胸中大气下陷也。投以升陷汤，加元参四钱，两剂，咽喉即不发紧。遂减去升麻，又连服十余剂，诸病皆愈。

咳喘案

张锡纯治一人，年20余。动则作喘，时或咳嗽，医治数年，病转增剧，皆以为劳疾不可治。其脉非微细，而指下若不觉其动，知其大气下陷，不能鼓脉外出，以成起伏之势也。投以升陷汤，加人参、天冬各三钱，连服数剂而愈。

肺气肿案

邵飞治某男，69岁。3年前出现咳嗽咳痰，痰白黏量少；1年前受凉后咳嗽咳痰加重，伴呼吸困难，咳嗽剧烈或步行上楼或快走时出现，伴发热，诊见精神弱，面色暗，唇甲紫绀，张口抬肩坐位喘息，发热恶寒，轻微活动则喘憋明显，活动耐力明显下降，咳嗽无力，痰色白，痰质黏稠，夜间憋醒数次，舌质黯红，苔白腻，脉浮滑数，沉取无力。肺痿病，证属胸中大气下陷兼瘀血阻络，痰浊不化，治以升举大气，活血通络，肃肺化痰，方宗升陷汤。用药：生黄芪30g，生知母5g，升麻5g，柴胡5g，桔梗5g，三七花3g，沙棘3g，钩藤10g，薄荷5g，丹参20g，党参5g，瓜蒌皮10g，丝瓜络10g，金银花10g，杏仁9g，厚朴10g，泽泻10g，五味子5g，生麦芽15g，炙甘草10g。服7剂，精神及喘促明显好转，咳嗽轻微，痰量明显减少，无发热，纳食渐多，小便量多，大便可，但时有腰痛，苔薄白腻，舌黯尖红，脉沉滑、尺不足，重在滋补肾水，方选六味地黄丸合升陷汤加味。

甲亢案

施仁潮治许女，35岁。甲亢1年余，心悸不宁，易汗出，两手颤抖，精神疲乏，易疲劳，易饥饿，体重明显减轻，多烦热，性情急躁，纳食差，睡眠差，小便短赤，大便干涩。苔黄腻，舌暗红，脉弦数。甲状腺彩超提示：甲状腺弥漫性病变，双侧甲状腺多发实性结节，腺瘤。法宜益气升陷，养阴清肝，以升陷汤加味。用药：生黄芪20g，知母9g，柴胡6g，升麻6g，桔梗6g，夏枯草30g，生白芍15g，元参12g，生白术15g，连翘10g。

糖尿病案

杨世勇治高男，36岁。口干渴、多饮1年余，某医院诊断为2型糖尿病，口服二甲双胍片联合阿卡波糖片，血糖控制差。诊见口干渴，乏力困倦，活动后汗出，心慌气短，睡眠多梦易醒，食欲可，小便频数、量多，大便可，舌淡暗，苔薄白，稍腻，脉细无力。消渴，脾虚气陷，肾阴不足，治以益气健脾为主，辅以固肾止渴。用药：黄芪50g，山药40g，升麻5g，玄参15g，葛根15g，天花粉25g，黄连10g，肉桂2g，丹参20g，太子参30g，山茱萸40g，五味子15g，甘草10g，虎杖20g，白术30g。服7剂，口干、倦怠症状明显缓解，嘱减少二甲双胍片用量。三诊口干渴明显好转，气短汗出明显改善，睡眠好转，前方去黄连、肉桂继续服用。

4.名方原本

治胸中大气下陷，气短不足以息……

生黄芪六钱，知母三钱，柴胡一钱五分，桔梗一钱五分，升麻一钱。

水煎服。

《温病条辨》方五首

《温病条辨》为清代吴瑭撰写，成书于嘉庆三年（1798）。

全书共6卷，是在继承叶天士理论的基础上参古博今，结合临证经验，撰写而成。书中依据叶桂的温热病学说，明确温病分三焦传变，阐述风温、温毒、暑温、湿温等病证的治疗，条理分明。其书被奉为温病学的代表作，为医家所重，医家王孟英、叶霖等曾为之评注。

书中对叶天士散存于医案中之清热养阴诸法归纳为清络、清营、育阴等治法，对叶天士之验方进行化裁，有了桑菊饮、清宫汤、连梅汤等名方。

《古代经典名方目录（第一批）》收录其中的三甲复脉汤、沙参麦冬汤、新加香薷饮、桑杏汤和益胃汤5方。

| 三甲复脉汤

1. 处方及用法

【组成】炙甘草18g，干地黄18g，生白芍18g，麦冬15g，阿胶9g，麻仁9g，生牡蛎15g，生鳖甲24g，生龟甲30g。

【用法】上药先煎生牡蛎、生鳖甲、生龟甲20分钟，再放余药，加水足量，煮取汁，分3次服用。

2. 功用与应用

【用药精义】本方称"三甲"，是指所用药物中的牡蛎之甲壳、鳖之背甲、乌龟之腹甲，三种动物贝甲并用，滋阴潜阳之功甚强。"复脉"，是指在复脉汤的基础上创立，其中生地黄、白芍、阿胶补血滋阴，麦冬、麻仁润燥生津，炙甘草有味甘津回之意。

【应用要点】阴虚阳亢。主治下焦温病，热深厥甚，脉细促，心中憺憺大动，甚则心中痛者；以及燥久伤及肝肾之阴，上盛下虚，昼凉夜热，或干咳，或不咳，甚则痉厥者。

【现代应用】多用于中暑、流行性脑脊髓膜炎、流行性乙型脑炎等引起的肢体抽搐，高血压病引起的眩晕、心悸，糖尿病并发虚脱及低血钙手足搐搦等。

> 三甲复脉汤去龟甲、鳖甲、麻仁为"一甲复脉汤"，治温热伤阴，大便溏泻；去龟甲为"二甲复脉汤"，治阴虚肾不养肝的手指蠕动。
>
> 本方加鸡蛋黄一枚（生冲），五味子10g，即大定风珠，治虚风内动，肢端蠕动。

3. 医案举例

心律不齐案

王琪琪治某男，67岁。心悸不宁，胸闷气短，心烦易躁，时作时止，平均每天发作1~2次，每次持续10分钟~1小时不等，无明显发作诱因，发时自觉心律不齐，心前区震颤，伴乏力，时有盗汗，口干欲饮，纳眠可，二便调，舌暗红，苔少，脉弦细。西医诊断：心律失常，阵发性心房颤动；2型糖尿病；肝硬化。中医诊断心悸，证属阴虚阳浮，瘀血内阻，予三甲复脉汤加味。用药：生地 12g，麦冬 20g，白芍 30g，阿胶 10g，火麻仁 18g，炙甘草 6g，龟甲 6g，鳖甲 6g，牡蛎 30g，丹参 10g，仙鹤草 18g，生山楂 12g。服 7 剂，心房颤动 1 周发作 2 次，持续时间约 10~20 分钟，乏力、盗汗较前减轻，仍有胸闷不舒，情绪不畅时明显，遇事易心烦，于上方加柴胡 12g，香附 12g，栀子 12g，淡豆豉 12g。续服 7 剂。

嗜睡案

治邱男，80 岁。昏沉嗜睡月余，终日卧床，昏沉嗜眠，语言不利，呼之能应，意识尚清，肢体枯瘦如柴，咳嗽，痰黏不易咯出，纳谷甚少，大便干燥，数日一行，小便不畅。舌苔黄褐色如积粉，舌干红，脉弦劲有力。证属肝肾不足，津亏液枯，治法滋阴潜阳。用药：生牡蛎 40g，龟甲 30g，鳖甲 30g，生地 15g，麻仁 10g，白芍 24g，阿胶珠 10g，生甘草 10g，川贝母 10g，元参 15g，麦冬 12g，五味子 10g。服 7 剂，全身干缩状态减轻，水津未复，舌上津回，大便已调，排尿流畅，咳嗽亦减轻，舌红，舌苔灰褐色，脉弦劲有力，续服 7 剂。

龚男，10 岁。右上肢抽搐，双眼不自主瞬动近半年。北京某医院确诊为儿童抽动症。诉系患儿学习成绩差，多次遭打骂受惊吓引起。诊见舌红无苔，脉弦细无力，治以滋阴潜阳，化痰息风。用药：生白芍 30g，甘草 6g，生地 15g，麦冬 10g，龟甲 10g，鳖甲 10g，海浮石 15g，龙骨 20g，牡蛎 20g，磁石 30g，益智仁 10g，太子参 12g，川芎 6g，赤芍 6g，莪术 5g，石菖蒲 15g，远志 9g，当归 12g，天麻 6g，钩藤 10g。每天 1 剂，水煎服。服药 15 剂后二诊，右上肢抽搐明显好转，双眼不自主瞬动减轻，但大腿肌肉不自主抽动，颈项稍有强直，饮食睡眠均正常。舌赤红，有白苔，脉弦细有力。前方加五味子 6g，鸡子黄 2 枚，取吴鞠通大定风珠之意，继服 10 剂。三诊：药后抽搐完全好转，舌红苔薄白，脉缓。阴液已复，虚风已息，用三甲复脉汤原方，继服 7 剂，以善其后。

4.名方原本

下焦温病，热深厥甚，脉细促，心中憺憺大动，甚则心中痛者，三甲复脉汤主之。燥久伤及肝肾之阴，上盛下虚，昼凉夜热，或干咳，或不咳，甚则痉厥者，三甲复脉汤主之。

炙甘草六钱，干地黄六钱，生白芍六钱，麦冬五钱（不去心），阿胶三钱，麻仁三钱，生牡蛎五钱，生鳖甲八钱，生龟甲一两。

水八杯，煮取八分三杯，分三次服。

沙参麦冬汤

1. 处方及用法

【组成】沙参9g，玉竹6g，生甘草3g，冬桑叶4.5g，麦冬9g，生扁豆4.5g，天花粉4.5g。

【用法】上药加水，煎煮取汁，煎两次，分两次温服。

2. 功用与应用

【用药精义】方中沙参、麦冬清养肺胃，玉竹、天花粉生津解渴，生扁豆、生甘草益气培中、甘缓和胃，配以桑叶轻宣燥热，各药配合使用，有清养肺胃、生津润燥之功效。

【应用要点】燥伤肺胃阴分，津液亏损，主治咽干口渴，干咳痰少而黏，或发热，脉细数，舌红少苔者。

【现代应用】多用于上呼吸道感染、慢性咽炎、急慢性支气管炎、变异性哮喘、支气管扩张、慢性胃炎、食管炎、胃癌、肺癌等。

沙参麦冬汤是清代名医吴鞠通为温病后期燥伤肺胃阴分而创立，诸药合用，既养肺胃，清余热，又可防滋阴之品助湿呆胃，是清养肺胃、生津润燥的代表方剂。

3. 医案举例

咳嗽案

韩婷芬治马女，43岁，教师。咳嗽时轻时重5年余，多方求医未效。初诊时见形体偏瘦，性情急躁，自述喉咙干痒，干咳剧烈，夜间尤甚，喉间有痰，咳吐不爽。口干欲饮，微有盗汗。望诊见舌质干红，苔薄黄，脉细数。辨证为素体阴虚，外感风寒，引发伏燥，水不制火，肺失宣降。证属燥咳，治宜清热养阴润燥，方用沙参麦冬汤加减。分析：燥为秋令之气，时邪多由皮毛、口鼻进犯人体，进而犯肺，易发外感燥咳。津液不足，肺失宣降是燥咳的主要病因病机。根据《内经》"燥者濡之"的原则，治疗以甘润为主，温燥则清，凉燥则温，内燥则养阴润肺。由于咽喉为肺之门户，临床上根据情况酌加祛风利咽之品。又因燥易伤津，因此不论病之新久，加适量的养阴生津药。肝郁之体易化热，木火刑金，可配伍疏肝药物同用。

口腔溃疡案

李国琳治某女，52岁。常年口腔溃疡，口腔内有1~2处溃疡点，溃烂面颜色呈灰白色，易于反复发作或此愈彼起、绵延不断，睡眠差，多梦易醒，盗汗，大便干，舌红、少苔、脉细数。阴虚火旺，宜养阴生津，予沙参麦冬汤加味：北沙参30g，麦冬20g，淮小麦30g，远志12g，天花粉10g，桑叶10g，绞股蓝12g，玉竹15g，酸枣仁30g，生地15g，女贞子15g，芦荟3g，甘草10g。7剂，水煎服。服4剂，溃疡即消退，睡眠可。

痤疮案

邓燕治张女，19岁。面部粉刺、丘疹、脓疱1月余，伴口干心烦，舌红，苔薄黄，脉细数。查面部皮疹以红色或皮色粉刺丘疹为主，脓疱较少。面部"T"字部位皮肤呈油性，面颊部位皮肤偏干有细纹。辨证为肺阴亏虚兼肺经风热，宗滋阴润肺、清肺解毒之法，以沙参麦门冬汤为主方。用药：沙参12g，玉竹10g，麦冬10g，冬桑叶10g，天花粉10g，蒲公英15g，枇杷叶15g，知母10g，黄芩12g，生地15g，生甘草3g。服7剂，面部粉刺、丘疹颜色转淡，数目减少，脓疱熟后经消毒挤出脓栓已结痂，口干心烦均明显改善，面部"T"字部油脂稍减少。继润肺清热之法调理3周。

痿证案

冯莉介绍，沙参麦冬汤治疗痿证，因温病而发，阴津大亏，导致肺津枯损不能输布全身，筋脉失其润养。以沙参麦冬汤加味，养胃生津，使胃阴渐复，肺津充沛，四肢肌肉筋脉得到滋养，痿证自愈。如冯女，18岁。自诉曾患"乙脑"，经治好转，但四肢无力，手不能握物，足不能站立，诸症不愈。西医诊为乙脑后遗症。证见四肢乏力麻木，皮肤干燥，心烦口渴，咽干，小便黄少，大便秘结，苔微黄，舌质红，脉细数，乃由温病高热，灼伤肺津所致，治法"独取阳明"，方用沙参、丹参、生地各15g，麦冬、天花粉、玉竹、玄参、赤芍、木瓜、五加皮、伸筋草各10g，五味子3g，桑枝2尺，服药半月，配以针灸治疗，四肢麻木渐消，乏力减轻，唯口苦，心烦，便结尚存，上方去伸筋草、木瓜，加当归10g，鸡血藤15g，续服20剂，四肢活动逐渐恢复。随访1年，体安无恙。

4.名方原本

燥伤肺胃阴分，或热或咳者，沙参麦冬汤主之。

沙参三钱，玉竹二钱，生甘草一钱，冬桑叶一钱五分，麦冬三钱，生扁豆一钱五分，花粉一钱五分。

水五杯，煮取二杯，日再服。

新加香薷饮

1.处方及用法

【组成】香薷6g，金银花9g，扁豆花9g，厚朴6g，连翘6g。

【用法】上药加水煎服。水5杯，煮取2杯，先服1杯，得汗止后服，不汗再服，服尽不汗，再作服。

2.功用与应用

【用药精义】吴鞠通说，香薷辛温芳香，能由肺之经而达其络；鲜扁豆花，芳香而散，且保肺液；厚朴苦温，能泻实满；银花、连翘，其辛凉达肺经之表。温病最忌辛温，暑病不忌者，以暑必兼湿，湿为阴邪，非温不解，故此方用辛温香薷、厚朴，而余则佐以辛凉。

【应用要点】暑温初起，复感风寒。主治恶寒发热，无汗，心烦面赤，口渴，苔白，脉右洪大左反小者。

【现代应用】多用于中暑初起、流行性乙型脑炎等。

香薷饮用香薷辛温以散阴邪而发越阳气，厚朴之苦温以除湿邪，通行滞气，扁豆甘淡，利水和中，用于解表清暑，健脾利湿。吴鞠通在该方基础上，扁豆改用鲜扁豆花，取其芳香而散，且保肺液，恶其呆滞。更以银花、连翘，取其辛凉达肺经之表，纯从外走，使能达邪。

清宫每年5到7月，在乾清宫、寿安宫、养心殿、颐和园等处发放，让王公大臣、宫中人用来预防中暑。是以《太平惠民和剂局方》香薷饮加味，考虑到暑伤气，暑挟湿，增加了黄芪、赤茯苓、陈皮、甘草等益气调中，清暑而不伤气，去湿而不伤阴，成为夏月养生之饮品。

3. 医案举例

暑湿夹风案

蒲辅周治韩男，6岁。发热2天，头痛，嗜睡，抽风2次，经住院多项检查，确诊为流行性乙型脑炎（重型）。诊见高热无汗，面潮红，嗜睡明显，偶有烦躁，舌质红，苔白中夹黄，脉浮弦数。暑湿挟风，表里两闭，治拟清暑去风，表里两解。用药：香薷4.5g，扁豆花6g，厚朴4.5g，金银花6g，淡豆豉12g，炒僵蚕6g，淡竹叶6g，杏仁6g，连翘4.5g，葱白3寸，六一散12g，紫雪丹3g（分5次冲服）。服1剂，体温基本正常，偶有低热，能坐起食饭，大小便转正常，除颈部尚有轻度抵抗外，余症皆消失，前方续服1剂，不再用紫雪，服后诸证皆平，食、眠、便俱正常。

暑温案

余希瑛治李女，37岁。发热恶寒、咽痛10天，伴有无汗，头重如裹，四肢酸痛不适，口干而不欲饮，胸脘痞闷，大便干结，小便短少色黄。诊见体温39.6℃，舌尖红，苔厚黄腻，脉濡滑数。暑温挟湿证，治宜祛暑解表，清热利湿解毒，方用新加香薷饮加味。用药：金银花15g，连翘15g，香薷6g，扁豆15g，厚朴9g，黄芩9g，淡竹叶12g，通草10g，苡仁20g，藿香10g，荆芥10g，柴胡10g，薄荷5g，生甘草5g。服3剂，热退身凉，原方去通草、淡竹叶、荆芥，加佩兰12g，桑枝12g。连服4剂，诸症悉解。

小儿疱疹性咽炎案

张硕治王女，14个月大，发热3天，急性热性病容，哭闹不安，流涎，舌质红、苔薄黄腻，咽充血，脉数，指纹紫红。疱疹性咽炎，治法解表清热化湿，香薷饮加味。用药：香薷3g，佩兰3g，厚朴3g，银花5g，连翘5g，扁豆5g，生大黄2g。泡服，并用50%酒精擦浴。服药后2小时全身微汗，体温逐渐下降，6小时后排糊状大便1次，量多，1天内解稀大便4次，1天半体温恢复正常，停用生大黄，继用上药泡服，4天后症状、体征消失。

银屑病案

张运萍治叶男，42岁。长期在空调环境中工作，很少出汗，诊见全身皮肤散在多处红色皮损，上覆白色鳞屑，皮肤干燥，肘关节、膝关节疼痛剧烈，脘痞、纳呆，大便黏腻、解之不畅，小便黄，舌苔浊腻，脉濡滑。用药：香薷15g，金银花12g，连翘12g，扁豆15g，厚朴9g。二诊：皮损、白色鳞屑、皮肤干燥减轻，肘关节、膝关节疼痛明显缓解，脘痞、纳呆、大便黏腻、解之不畅均减轻，小便黄，舌苔略浊腻，脉弦滑，守方续进7剂。

4.名方原本

手太阴暑温，如上条证，但汗不出者，新加香薷饮主之。

香薷二钱，银花三钱，鲜扁豆花三钱，厚朴二钱，连翘二钱。

水五杯，煮取二杯，先服一杯，得汗止后服，不汗再服，服尽不汗，再作服。

桑杏汤

1.处方及用法

【组成】桑叶 3g，杏仁 4.5g，沙参 6g，浙贝 3g，淡豆豉 3g，山栀皮 3g，梨皮 3g。

【用法】上药加水煎煮取汁，一次服下；病重者再取一料煎煮服用。

2.功用与应用

【用药精义】方中桑叶清宣燥热，透邪外出；杏仁宣利肺气，润燥止咳，共为君药。豆豉辛凉透散，助桑叶轻宣透热；浙贝清化热痰，助杏仁止咳化痰；沙参养阴生津，润肺止咳，共为臣药。栀子皮质轻入上焦，清泄肺热；梨皮清热润燥，止咳化痰，均为佐药。

【应用要点】外感温燥证，主治身热不甚，口渴，咽干鼻燥，干咳无痰或痰少而黏，舌红，苔薄白而干，脉浮数而右脉大者。

【现代应用】多用于上呼吸道感染、急慢性支气管炎、支气管扩张咯血、百日咳等证属外感温燥、邪犯肺卫者。

识方心得

《成方便读》：此因燥邪伤上，肺之津液素亏，故见右脉数大之象，而辛苦温散之法，似又不可用矣。止宜轻扬解外，凉润清金耳。桑乃箕星之精，箕好风，故善搜风，其叶轻扬，其纹象络，其味辛苦而平，故能轻解上焦脉络之邪。杏仁苦辛温润，外解风寒，内降肺气。但微寒骤束，胸中必为不舒，或痰或滞，壅于上焦，久而化热，故以香豉散肌表之客邪，宣胸中之陈腐。象贝化痰，栀皮清热，沙参、梨皮养阴降火，两者兼之，使邪去而津液不伤，乃为合法耳。

3.医案举例

咳嗽案

戚建明治王女，67岁，教师。5天前因用空调感冒后出现咳嗽少痰，咯痰不爽，咽干微痛，咽痒则咳，先后服用阿奇霉素、氧氟沙星、抗病毒冲剂、感冒清、桑菊片等，咳嗽不止，咽痒如蚁行，痰黏难咯，口干不欲多饮，大便干燥，咽部微充血，咽后壁有淋巴滤泡增生，舌质略红，苔薄少，脉弦细。以桑杏汤加减，药用：桑叶12g，杏仁12g，栀子12g，浙贝母12g，麦冬12g，防风12g，薄荷12g，牛蒡子12g，桔梗12g，木蝴蝶12g，射干12g，僵蚕12g，梨皮30g，板蓝根30g，银花30g，蝉蜕10g，甘草5g。服3剂症状缓解，继服3剂，咳嗽、咽痒消失，咽部已不充血。

喉源性咳嗽案

治纪女，40岁。1个月前感冒发热，体温高达38.6℃，经治3天后体温正常，唯咳嗽不止，继续西药镇咳、消炎治疗，效果不佳。诊见干咳少痰，咽喉干痒则咳，咳嗽连声，入夜尤甚，咽喉有疼痛感，舌质偏红少津，苔薄黄，脉细微，属喉源性咳嗽。方用桑杏汤合桔梗汤加减：桑叶12g，杏仁15g，川贝母10g，沙参15g，桔梗12g，甘草10g，蝉蜕12g，牛蒡子12g，炙杷叶12g，丹皮12g，金银花15g，连翘12g。水煎服，5剂，咳嗽咽痒等症明显减轻；继服5剂，咳嗽消失。

顽痰久咳案

李爱朵治某女，45岁。因受冷发病，症见头痛、发热全身不适，继而咳嗽痰多，呈白色浓痰。经治头痛发热减轻，但咳嗽不减，尤以早晚为甚，虽经辗转月余，前症未减，咳嗽痰多色黄，且黏稠难咯，胸部憋闷，口渴，便黄，舌红，苔黄厚腻，脉弦滑，属痰热蕴肺，肺失宣降，治宜清泻肺热、化痰止咳，投桑杏汤加减。用药：桑白皮15g，杏仁15g，败酱草15g，桔梗12g，紫菀12g，黄芩10g，半夏10g，葶苈子10g，陈皮10g，生石膏30g，甘草9g。服3剂，咳嗽明显减轻，胸痛缓解，咯痰减少，前方去石膏，加贝母9g，远志9g，继服5剂，诸症俱愈。

甲状腺肿大案

黄敏用桑杏汤加减治疗亚急性甲状腺炎60例，总有效率为96.67%，疗效确切，未见明显不良反应。施仁潮治陈女，B超提示甲状腺肿大，局部按之有肿块，按之痛，质硬，并有发热、咽痛、食欲不振、神疲乏力，苔薄黄腻，舌红，脉弦细数。以桑杏汤加减。用药：桑叶12g，杏仁10g，浙贝12g，北沙参10g，淡豆豉12g，蝉蜕6g，柴胡6g，黄芩12g，生山栀10g，重楼5g，炒青皮10g。

4.名方原本

秋感燥气，右脉数大，伤手太阴气分者，桑杏汤主之。

桑叶一钱，杏仁一钱五分，沙参二钱，象贝一钱，香豉一钱，栀皮一钱，梨皮一钱。

水二杯，煮取一杯，顿服之，重者再作服。

益胃汤

1.处方及用法

【组成】沙参9g，麦冬15g，冰糖3g，细生地15g，玉竹4.5g。

【用法】上药加水，煎煮取汁，分两次服。药渣再加水煎煮取汁服下。

2.功用与应用

【用药精义】方中重用生地、麦冬为君药，取其味甘性寒，养阴清热，生津润燥，是甘凉益胃之要药。配伍沙参、玉竹养阴生津，以加强生地、麦冬益胃养阴之力，用为臣药。冰糖濡养肺胃，调和诸药，为佐使药。五药配伍，药简力专，共奏养阴益胃之功。

【应用要点】热病伤阴，主治阳明温病，下后汗出，胃阴受伤者。本方为滋养胃阴的代表方剂，以食欲不振、口干燥、舌红少苔、脉细为证治要点。

【现代应用】多用于慢性胃炎、糖尿病、小儿厌食症、地图舌等证属胃阴亏损者。

《成方便读》：夫伤寒传入阳明，首虑亡津液，而况温病传入阳明，更加汗、下后者乎？故虽邪解，胃中之津液枯槁已盛，若不急复其阴，恐将来液亏燥起，干咳身热等证有自来矣。阳明主津液，胃者五脏六腑之海。凡人之常气，皆禀于胃，胃中津液一枯，则脏腑皆失其润泽。故以一派甘寒润泽之品，使之饮入胃中，以复其阴，自然输精于脾，脾气散精，上输于肺，通调水道，下输膀胱，五经并行，津自生而形自复耳。

3. 医案举例

慢性咽炎案

施仁潮治寿男，52岁。从教，多用嗓，慢性咽炎多发，讲话多时有声哑，吃辛辣食物即咽痛，口干咽燥，咽红，喉间似有痰阻，苔薄腻、舌红，脉细数。治法：润肺养阴，清利咽喉。用药：北沙参9g，麦冬9g，生地15g，玉竹15g，元参12g，乌梅9g，木蝴蝶5g，桔梗6g，甘草6g。每日1剂，加水煎煮，作茶时时饮用。

消化不良案

刘海军将120例病例随机分为两组，其中中药益胃汤治疗组80例，西药吗丁啉对照组40例。两组均治疗4周比较疗效。结果显示，治疗组总有效率为96.2%，对照组总有效率为75%。提示中药益胃汤治疗功能性消化不良有良好的效果。

慢性浅表性胃炎案

陈萍以益胃汤加减，治疗慢性浅表性胃炎胃阴虚证，用药：北沙参

30g，麦冬15g，玉竹10g，生地黄20g，白芍30g，乌梅10g，白术15g，陈皮10g，甘草6g。结果98例患者有效率为93.75%。施仁潮治徐男，37岁。有抽烟史，1日1包香烟，喜欢吃辣，咽红，口干、口苦、口臭，干咳无痰，胸次不适，多有泛酸，胃脘痞满，大便干结，苔薄黄腻，舌红，脉细数。阴虚津伤，治在滋养，用益胃汤为主方。用药：生地15g，麦冬9g，北沙参12g，玉竹12g，芦根30g，鲜石斛12g，天花粉15g，炙甘草6g，威灵仙12g。

慢性萎缩性胃炎案

高庆元将96例慢性萎缩性胃炎患者随机分为两组，各48例，对照组给予常规西医治疗，观察组加用益胃汤治疗。结果证明益胃汤能明显改善慢性萎缩性胃炎患者的主要临床症状。连起虎将46例住院患者随机分为两组。对照组23例用胃复春，治疗组23例用益胃汤，连续治疗90天为1个疗程。观测临床症状、胃黏膜、纤体萎缩、不良反应。结果显示，益胃汤治疗慢性萎缩性胃炎疗效满意。

十二指肠溃疡案

王敬武随机选取十二指肠溃疡患者120例，中医诊断属于阴虚型者，随机分为实验组和常规组，每组由患者60例，实验组患者给予益胃汤合乌贝散，常规组患者给予法莫替丁，治疗60天。结果显示，实验组患者的总有效率为95.0%，常规组患者的总有效率为71.7%，提示益胃汤合乌贝散对于阴虚型十二指肠溃疡的治疗有较好的疗效。

小儿厌食症案

郭丽媛用益胃汤治疗小儿厌食症，方法是将56例脾胃阴虚型小儿厌食症患者分为两组，每组28例，一组进行常规治疗，一组同时配合益胃汤治疗，8周后比较两组治疗效果。结果显示，益胃汤对小儿脾胃阴虚型厌食症有治疗作用。

4.名方原本

阳明温病，下后汗出，当复其阴，益胃汤主之。

沙参三钱，麦冬五钱，冰糖一钱，细生地五钱，玉竹一钱五分（炒香）。

水五杯，煮取二杯，分二次服，渣再煮一杯服。

《医学心悟》方三首

《医学心悟》为清代程国彭撰写，成书于1732年。

全书共5卷，卷1阐述四诊、八纲及汗吐下和温清补消八法的理论法则及其在临床上的运用；卷2阐述《伤寒论》的理论和证治；卷3~5分述内、外、妇产、五官等科主要病证的辨证论治，每证分别记述病原、病状、诊断和治法。

该书系综合性医书，书中明确提出辨证八纲、施治八法理论，并对伤寒及内、外、妇、五官科疾病做了全面论述。全书语言精练，分类清晰，论述简要，选方切于实用，被奉为中医入门者的必读之书。

《古代经典名方目录（第一批）》收录其中的蠲痹汤、二冬汤和半夏白术天麻汤3方。

蠲痹汤

1. 处方及用法

【组成】羌活3g，独活3g，桂心1.5g，秦艽3g，当归9g，川芎2.1g，炙甘草1.5g，海风藤6g，桑枝9g，乳香2.4g，木香2.4g。

【用法】水煎服。

2. 功用与应用

【用药精义】本方通治风、寒、湿三气合而成痹。方用羌活、独活、桂心、秦艽、海风藤、桑枝祛风除湿散寒，再用当归、川芎、乳香养血活血止痛，行血以助祛风散寒除湿。

【应用要点】风寒湿邪痹阻。主治肢体重着，关节酸痛，活动不利，得热则减，遇阴雨寒冷则加剧，舌苔白腻，脉弦紧。

【现代应用】多用于风湿性关节炎、肩关节周围炎、腰肌劳损等。

识方心得

　　本方同名者很多，其中《杨氏家藏方》蠲痹汤有较大影响。其书用药当归、羌活、姜黄、白芍药、黄芪、防风、甘草，功能祛风胜湿，益气和营，主治营卫两虚，风湿痹痛，尤其是痹痛偏于项、背、肩臂者。辛能散寒，风能胜湿，用防风、羌活除湿而疏风；更以黄芪、炙甘草补气而实卫，当归、赤芍活血而和营；姜黄理血中之气，能入手足而祛寒湿。

　　名老中医拟制有地乌蠲痹汤，用于治疗腰痹。方药组成：生地60g，制川乌9g（编者注：有毒中药，慎用），威灵仙9g，蚕沙15g，秦艽15g，乌梢蛇6g，怀牛膝9g，豨莶草15g，五加皮15g，独活9g。风偏胜者加防风10g，桂枝10g；寒偏胜者加细辛5g，乳香10g，没药10g；湿偏胜者加苡仁15g，茯苓15g，苍术9g；热偏胜者加知母9g，黄柏9g。用法是制川乌先煎20分钟后，加入其他药物同煎，1剂1天，煎2次后合在一起，分3次口服，7天为一个疗程。

3.医案举例

头痛案

施仁潮治俞女，46岁。头偏右侧痛，颈后痛，右肩臂酸痛，四肢无力，手足不温，肌肉渐见萎缩，苔薄腻，舌暗淡，脉沉迟，拟蠲痹汤加减。用药：羌活9g，独活15g，肉桂3g，当归9g，川芎9g，炒白芍15g，炙黄芪30g，熟地黄20g，海风藤12g，秦艽9g，桑枝20g，地龙9g，姜黄9g。

痹证案

丁甘仁治黄男，髀部痹痛，连及腿足，不能步履，有似痿之状，已延2月之久。痿不痛，痛则为痹。脉左弦滑，右濡滑。风寒湿三气杂至，合而为痹，痹者闭也，气血不能流通所致。拟蠲痹汤加减，温营去风，化湿通络。全当归6g，大白芍4.5g，桂枝1.8g，清炙草1.8g，紫丹参6g，云茯苓9g，秦艽6g，牛膝6g，独活3g，海风藤9g，防己6g，延胡索3g，嫩桑枝9g，陈木瓜9g。

腰腿痛案

姜春华治龚男，48岁。腰部酸胀，疼痛从臀部、大腿后面放射至小腿背侧及足跟。口服非甾体类抗炎镇痛药后疼痛减轻，但每于变天及劳累后则发，发时疼痛剧烈，行走不便，日轻夜重，畏寒喜暖，舌淡苔白，脉弦紧。用药生地60g，制川乌9g（编者注：有毒中药，慎用），威灵仙9g，蚕沙15g，秦艽15g，乌梢蛇6g，怀牛膝9g，豨莶草15g，五加皮15g，独活9g。服3剂，疼痛减轻，原方加细辛5g，桂枝10g，续服10剂，症状完全消失，随访2年未复发。

风湿性关节炎案

杨依方治龚某，女，27岁。产后半月，因天气炎热，常吹电风扇取凉，渐感游走性肢节疼痛，肩膝关节酸楚，坐久则腰酸腰痛，右无名指中节肿胀不能伸直，偶作头痛。舌薄白，质红，舌边有齿痕，脉浮细数。面色略显苍白，右手无名指中节略见肿胀，屈曲不利，其余关节活动正常，无肿胀。风湿性关节炎慢性期，中医诊断风痹，治法疏风活血，调和营卫，以蠲痹汤加减治之。用药：生黄芪15g，细桑枝15g，片姜黄6g，伸筋草10g，宣木瓜10g，当归12g，荆芥6g，防风6g，细川芎6g，威灵仙10g，千年健10g，炒川续断12g，制狗脊15g，川桂枝6g，赤芍药10g，白芍10g。服7

剂，肢节酸痛好转，右无名指肿胀亦减，去威灵仙、木瓜，加僵蚕10g，白术10g，再服7剂。

膝骨性关节炎案

李家庚以蠲痹汤加减治疗膝骨性关节炎60例，用当归、羌活、独活、桂枝、海风藤、桑枝、秦艽、川芎、木香、乳香、甘草，总有效率达95%。施仁潮用此方治疗膝骨性关节炎，湿热偏重者，合四妙丸，寒湿偏重者，合二仙汤。

4.名方原本

通治风、寒、湿三气，合而成痹。

羌活、独活各一钱，桂心五分，秦艽一钱，当归三钱，川芎七分，甘草五分（炙），海风藤二钱，桑枝三钱，乳香、木香各八分。

水煎服。

❀｜二冬汤

1.处方及用法

【组成】天门冬6g，麦门冬9g，天花粉3g，黄芩3g，知母3g，荷叶3g，人参1.5g，甘草1.5g。

【用法】水煎服。

2.功用与应用

【用药精义】方中天门冬性寒味甘苦，归肺、肾经，具有养阴润燥、清火生津之功；麦门冬性微寒，味甘微苦，归心、肺、胃经，具有养阴润肺、益胃生津、清心除烦之功，二药共为君药。天花粉性微寒，味甘微苦，归肺、胃经，功能清热生津，清肺润燥；知母、黄芩清肺热，共奏养阴润肺、清热化痰之功；人参大补元气，生津止渴；荷叶清泄郁热，生津止渴；甘草调和诸药。

【应用要点】阴虚内热，阴津损伤。治疗消渴多饮，肺热咳嗽、痰少等。

【现代应用】多用于糖尿病、慢性胃炎、慢性支气管炎等。

识方心得

田锦鹰等观察二冬汤对糖尿病前期胰岛素敏感性的影响，方法是选择56例糖尿病前期人员作为观察对象；35例健康体检结果正常人员作为对照组。糖尿病前期人员给以二冬汤每日1剂，连续口服两个月。得出结论，二冬汤通过增加胰岛素敏感性，改善胰岛功能，有效治疗糖尿病前期病变。

3.医案举例

（咳）（嗽）（案）

顾惠英等使用二冬汤加减联用氟康唑治疗慢性支气管炎合并念珠菌感染58例显示，所选病例中医辨证分析痰色白黏，咳痰不易，口干咽燥，舌质红绛，苔少或剥脱，脉象细数，符合阴虚肺热者，治疗组予二冬汤为基本方，用药天冬15~25g，麦冬15~25g，天花粉12g，黄芩10g，知母10g，炙甘草8g。以此为基本方加减，每日1剂，水煎2次混合，分早晚服用。结果表明，治疗慢性支气管炎合并念珠菌感染证属阴虚肺热者效果显著。

（百）（日）（咳）（案）

李军波等治疗百日咳，以二冬汤辨证施治，用药：天冬10g，百部10g，瓜蒌12g，半夏6g，陈皮6g，枇杷叶10g。痰多气逆加葶苈子6g，莱菔子15g；呕吐加竹茹10g；气虚加党参10g；阴虚加黄精10g；咳甚加蜜款冬9g，蜜紫菀9g。每日1剂，水煎服，10剂为1个疗程。结果疗效显著。如治某男，7岁。1个月前有百日咳接触史，1周来畏冷发热，体温曾高至38.2℃，后咳嗽转剧，入夜尤甚，痉咳呕出黏痰方暂适。诊见痉咳，终末带有回吼声，呕而拒食，难寐，神疲，溺黄，大便偏干，眼睑浮肿，唇干，舌偏红而苔白，脉滑数无力。治法清热滋阴，降逆化痰，以二冬汤加竹茹10g，蜜款冬花9g，蜜紫菀9g。服6剂，痉咳明显缓解，夜寐能安，呕吐进食，舌见淡红，苔薄白，脉虚数，仍以二冬汤去陈皮、半夏，加党参10g，黄精10g，续服6剂，诸症悉平。

（糖）（尿）（病）（案）

冉晓丹等以二冬汤加减，治疗糖尿病合并甲状腺功能亢进症，治疗方法，用天冬15g，麦冬15g，北沙参10g，天花粉12g，黄芩10g，知母10g，甘草5g，荷叶10g，玄参15g，牡蛎12g，水煎服。治疗结果，总有效率为

90%。如李女，46岁，2年前无明显诱因出现多饮多食多尿，体重减轻，1个月前因情志不遂相继出现口干、多饮、易饥多食、疲乏无力、体重下降、情绪易于激动、心悸不适。给予西药，乏力感较前稍缓解，仍感心悸，口干多饮，易饥，多汗，急躁易怒，形体消瘦，肢体颤抖，甲状腺肿大，质软，光滑，无结节，可随吞咽而活动，苔黄、舌质红，脉细数。口服西药不变的同时，给予二冬汤加黄芪、生地、熟地、丹皮、白蒺藜、白芍。守方服用2周后，症状明显缓解，继服3周后症状基本消失，体重基本恢复正，甲状腺肿减轻，心率80次/分，空腹血糖6.9mmol/L。

肺癌案

王羲明以黄土二冬汤治疗原发性肺癌47例，鳞癌27例，腺癌13例，未分化癌3例，未定型癌4例。治疗后生存1年以上19例，占40.3%，其中大于3年者3例，大于5年者1例。治疗后淋巴细胞转化率、E玫瑰花结形成率等免疫指标均较治疗前有显著提高。用药：生地12g，熟地12g，天冬12g，麦冬12g，元参12g，生黄芪15g，党参15g，漏芦30g，土茯苓30g，鱼腥草30g，升麻30g。水煎服。功能益气养阴，清热解毒，主治原发性肺癌。口干甚者加知母12g，天花粉30g，制首乌12g；脾虚加茯苓15g，淮山药12g，黄精12g；咳嗽痰盛者加蒸百部15g，射干15g，佛耳草30g；热盛血痰加白花蛇舌草30g，七叶一枝花30g，花蕊石30g；气滞血瘀加八月札12g，延胡索15g，露蜂房30g。

4.名方原本

治上消者，宜润其肺，兼清其胃，二冬汤主之。

天冬二钱（去心），麦冬三钱（去心），花粉一钱，黄芩一钱，知母一钱，甘草五分，人参五分，荷叶一钱。

水煎服。

半夏白术天麻汤

1.处方及用法

【组成】半夏4.5g，白术3g，天麻3g，陈皮3g，茯苓3g，蔓荆子3g，炙甘草1.5g，生姜2片，大枣3枚。

【用法】水煎服。

2.功用与应用

【用药精义】方中半夏燥湿化痰，降逆止呕，天麻平肝息风而止头眩，共为君药；白术运脾燥湿，茯苓健脾渗湿，共为臣药；陈皮理气化痰，生姜、大枣调和脾胃，以为佐药；甘草协合诸药，用为使药。诸药相伍，共奏燥湿化痰、平肝息风之功。

【应用要点】风痰上扰。主治头昏眩晕，恶心呕吐。程国彭说：眩，谓眼黑；晕者，头旋也。有湿痰壅遏，头旋眼花，非天麻、半夏不除，半夏白术天麻汤主之。

【现代应用】多用于治疗高血压、冠心病、脑血管意外、癫痫、偏头痛、癔症、梅尼埃病、结核性脑膜炎等。

> 半夏白术天麻汤与二陈汤、小陷胸汤均能化痰，用治痰证。半夏白术天麻汤化痰息风，健脾祛湿，用于治疗风痰上扰证；二陈汤燥湿化痰，理气和中，用治湿痰证；小陷胸汤清热化痰，宽胸散结，用治痰热互结证。

3.医案举例

颈源性眩晕案

刘德玉应用半夏白术天麻汤加减治疗颈源性眩晕，疗效显著。用药：法半夏9g，天麻9g，白茯苓10g，陈皮10g，白术10g，苍术12g，生甘草6g。水煎2次共对为500毫升，早晚2次温服，14剂为1个疗程。认为颈源性眩晕多实少虚，实以痰著，脾湿生痰，肝风内动。痰浊蒙蔽清窍，风痰上扰，故眩晕、头重、耳鸣；痰气交阻，浊阴不降，故胸闷、呕恶、呃逆。治在化痰熄风，兼健脾燥湿。用半夏白术天麻汤，能使风熄痰消，眩晕自愈。

脑梗死案

刘小伟以半夏白术天麻汤加减治疗瘀痰互结型脑梗死28例临床观察，研究中对收治的56例瘀痰互结型脑梗死患者应用半夏白术天麻汤进行治疗并观察其疗效，研究组患者在对照组患者的常规治疗基础上，加用半夏白术天麻汤，组方为香附20g，赤芍20g，半夏15g，白术15g，石菖蒲12g，天麻12g，炒栀子12g，茯苓10g，陈皮10g，远志10g，怀牛膝10g，胆南星10g，地龙8g，姜黄8g，水蛭3g。每日1剂，加水煎服。研究表明，半夏白术天麻汤治疗瘀痰互结型脑梗死有利于改善血液流变学指标，治疗瘀痰互结型脑梗死疗效确切，有利于改善血液流变学指标。

高脂血症案

孙付军等半夏白术天麻汤化裁方治疗高脂血症研究，观察半夏白术天麻汤化裁方对高血脂模型大鼠相关指标的影响，结果发现，半夏白术天麻汤化裁方3个剂量组体重与模型组比较，高剂量组体重较同期模型对照组比较有所增加，对血清甘油三酯均有显著地降低作用。结论是半夏白术天麻汤化裁方具有明确的改善高血脂相关指标的作用。

荨麻疹案

胡男，41岁。4年前因酒后遇冷出现全身瘙痒，起风团，抓搔后融合成片，寝食难安，经治症状消失。半月后又出现上述症状，治疗中病症反复，两次发作间隔最长不超过2个月，且随发病次数增加，治疗效果越来越差，痛苦异常。近半月来奇痒难耐，全身密布风团块，高出于皮肤，色苍白，无脱屑，无渗出物。伴有眩晕恶心，胃脘满闷，食欲减退，反酸，吐清水，形寒肢冷，夜寐不安，体胖。舌质淡胖、苔白厚腻，脉弦滑。慢性荨麻疹，辨证为饮泛肌肤，痰湿困脾，并夹风邪。治则：化痰饮，温脾阳，佐以祛风。方用李氏半夏白术天麻汤去黄柏加蝉衣。用药：法半夏9g，陈皮9g，白术12g，天麻9g，苍术9g，党参6g，茯苓15g，泽泻8g，黄芪8g，干姜1g，麦芽12g，神曲10g，蝉衣6g。水煎服，服3剂，痒即大减，诸症显著好转。服至第8剂，诸症消失。嘱其续服10剂，巩固疗效，随访2年未再发。

4. 名方原本

眩，谓眼黑；晕者，头旋也。……有湿痰壅遏者，书云，头旋眼花，非天麻、半夏不除是也，半夏白术天麻汤主之。

半夏一钱五分，天麻、茯苓、橘红各一钱，白术三钱，甘草五分。生姜一片，大枣二枚。

水煎服。

《医原》方一首

《医原》为清代石寿棠撰写，刊于1861年。

本书为医论著作，共3卷。收有医论20篇，从生理功能、病理变化等方面进行论述，探求疾病之本原及治本之法。内容包括脏腑气血营卫功能，证治大要，伤寒、内、妇、儿各种证治。前人评价该书：因病之原，探医之原，并探其原中之原。

《古代经典名方目录（第一批）》收录其中的藿朴夏苓汤1方。

藿朴夏苓汤

1. 处方及用法

【处方】藿香6g，厚朴3g，姜半夏4.5g，茯苓9g，杏仁9g，生苡仁12g，白豆蔻3g，猪苓9g，淡豆豉9g，泽泻4.5g，通草3g。

【用法】水煎服。

2. 功用与应用

【用药精义】方中淡豆豉、藿香芳化宣透以疏表湿，使阳不内郁；藿香、白蔻仁、厚朴芳香化湿；厚朴、半夏燥湿运脾，使脾能运化水湿，不为湿邪所困。再用杏仁开泄肺气于上，使肺气宣降，则水道自调；茯苓、猪苓、泽泻、苡仁淡渗利湿于下，使水道畅通，则湿有去路。合而宣通气机，燥湿利水。

【应用要点】湿热病邪在气分，湿邪偏重。主治湿温初起，身热不渴，肢体倦怠，胸闷口腻，舌苔白滑，脉濡缓。

【现代应用】多用于治疗小儿暑季发热、胃肠炎、肾盂肾炎等。

《素问·热论》所说："先夏至日者为病温，后夏至日者为病暑。"因暑季气候炎热，热蒸湿动，使空气中湿度增加，故暑邪为病，常兼挟湿邪以侵犯人体，其临床特征，除发热、烦渴等暑温症状外，常兼见四肢困倦，胸闷呕恶，大便溏泻不爽等湿阻症状。中医治湿有三法：芳香化湿、苦温燥湿和淡渗利湿。藿朴夏苓汤集治湿三法为一方，外宣内化，通利小便，可谓治湿之良方。

3. 医案举例

(口)(腔)(溃)(疡)(案)

顾庆华治李男，36岁。口腔溃疡反复发作4年余，基本上每月发作1~2次。诊见舌边及两颊部散在4枚大小不等溃疡，伴见口中发腻、夜寐不安、大便溏，舌质淡红，舌苔淡黄腻，脉细。辨证为湿热内蕴，治予清热化湿。用药：藿梗10g，厚朴10g，半夏10g，茯苓15g，杏仁10g，薏苡仁15g，白蔻仁5g，连翘12g，淡竹叶8g，广郁金12g，石菖蒲10g，生甘草3g。服7剂，溃疡明显好转；续进7剂，口腔溃疡已愈。原方加减治疗1个月，随访1年未见复发。

慢性萎缩性胃炎案

治吴男，42岁。胃脘痞闷反复发作1年余，胃镜检查结合胃黏膜病理切片诊断为慢性萎缩性胃炎伴肠上皮化生。诊见：胃脘痞闷，嗳气，纳谷不香，口苦口黏，大便质烂，舌质淡红，舌苔腻微黄，脉濡。证属湿热阻中，和化失司，治拟清化和中。用药：藿梗10g，厚朴10g，半夏10g，茯苓15g，杏仁10g，生薏苡仁15g，白蔻仁5g，炒白术10g，煨木香10g，莪术10g，佛手5g，蒲公英20g。服7剂，胃脘痞闷明显好转，守方加减共进30余剂，诸症消失，再以益气健脾和络剂口服1月余，复查胃镜及病理切片为浅表性胃炎。

慢性乙型病毒性肝炎案

赵男，39岁。慢性乙型病毒性肝炎5年余，近感乏力，右胁不适，纳谷不香，口中发黏，小便色黄，大便质烂，舌质淡红，舌苔腻黄，脉小弦。证属肝胆不和，湿热内蕴，治予疏肝利胆，清化和中。用药：炒柴胡10g，广郁金10g，藿梗10g，厚朴10g，半夏10g，茯苓15g，杏仁10g，薏苡仁15g，白蔻仁5g，连翘12g，泽泻15g，车前子15g，晚蚕沙15g，炒山楂15g。服7剂，诸症改善，守方加减治疗3月余，诸症消失，复查肝功能正常，随访1年，未见复发。

多汗证案

徐凯治某男，73岁。诉近3日来，晨醒后周身烘热汗出，以头面部汗出较多，纳可，寐安，二便调，舌略红苔中根部黄腻，脉濡弦。辨证属湿热遏郁，迫津外泄。治法芳香宣化，调畅气机。处方以藿朴夏苓汤加栀子，水煎服。服一剂，晨醒后汗出基本不作，食欲较前好转。

双脚怕冷案

治某女，52岁。诉2年前冬天，因职业原因长期双脚棉鞋潮湿未及时更换，后即双脚怕冷不适，今年入夏双脚冷感加重。纳可，寐安，舌淡红，苔薄黄略腻，脉沉细濡弦。此乃湿阻卫气运行失常，治法清热利湿，处方用藿朴夏苓汤去猪苓加栀子。服3剂，双脚怕冷减轻。

4.名方原本

湿之化气，为阴中之阳，氤氲浊腻，故兼证最多，变迁最幻，愈期最缓。其见证也，面色混浊如油腻，口气浊腻不知味，或生甜水，舌苔白腻，膜原邪重则舌苔满布，厚如积粉，板贴不松，脉息模糊不清，或沉细似伏，断续不匀，神多沉困嗜睡。斯时也，邪在气分，即当分别湿多热多。

杜藿香二钱，真厚朴一钱，姜半夏钱半，赤苓三钱，光杏仁三钱，生薏仁四钱，白蔻末六分，猪苓钱半，淡香豉三钱，建泽泻钱半。

选用丝通草三钱或五钱，煎汤代水，煎上药服。

《伤寒瘟疫条辨》方一首

《伤寒瘟疫条辨》（又称《寒温条辨》），清代杨璿撰于乾隆四十九年（1784）。

该书共 6 卷。前 3 卷为辨析之论，后 3 卷为方药。卷 1 系总论诸项，其中"温病与伤寒根源辨""温病与伤寒治法辨""温病是杂气非六气辨"等篇尤为精辨。卷 2~3 为辨证，对瘟疫伤寒见证之异详加辨析。

书中辨析之论共 92 则，力主寒温分立，对辨温病与伤寒之异，辨治温病与治伤寒之异，作了精辟的阐释。同时载有升降散等方，因切合临床实用，备受医界关注。

《古代经典名方目录（第一批）》收录其中的丁香柿蒂散 1 方。

丁香柿蒂散

1. 处方及用法

【处方】丁香6g，柿蒂6g，人参3g，生姜9g。

【用法】加水煎服。

2. 功用与应用

【用药精义】方中丁香辛温，温胃散寒，降逆止呃，是治疗胃寒呃逆要药；柿蒂苦平，降逆止呃，专治呃逆，二药相配，温胃散寒，降逆止呃，共为君药。生姜辛温，为呕家圣药，与丁香、柿蒂合用，能增强温胃降逆之功；人参甘温益气补其虚，皆为臣药。四药合用，共奏温中益气、降逆止呃之功，使胃寒散，胃虚复，气逆平，则呃逆胸痞自除。

【应用要点】胃气虚寒，胃失和降，主治虚寒呃逆，呃逆不已，胸脘痞闷，舌淡苔白，脉沉迟。

【现代应用】多用于治疗神经性呃逆、膈肌痉挛等证属胃中虚寒者。

以丁香柿蒂命名的方剂有多个，组成各有不同，但丁香和柿蒂均是方中主药。现代研究，丁香水提取物能使胃液分泌增加、胃蛋白酶活力升高，从而促进消化功能；丁香挥发油和丁香酚可使胃黏液分泌增加，而不增加胃液酸度，从而保护胃黏膜。丁香水煎剂能抑制肠管收缩。柿蒂能抑制膈肌收缩，是治疗呃逆的专用药，对胃平滑肌呈双相作用，既有兴奋作用，又有抑制作用。

3. 医案举例

(呃)(逆)(案)

高绍荣等将丁香柿蒂汤用于治疗肝癌行经皮股动脉穿刺肝动脉栓塞术治疗后产生的呃逆病症，以及肿瘤晚期出现呃逆者，共36例，疗效满意。治疗方法，用丁香8g，柿蒂10g，人参10g，生姜3片。呕吐重者加代赭石30g，旋覆花10g，半夏10g；食欲不振加莱菔子10g，焦三仙10g。3剂为1个疗程，结果治愈30例，占83.3%；好转6例，占16.7%。如某男，67岁，因原发性肝癌行 TAE 治疗，术后当晚11时发生呃逆，其声响亮，频繁不止，经肌注山莨菪碱（654-2）10mg 无缓解。次日更甚，伴有食欲不振，恶心呕吐。诊见呃逆频繁，精神不振，痛苦不止，面色淡红，苔薄白，脉迟。用丁香柿蒂汤加代赭石30g，旋覆花10g，莱菔子10g，甘草6g。水煎服。服半剂呃逆即止，下午再服半剂未再复发，肝区症状及消化道症状也得以改善。

反流性食管炎案

吴生元治王女，43岁。患反流性食管炎、浅表性胃炎伴糜烂10余年，胃胀，灼热隐痛，嗳气呃逆，不能平卧，口腻泛酸，食蜂蜜、水果、糯米等胃酸增多难受，大便时干时稀，畏寒怕冷，舌淡苔腻，脉沉弦缓。胃胀，胃气不顺，拟丁香柿蒂汤加味。用药党参30g，煅瓦楞15g，海螵蛸15g，肉桂15g，炒麦芽15g，竹茹10g，陈皮10g，法半夏10g，木香10g，砂仁10g，旋覆花10g，石菖蒲10g，柿蒂10g，甘草10g，公丁香8g，薏苡仁15g，白豆蔻15g。服5剂，嗳气呃逆、口腻泛酸已除，能平卧，但仍胃胀，灼热隐痛，原方加佛手30g，炙香附15g。服7剂，胃胀、灼热隐痛大减，大便成形。再以加味香砂六君汤15剂，再服1月以巩固疗效。

慢性萎缩性胃炎案

施仁潮治许男，64岁。呃逆4~5年，有慢性萎缩性胃炎史，多见胃胀，时有胃中冷痛，嗳气，呃逆，口和不渴，大便溏薄，苔薄腻，质胖舌淡，脉濡细。从脾胃虚寒论治，用药丁香3g，柿蒂30g，姜半夏9g，炒党参15g，茯苓20g，炒陈皮9g，沉香曲6g，肉豆蔻6g，生姜3片。

小儿呕吐案

包翠娣治苏女，3岁。呕吐，时作时止1月余，近日加剧，1周约4~5次，饮食稍有不慎则呕吐，呕出物无酸臭，面色苍白，四肢不温，大便溏薄，1日2次，舌质淡，苔薄白，脉细无力。证属脾胃虚寒，胃失和降，拟益气温中，和胃降逆，丁香柿蒂汤合旋覆代赭汤加减。用药：丁香3g，柿蒂3个，党参10g，干姜3g，半夏10g，煅代赭石15g，白术10g，附子5g，吴茱萸3g，甘草5g。服4剂，呕吐明显减少，仍有1次，四肢较温，大便成形，舌淡苔白好转，脉细，病情转机，守上法出入。用药：丁香3g，党参10g，附子5g，白术10g，干姜3g，山药15g，陈皮5g，甘草5g，焦神曲10g。服4剂，呕吐止，面色转红润，四肢温和，大便成形，每日1次，舌质红，苔薄。乃脾阳复，脾运健，原方去附子，加茯苓10g，7剂。

4.名方原本

治久病呃逆，因下寒者。

丁香、柿蒂各二钱，人参一钱，生姜三钱。

水煎，温服。

《医方絜度》 方一首

《医方絜度》系清代钱敏捷纂辑。

钱敏捷，清末江苏太仓、昆山一带的名医。其父钱艺擅长内科，钱敏捷与兄、弟三人从父学医。其医案附于其父著作《慎五堂治验录》之后。《医方絜度》3卷，载方261首，每方均标出处、主治、煎服法，对研究与学习方剂大有裨益。

《古代经典名方目录（第一批）》收录其中的一贯煎1方。

一贯煎

1. 处方及用法

【处方】北沙参9g，麦冬9g，当归身9g，生地黄18~30g，枸杞子9~18g，川楝子4.5g。

【用法】加水煎服。

2. 功用与应用

【用药精义】方中生地黄重用，滋阴养血，补益肝肾，为君药。北沙参、麦冬、当归、枸杞子益阴养血柔肝，配合君药以补肝体，育阴而涵阳，为臣药。川楝子为佐药，疏肝泄热，理气止痛，遂肝木条达之性，药性苦寒，但与大量甘寒滋阴养血药配伍，则无苦燥伤阴之弊。诸药合用，使肝体得以濡养，肝气得以条畅，胸脘胁痛等症可以解除。

【应用要点】肝肾阴虚，肝气不舒。主治胸脘胁痛，吞酸吐苦，咽干口燥，舌红少津，脉细弱或虚弦；并治疝气瘕聚。

【现代应用】多用于慢性肝炎、慢性胃炎、胃及十二指肠溃疡、肋间神经痛、神经官能症等证属阴虚肝郁者。刘文兰等一贯煎治疗肝炎药理机制的研究，结果发现，一贯煎能够促进肝组织蛋白总蛋白的表达，从而有效减轻炎症反应，达到保肝、降酶的目的。

> 识方心得
>
> 　　一贯煎是清代魏之秀《柳州医话》中的名方。国家中医药管理局发布的中医古典名方100首载：《医方絜度》"一贯煎（柳洲）主肝血衰少，脘痛，胁疼。"
>
> 　　张山雷《中风斠诠》评价本方，胁肋胀痛，脘腹撑撑，多是肝气不疏，刚木恣肆为病。治标之法，每用香燥破气，轻病得之，往往有效。然燥必伤阴，液愈虚而气愈滞，势必渐发渐剧，而香药、气药不足恃矣。若脉虚舌燥，津液已伤者，则行气之药尤为鸩毒。柳洲此方，虽是从固本丸、集灵膏二方脱化而来，独加一味川楝，以调肝气之横逆，顺其条达之性，是为涵养肝阴第一良药。凡血液不充，络脉室滞，肝胆不驯，而变生诸病者，皆可用之。

3.医案举例

慢性肝炎案

潘澄濂治陈女，34岁。纳减乏力，肝区痛，肝肿，肋下 1.5cm，脾大 2.0cm。肝功能化验：谷丙转氨酶长期波动在175~270单位，锌浊度10~14单位，总蛋白 6.4g/L，白蛋白 3.6g/L，球蛋白 2.8g/L。有支气管扩张病史。西医诊断：慢性肝炎活动期。诊见头晕目眩，神疲乏力，两胁下常觉胀痛，午后常有低热，口燥咽干，苔根黄腻，前半薄，质红带紫，脉细数。肝郁久羁，瘀凝气滞，营阴耗伤，治宜养阴柔肝，调气活血，拟一贯煎加减。用药：太子参18g，生鳖甲18g，生地12g，白芍12g，枸杞子12g，丹参12g，黑山栀12g，麦冬9g，当归9g，郁金9g，制香附9g，萸肉 6 g，柴胡6g，炙甘草4.5g。以上方加减，持续服用80余剂，复查肝功能在正常范围。

复发性口腔溃疡案

杨迎治孙男，33岁。近5年来，口腔溃疡反复发作，此起彼伏，每因劳累或夜寐不佳诱发，严重时不能进食。诊见：舌边溃疡，黄白色，周围淡红，疼痛昼轻夜重，体瘦，焦虑，兼见心烦失眠，手足心热，大便偏稀，舌红，少苔，脉弦细。口疮，虚火上炎型，治宜滋阴降火，引火归源，拟一贯煎加乌梅方加减。用药：生地黄 15g，北沙参10g，麦门冬10g，当归10g，川楝子 10g，乌梅9g，肉桂3g，怀牛膝15g，牡丹皮10g，地骨皮10g，桃仁10g，红花10g，丝瓜络9g，生甘草6g。服7剂，口腔溃疡疼痛减轻，心烦失眠症状好转。守前方继续服用7剂，精神状态明显好转，口腔溃疡及疼痛消失，大便正常，舌红，苔薄，脉细。随访1年未复发。

干燥综合征案

范永升应用一贯煎治疗干燥综合征，认为干燥综合征的病机，阴虚为本，燥邪为标，不离肝郁，治疗上当以滋养肝肾之阴，兼以疏肝解郁。治疗以辨证论治为基础，根据症状、病因、病机的变化，用一贯煎灵活加减。如孙女，48 岁，干燥综合征多年，口干、眼干、鼻部红斑，伴有咽痛、右胁下疼痛、腰膝酸软、大便偏稀，舌红苔薄腻，脉细数。诊断为燥痹—肝肾阴虚，脾虚湿滞夹毒。治法滋养肝肾，健脾化湿，清热解毒。以一贯煎加减：生地黄15g，北沙参30g，枸杞子30g，麦冬15g，当归10g，川楝子

9g，青蒿20g，生甘草 12g，滑石30g，厚朴花9g，扁豆衣10g，金银花12g。共14剂，每日1剂，早晚分服。

围绝经期综合征案

韩明向治蔡女，49岁。月经失调，经期延长，经量时多时少，潮热，盗汗，烦躁，视物模糊，皮肤瘙痒，夜间寐少，纳差，舌红，少苔，脉细数。西医诊断为围绝经期综合征，中医诊断为绝经前后诸证，肝肾阴虚型。治以滋补肝肾，凉血祛风，方用一贯煎合逍遥散加减。用药：生地黄20g，麦冬10g，当归10g，枸杞子10g，北沙参15g，菟丝子10g，淫羊藿6g，牡丹皮10g，赤芍10g，丹参15g，炒黄芩10g，柴胡10g，白鲜皮10g，地骨皮10g，荆芥10g，蝉蜕10g，白芷10g，白蒺藜10g，蛇床子10g。服20剂，潮热症状明显减轻，皮肤瘙痒基本消失。

4.名方原本

一贯煎主肝血衰少，脘痛，胁疼。

北沙参、麦冬、当归各一钱五分，枸杞、生地各三钱，川楝子二钱。

水煎服。

《傅青主女科》方六首

《傅青主女科》，傅山撰，约成书于17世纪，至道光七年（1827）方有初刊本。

全书上下两卷，上卷载带下、血崩、鬼胎、调经、种子等五门，每门下又分若干病候，计38条、39症、41方。下卷包括妊娠、小产、难产、正产、产后诸症，亦五门，共39条、41症、42方。

其书文字朴实，论述简明扼要，理法方药谨严而实用，重视肝、脾、肾三脏病机，善用气血培补、脾胃调理之法，故颇受妇产医家推崇。

《古代经典名方目录（第一批）》收录其中的易黄汤、宣郁通经汤、完带汤、清经汤、清肝止淋汤和两地汤6方。

易黄汤

1.处方及用法

【处方】炒山药30g，炒芡实30g，炒黄柏6g，炒车前子3g，白果10枚。

【用法】加水煎服。

2.功用与应用

【用药精义】方中重用山药、芡实补脾益肾，固涩止带，二药共为君药。白果收涩止带，兼除湿热，用为臣药。用少量黄柏苦寒入肾，清热燥湿；车前子甘寒，清热利湿，均为佐药。诸药合用，重在补涩，辅以清利，使肾虚得复，热清湿祛，则带下自愈。

【应用要点】肾虚湿热带下，主治带下黏稠量多，色黄如浓茶汁，其气腥秽，舌红，苔黄腻者。傅山说：妇人有带下而色黄者，宛如黄茶浓汁，其气腥秽，所谓黄带是也。……法宜补任脉之虚，而清肾火之炎，则庶几矣，方用易黄汤。

【现代应用】多用于治疗宫颈炎、阴道炎等证属肾虚湿热下注者。

> 识方心得
>
> 关于黄带，《傅青主女科》说："妇人有带下而色黄者，宛如黄茶浓汁，其气腥秽，所谓黄带是也。"析其原因，"夫黄带乃任脉之湿热也。……惟有热邪存于下焦之间，则津液不能化精，而反化湿也。……法宜补任脉之虚，而清肾火之炎，则庶几矣！……此不特治黄带方也，凡有带病者，均可治之，而治带黄者，功更奇也。盖山药、芡实专补任脉之虚，又能利水，加白果引入任脉之宫，更为便捷，所以奏功之速也。至于用黄柏，清肾中之火也。肾与任脉相通以相济，解肾中之火，即解任脉之热矣。"

3.医案举例

老年性阴道炎案

侯秀军易黄汤治疗老年性阴道炎45例观察，治愈39例，显效4例，有效2例，治愈率86.7%，总有效率100%。认为用易黄汤疗效显著，副作用小，能避免过久使用雌激素药物引起撤退性出血等不良反应及过久应用抗生素造成阴道双重感染，实为临床治疗老年性阴道炎的一种安全有效的方法。

宫颈 HR-HPV 感染案

李石等易黄汤辅助治疗脾虚湿热型宫颈 HR-HPV 感染疗效观察，以脾虚湿热型宫颈 HR-HPV 感染患者128例为观察对象，分为传统治疗组60例和易黄汤辅助治疗组68例。观察两组治疗效果，比较治疗前后临床症状积分、病毒载量的差异。结果易黄汤辅助治疗组有效率明显高于传统治疗组。结论是易黄汤辅助治疗对脾虚湿热型宫颈 HR-HPV 感染患者 有较好的治疗效果，可明显改善患者的临床症状，提高其生活质量。

尿路感染案

王泳治张女，32岁。肾盂肾炎病史1年，反复急性发作，曾用多种抗生素治疗，仍不断反发作。诊见尿频、尿急、尿道热疼，排尿不爽，酸胀疼痛，大便干结，舌质红、苔黄腻，脉数。治拟清热利湿通淋，方用易黄汤加减。用药：山药10g，黄柏10g，芡实10g，甘草梢10g，石苇10g，白茅根10g，大蓟10g，车前子12g，生地12g，萹蓄12g，白果10个，生大黄8g。服3剂，尿频急、灼痛感均已减轻，仍守原方进治。继服15剂后，症状消失，后以知柏地黄丸调治巩固。

慢性前列腺炎案

林天东运用易黄汤治疗慢性前列腺炎经验，提出从"异病同治"论治的理论，形成了独特的诊治方法。对于慢性前列腺炎证属肾虚湿热下注者，应用易黄汤治疗，取其清热祛湿、固肾止浊之功。黄男，35岁，尿频、尿急、排尿不顺畅，偶小便刺痛及尿道口灼热，色黄，时有尿不尽，夜尿2次，会阴部及双侧腹股沟稍不适，小腹时有胀闷不适，阴囊潮湿，有异味，易出汗，易滑精。性欲下降，勃起硬度较前减退，睡眠一般，食欲较差，易有饱闷感，大便稀溏，舌红苔黄腻，脉滑数。治以清热祛湿，固肾止浊。方用易黄汤加减。处方：山药15g，芡实15g，黄柏15g，车前子 15g，白果10g，生薏苡仁15g，炒厚朴10g，石榴皮10g，酸枣仁10g。

4.名方原本

妇人有带下而色黄者，宛如黄茶浓汁，其气腥秽，所谓黄带是也。……

法宜补任脉之虚，而清肾火之炎，则庶几矣。方用易黄汤。

山药一两（炒），芡实一两（炒），黄柏二钱（盐水炒），车前子一钱（酒炒），白果十枚（碎）。

水煎服。

 ## | 宣郁通经汤

1. 处方及用法

【处方】酒炒白芍15g，酒当归15g，丹皮15g，炒山栀9g，炒白芥子6g，柴胡3g，炒香附3g，醋郁金3g，炒黄芩3g，生甘草3g。

【用法】水煎，连服4剂。

2. 功用与应用

【用药精义】方中丹皮、山栀清肝，当归、白芍柔肝，用量均较重，配用柴胡、川郁金、香附疏肝，黄芩降火而助清肝之力，白芥子散结助疏肝之功，则宣郁而通经。

【应用要点】肝热极而火。主治经行先痛，经来色紫有块，痛经每月如此者。傅青主说，妇人有经前腹痛数日，而后经水行者，其经来多是紫黑块，人以为寒极而然也，谁知是热极而火不化乎！夫肝属木，其中有火，舒则通畅，郁则不扬，经欲行而肝不应，则抑拂其气而疼生。治法似宜大泄肝中之火，然泄肝之火，而不解肝之郁，则热之标可去，而热之本未除也，其何能愈？此方补肝之血而解肝之郁，利肝之气而降肝之火，所以奏功之速

【现代应用】多用于痛经、闭经、乳腺增生、子宫肌瘤、不孕症等。

近代冉雪峰评价此方，女科之经事不调，多由情怀郁滞所生，无论气郁血郁，五志过极皆火，终必化热，热灼液伤，故其传为风消息贲。此方育血之源，濡血之燥，外疏以达之，内清以安之，与大小温经汤为一清一温之对待。学者择可适应而善用之，妇科无难调之经矣。

3.医案举例

痛经案

张淑萍等宣郁通经汤治疗原发性痛经52例，方法于每个月经周期行经前5天服用宣郁通经汤，随证加减，每天1剂，连服5剂，连续服用3个月经周期，结果治愈33例，总有效率为92.3％。结论宣郁通经汤加减方是治疗原发性痛经的有效方法。陈大坤治朱女，25岁，已婚4年未育，月经推迟1~2周。经前烦躁易怒，乳房胀痛，经行少腹急胀剧痛，经量多色紫有块，脉象弦大数，舌尖红，苔薄黄。拟疏肝解郁，滋水涵木，取宣郁通经汤合二地汤加减：小茴香、柴胡各3g，炒当归、炒白芍、炒丹皮、广郁金、制香附、炒胡索、细生地、地骨皮、炒黄芩、黑山栀各10g，夏枯草15g，炙甘草6g。服6剂，至次月行经时，诸症均减。

不完全流产案

石效龙治艾女，33岁。停经3个月，经妊娠乳胶试验阳性，已确诊为早孕。10日前，不慎扭伤，阴道流血不止，伴有血块，腰腹阵痛，神疲乏力。舌质淡红，苔薄白，脉细滑。妇科检查：宫口已开。证属瘀血内阻，气机不畅。治以活血逐瘀，解郁行气。方以宣郁通经汤加减。用药：丹皮10g，栀子3g，郁金6g，香附15g，柴胡10g，当归10g，赤芍10g，桃仁10g，红花6g，黄芪15g，白芥子3g。服4剂，阴道内流出一鸡蛋大小的血块后，血遂止，继以圣愈汤3剂善后。

不孕症案

李淑君治金女，26岁。婚后3年同居未孕，头晕胸闷，心烦易怒，月经先后不定期，量时多时少，色暗有块。舌质淡红隐青，苔薄黄，脉弦细。妇查：外阴未产式，阴道宫颈正常，宫体前位正常大，附件未触及，分泌物白色，黏稠，少量。婚久不孕，情志不畅，久之肝气郁结，疏泄失常，气血不和，冲任不能相资而致。治宜疏肝理气，和血调经。拟宣郁通经汤加减：白芍25g，柴胡15g，丹皮25g，香附15g，郁金15g，黄芩10g，生地20g。服6剂，诸症减轻，月经如期来潮，经净3日行输卵管通水术，双侧输卵管通畅，基础体温呈双相型。守原方加菟丝子30g，女贞子20g，旱莲草40g，淫羊藿20g。继服6剂，投逍遥丸以巩固疗效。2月后受孕。

卵巢囊肿案

林彤治某女，30岁。2002年7月发现左卵巢有4cm×5cm囊实性肿物，经期腹痛6年，并渐加重，伴性交痛，小腹冷痛。结婚6年未孕。月经周期规律，量较多，色暗红，有血块，经前心烦易怒，口渴喜冷饮，乳房胀痛。苔薄黄，舌边红，脉弦数。于每次月经前7天服用宣郁通经汤，连服半年。2003年4月复查，卵巢囊肿消失。2004年10月足月分娩一女。

4.名方原本

妇人有经前腹疼数日，而后经水行者，其经来多是紫黑块，人以为寒极而然也，谁知是热极而火不化乎！……治法似宜大泄肝中之火，然泄肝之火，而不解肝之郁，则热之标可去，而热之本未除也，其何能益？方用宣郁通经汤。

白芍五钱（酒炒），当归五钱（酒洗），丹皮五钱，山栀子三钱（炒），白芥子二钱（炒研），柴胡一钱，香附一钱（酒炒），川郁金一钱（醋炒），黄芩一钱（酒炒），生甘草一钱。

水煎服。

完带汤

1.处方及用法

【处方】白术 30g，山药 30g，人参 6g，白芍 15g，车前子9g，苍术 9g，甘草 3g，陈皮 2g，黑芥穗2g，柴胡 2g。

【用法】水煎服。

2.功用与应用

【用药精义】方中白术、山药重用，补脾祛湿，使脾气健运，湿浊得消，山药并有固肾止带之功，用为君药。人参补中益气，助君药补脾之力；苍术燥湿运脾，以增祛湿化浊之力；白芍柔肝理脾，使肝木条达而脾土自强；车前子利湿清热，令湿浊从小便分利，共为臣药。陈皮之理气燥湿，既可使补药补而不滞，又可行气以化湿；柴胡、荆芥之辛散，得白术则升发脾胃清阳，配白芍则疏肝解郁，其为佐药；使以甘草调药和中。诸药相配，使脾气健旺，肝气条达，清阳得升，湿浊得化，则带下自止。

【应用要点】脾虚肝郁，带脉失约，湿浊下注，主治带下色白，清稀如涕，面色㿠白，倦怠，便溏，苔白舌淡，脉缓或濡弱。

【现代应用】多用于阴道炎、宫颈糜烂、盆腔炎证属脾虚肝郁、湿浊下注者。

《傅青主女科》论白带：带下俱是湿证，而以带名者，因带脉不能约束，而有此病。盖带脉通于任督，任督病而带脉始病……加以脾气之虚，肝气之郁，湿气之侵，热气之逼，安得不成带下之病哉？故妇人有终年累月下流白物，如涕如唾，不能禁止，甚则臭秽者，所谓白带也。治法宜大补脾胃之气，稍佐以舒肝之品，使脾气健而湿气消，自无白带之患。医家强调的是健脾祛湿在白带治疗中的作用。

3.医案举例

功能性出血案

夏桂成治钱女，48岁。近1年来月经紊乱，经行难以自止。本次行经已21天，量时多时少，今量多如注，经色淡红，质稀，无血块，小腹隐隐不适，面色淡黄，气短疲乏，烦躁不舒，四肢欠温，纳呆，大便稀，小便清，舌淡、苔薄白，脉细弱。西医诊断：异常子宫出血，轻度贫血。中医诊断：崩漏（脾虚证）。用完带汤加减：炒白术10g，炒山药10g，人参6g，白芍10g，荆芥炭10g，当归炭10g，艾叶炭10g，炒蒲黄10g，炮姜6g，甘草3g，陈皮5g，柴胡3g。

肠易激综合征案

康萍香治刘女，42岁。性情暴躁，多愁善感，7年前吃饭时与家人发生口角后，左中下腹区反复疼痛，痛时腹泻，泻后痛减，大便日10余次，粪便中有大量黏液，常伴胸闷、心悸、失眠、乏力，经治疗症状缓减，但易反复，每因恼怒而加重。半月前因情志不遂，饮食不节而病情加重，左下腹疼痛，腹泻，日10余次，呈水样便，有黏液，肛门滞重，排便后仍有便意，两胁胀痛，嗳气频发，心悸、失眠、倦怠乏力，舌苔白，脉弦细。予白术30g，山药30g，党参30g，白芍15g，防风炭10g，木香10g，柴胡10g，车前子9g, 苍术9g, 陈皮6g, 芥穗炭6g, 甘草3g。服5剂, 腹痛减轻, 腹泻次数减少, 呈溏便, 日3次, 其他症状也有所减轻, 继服5剂后, 症状基本消失, 大便次数日2~3次, 便时稍感腹痛, 排便不利, 继续上方加枳实10g, 服用半月后诸症消失, 继服逍遥丸善后。

带状疱疹案

李龙骧将完带汤用于治疗皮肤病, 如带状疱疹后遗神经痛, 陈女, 76岁, 1个月前病带状疱疹, 治疗后遗有局部皮肤疼痛, 右胸肋处痛如针刺, 入夜尤甚, 皮肤色素沉着呈带状分布, 局部不肿不热, 有酸胀感, 治宜益气健脾, 化湿通络。用完带汤加味: 苍术20g, 白术、党参各12g, 炒山药、车前子、薏苡仁各15g, 柴胡、桂枝、荆芥各6g, 丝瓜络30g, 橘络、陈皮、酒白芍、当归各10g, 甘草3g。

4.名方原本

妇人有终年累月下流白物, 如涕如唾, 不能禁止, 甚则臭秽者, 所谓白带也。……治法宜大补脾胃之气, 稍佐以舒肝之品, 使风木不闭塞于地中, 则地气自升腾于天上, 脾气健而湿气消, 自无白带之患矣。方用完带汤。

白术一两 (土炒), 山药一两 (炒), 人参二钱, 白芍五钱 (酒炒), 车前子三钱 (酒炒), 苍术三钱 (制), 甘草一钱, 陈皮五分, 黑芥穗五分, 柴胡六分。

水煎服。

清经散

1.处方及用法

【处方】丹皮9g, 地骨皮15g, 酒炒白芍9g, 熟地9g, 青蒿6g, 茯苓3g, 炒黄柏1.5g。

【用法】水煎服。

2.功用与应用

【用药精义】方中黄柏、青蒿、丹皮清热降火凉血; 熟地、地骨皮清血热而生水; 白芍养血敛阴; 茯苓行水泄热。全方清热降火, 凉血养阴, 使热去则阴伤，血安而经自调。

【应用要点】肾中水亏火旺。主治经行先期量多。程门雪说，先期量多，火旺而血热，可用清经散，重用青蒿、地骨皮、丹皮、黄柏清热凉血，泻有余之火；茯苓渗泄，导下焦之热；熟地、白芍滋阴敛阴，火不可任其有余，而水不可使其不足。

【现代应用】多用于月经先期、经量过多、崩漏、低热等。

识方心得

研究发现，以清经散为基础方，治疗功能性出血，可显著改善月经周期，延长黄体期。通过性激素检测也证实对调整垂体、卵巢内分泌功能，促进排卵和改善黄体功能有一定疗效。

3.医案举例

月经先期案

李杏英清经散对月经先期阳盛血热型的治疗作用及作用机理研究，方法是将月经先期阳盛血热型患者80例，随机分为清经散组60例，固经丸组20例，观察治疗临床症状、体征，中医证候疗效的改善，及月经周期、黄体期的调节情况。结果表明：清经散对月经提前、出血量、经色、经质异常等有确切的疗效；能延长患者月经周期，改善黄体期天数，减少体温上升时间。王伟伟治刘女，28岁。12岁月经初潮，潮后月经基本规律。近4个月来，月经先期而至，每次约提前10余日，行经4~5天。诊时为行经第一天，量少，色鲜红，质黏稠，腰膝酸软，潮热盗汗，手足心热，心烦，失眠多梦，咽干口燥，舌质红，苔少，脉细数。诊断：月经先期（阴虚血热）。治法：养阴清热，固摄冲任。用药：丹皮10g，地骨皮15g，白芍15g，生地黄15g，青蒿10g，黄柏10g，茯苓15g，生牡蛎10g，乌贼骨10g，甘草3g。15剂，水煎服，每日1剂，于月经干净后，分早、晚2次空腹温服。二诊：服药后月经周期延长至24天，经量正常，色暗红，无血块，下腹胀痛，潮热盗汗症状减轻，纳可眠安，舌质淡，脉弦滑。予疏肝理气，活血化瘀，以桃红四物汤加减。

月经过多案

朱名宸以清经散加味治疗月经过多55例，临床疗效满意。如治王女，36岁，月经量多半年，曾服用宫血宁、安络血、血平胶囊等疗效欠佳。诊见月经周期第6天量仍多，色黯红质黏稠，有小血块，小腹胀痛，面红，烦热口渴，大便秘结，小溲短黄，舌质红，苔黄，脉滑数。诊断为月经过多，属血热型，以清经散为主方，清热凉血固经，随证加减，服3剂后症状好转，经量减少，于第8天经净。后于月经周期第14天又续服3剂，持续调理4个月经周期，诸症消失，月经量、色、质均正常。

痛经案

陈大坤治方女，26岁。月经延期，经来色紫成块，量少，临期少腹如刀刺，自汗出，经后带下质稠，大便艰，舌尖红起刺，苔薄黄，脉沉数有力，此属血热挟瘀阻气，拟凉血清热，理气活血。清经散加减：紫丹参12g，丹皮10g，川芎10g，香附10g，延胡索10g，青蒿10g，地骨皮10g，茯苓10g，山栀10g，炒赤白芍6g，黄柏6g，甘草6g，制大黄5g。10剂后，次月经来腹痛大减，经来渐多，脉象沉数，舌苔微黄，上方去青蒿、地骨皮、山栀、黄柏，加怀牛膝10g，炒蒲黄10g，五灵脂10g，桃仁10g，制乳香10g，没药10g，益母草10g。

4.名方原本

妇人有先期经来者，其经甚多，人以为血热之极也，谁知是肾中水火太旺乎！夫火太旺则血热，水太旺则血多，此有余之病，非不足之症也，似宜不药有喜。但过于有余，则子宫太热，亦难受孕，更恐有烁干男精之虑，过者损之，调非既济之道乎！然而火不可任其有余，而水断不可使之不足。治之法但少清其热，不必泄其水也，方用清经散。

丹皮三钱，地骨皮五钱，白芍三钱（酒炒），大熟地三钱（九蒸），青蒿二钱，白茯苓一钱，黄柏五分（盐水浸，炒）。

水煎服。

清肝止淋汤

1.处方及用法

【处方】炒白芍30g，酒当归30g，酒炒生地15g，阿胶9g，粉丹皮9g，黄柏6g，牛膝6g，酒炒香附3g，红枣10个，黑豆30g。

【用法】水煎服。

2.功用与应用

【用药精义】方中白芍、当归、阿胶、黑豆养血补肝，生地、丹皮凉血清肝，黄柏、牛膝清利湿热，香附理气调血。各药配合同用，能使血旺而火自抑，火退则赤带自愈。

【应用要点】血虚火旺，主治带下色红，似血非血，淋沥不断。《傅青主女科》说，妇人有带下而色红者，似血非血，淋沥不断，所谓赤带也。夫赤带亦湿病，湿是土之气，宜见黄白之色，今不见黄白而见赤者，火热故也。火色赤，故带下亦赤耳。又说，带脉通于肾，而肾气通于肝。妇人忧思伤脾，又加郁怒伤肝，于是肝经之郁火内炽，下克脾土，脾土不能运化，致湿热之气蕴于带脉之间；而肝不藏血，亦渗于带脉之内，皆由脾气受伤，运化无力，湿热之气，随气下陷，同血俱下。治法须清肝火而扶脾气，则庶几可愈。

【现代应用】多用于月经延长、崩漏、恶露不止等。

> 本方但主补肝之血，不利脾之湿者，以赤带久为病，火重而湿轻。夫火之所以旺者，由于血之衰，补血即足以制火，且水与血合而成赤带之病，竟不能辨其是湿非湿，则湿亦尽化而为血矣。所以治血则湿亦除，又何必利湿之多事哉。此方之妙，妙在纯于治血，少加清火之味，故奏功独奇。倘一利其湿，反引火下行，转难遽效矣。方中用白芍平肝，则肝气得舒，肝气舒自不克土，脾不受克，脾土自旺，是平肝所以扶脾，又何必加人参、白术之品以致累事哉。

3.医案举例

经期延长案

冉青珍主任医师用清肝止淋汤治疗崩漏、经期延长、产后恶露不绝等妇科出血性疾病，每获良效。如曾女，32岁，平素月经28~33天，经行9~12天，血量中等，第1~4天少量黑褐色出血，后量增多，夹少许血块，经行第1~2天下腹坠胀疼痛，经前1周及经期乳房胀痛。诊见乳房胀痛，口苦无口干，胃纳一般，舌暗红，苔黄厚腻，脉弦滑。诊断为经期延长，辨证为肝经湿热型。处方：当归15g，白芍15g，益母草15g，炒黄柏10g，酒川牛膝10g，生地黄10g，香附10g，牡丹皮10g，红枣10g，苍术10g，炒薏苡仁30g，刘寄奴10g，阿胶5g。每剂加10粒黑豆共煎，共5剂。嘱患者经期继续服药。二诊：服药后月经来潮，经行7天，经量中等，经期腹痛有所减轻，余证皆改善。

崩漏案

张帆以清肝止淋汤加减治疗湿热型崩漏62例，疗效满意。治疗方法采用清肝止淋汤加减，用丹皮、黄柏、香附、当归、黑小豆、炒白芍、仙鹤草、生地、怀牛膝、小蓟、三七粉、生麦芽。每日1剂，水煎，分早、中、晚3次，于饭后半小时服下，7剂。结果总有效率96.8%。如张女，21岁，未婚。阴道不规则出血3个月，加重20天。半年来，月经紊乱无期，量少、淋漓不尽或量多势急，虽经多方治疗，疗效不佳。诊见：面色萎黄，阴道出血淋漓不尽，血色鲜红，质稍稠，有血块；伴有腰膝酸软，平时带下量多，色黄，小腹时痛，神疲乏力，胸闷烦躁，纳呆腹胀，苔黄腻，舌质红，脉滑数。崩漏，湿热型。治拟清利湿热，固冲止血，以清肝止淋汤加减。

恶露不绝案

范女，31岁。顺产后2月，恶露未干净。2周前血量增多如经量，后血净5天，昨又见少量阴道出血，暗红色，心烦易怒，腰酸，口干，大便干，小便黄，舌红，苔黄，脉弦细。诊断为恶露不绝，证属肝经湿热型。处方：当归15g，酒白芍15g，阿胶10g，生地黄10g，红枣10g，香附10g，牡丹皮10g，酒川牛膝10g，金樱子10g，茜草10g，炒黄柏5g，五味子5g，黑豆10粒。3剂，水煎服。

淋证案

苗超荣治史女，45岁。连日来午后自觉发热，时伴腰及小腹胀痛，小便不畅，缠绵达半月之久，继则出现小便频数、短涩、刺痛。经化验，尿液见脓球及红白细胞。诊断为泌尿系感染。脉弦细数，舌红苔薄黄。证属精血不足，肝火偏旺，久则湿毒夹热下注，膀胱气化失常，致成淋证。投以白芍30g，当归30g，小黑豆30g，阿胶15g，生地15g，牛膝15g，木通15g，蒲公英15g，丹皮12g，黄柏10g，香附10g，红枣7枚。服4剂，诸症大减。原方继进4剂，诸症消除，尿常规正常。

4.名方原本

妇人有带下而色红者，似血非血，淋沥不断，所谓赤带也。……治法须清肝火而扶脾气，则庶几可愈。方用清肝止淋汤。

白芍一两（醋炒），当归一两（酒洗），生地五钱（酒炒），阿胶三钱（白面炒），粉丹皮三钱，黄柏二钱，牛膝二钱，香附一钱（酒炒），红枣十个，小黑豆一两。

水煎服。

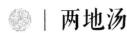
两地汤

1.处方及用法

【处方】酒生地30g，元参30g，酒白芍药15g，麦冬15g，地骨皮9g，阿胶9g。

【用法】水煎服。

2.功用与应用

【用药精义】方中生地、玄参、麦冬养阴滋液，凉血清热；地骨皮泻肾火，除骨蒸；阿胶、白芍养血益阴。各药配合成方，共奏滋阴补血、凉血清热之功。本方用地骨皮、生地，能清骨中之热。骨中之热由于肾经之热，清其骨髓则肾气自清，而又不损伤胃气，是治法之巧。

【应用要点】肾水不足，虚热内炽，主治月经先期，量少色红，质稠黏，伴有潮热、盗汗，咽干口燥，舌红苔少，脉细数无力者。

【现代应用】多用于月经先期、产后发热、失眠、便秘等。

识方心得

《傅青主女科》说，有先期经来，只一二点者，人以为血热之极也，谁知肾中火旺而阴水亏乎。……先期者，火气之冲；多寡者，火气之验。故先期而来多者，火热而水有余也；先期而来少者，火热而水不足也。倘一见先期之来，似以为有余之热，但泄火而不补水，或水火两泄之，有不更增其病者乎？治之法不必泄火，只专补水，水既足，而火自消矣，亦既济之道也。

3.医案举例

〔口腔溃疡案〕

沈燕慧以两地汤加减治疗经行口糜,即经期口腔溃疡,取得良好效果。如陈女,32岁,反复经行口舌糜烂半年余,近2个月症状加重,经前1周开始至经后4天历时约20天,并有咽干口燥,五心烦热,夜寐不安,头痛腰酸,下腹坠胀,尿少色黄,大便干结,舌红,脉细数。辨为阴虚火旺证,治法滋阴降火,佐以化瘀止痛,方用两地汤加减,连服7剂,症状消失。

〔汗症案〕

朱红春治刘女,50岁。诉频频出汗,汗出涔涔,周身皆然,以头面颈胸及掌心为多,尤以夜间明显,口干咽燥,常以水润漱,心中烦然,胃纳不衰,大便坚硬,头昏耳鸣,遇事善虑。舌质深红苔少,脉虚弦且数。西医诊断:自主神经功能紊乱。中医辨证:心肾水火不济,阴阳调节失宜,内热迫津外泄而熏蒸为汗。方用两地汤加减,以滋肾养阴,清心泄热,调整阴阳,敛津止汗。用药:地骨皮10g,生地黄12g,玄参10g,天冬10g,麦冬10g,白芍10g,生甘草4g,煅牡蛎15g,莲子心2g,柏子仁10g,景天三七15g。5剂,汗出减而未敛,寐中惊惕。原方去柏子仁、莲子心,加磁石20g,淮小麦30g,红枣7枚。

〔崩漏案〕

郜宇等以两地汤加减治疗虚热型崩漏80例,总有效率91.25%。结论是两地汤加减对阴虚血热型崩漏具有良好的止血作用,且能明显改善相关临床症状。如张女,45岁,近半年内月经不规律,周期15~35天,经期5~20天,发病时曾口服止血宁、黄体酮后偶有好转,后又反复发作,面色潮红,五心烦热,舌红嫩,苔少而薄,脉细数无力。辨证属阴虚血热型之崩漏,投两地汤加减治疗,7天后复诊,阴道流血量明显减少,无腰腹痛,带下量不多。再投上方8剂,随访3个月无复发。

〔功能性子宫出血案〕

郑丽丽治张女,40岁。月经淋漓不断4个月,量少,色鲜红,质黏稠,伴口渴,心烦,盗汗。形体偏瘦,舌质红,苔薄黄,脉细数。诊断为功能性子宫出血,辨证为阴虚血热型。治法:清热凉血,止血调经。方用两地汤加减。用药：生地20g，地骨皮10g，阿胶10g，白芍15g，麦冬15g；玄参30g，女贞子 50g，旱莲草25g，地榆25g。服14剂，月经周期正常，诸症消失，随访3个月内未复发。

产后发热案

邵梅以两地汤加减治疗产后阴虚发热，效果满意，药物组成：生地15g，地骨皮10g，白芍15g，玄参12g，麦冬15g，金银花12g，当归15g，桃仁12g，知母10g，青蒿20g。认为全方重用甘寒养阴之品，不用苦寒清热之药，育阴以潜阳，补阴以配阳，从而水足则火自平，临床应用每获良效。

4.名方原本

又有先期经来只一二点者，人以为血热之极也，谁知肾中火旺而阴水亏乎。……治之法不必泄火，只专补水，水既足而火自消矣，亦既济之道也。方用两地汤。

大生地一两（酒炒），元参一两，白芍药五钱（酒炒），麦冬肉五钱，地骨皮三钱，阿胶三钱。

水煎服。

《验方新编》方一首

《验方新编》，为清代鲍相璈编撰，刊于 1846 年。

其书博载民间习用奇验良方为主，兼收医家精论治验要方。全书按人体从头到足的顺序分部，内容包括内、外、妇、儿、五官、针灸、骨伤等科的医疗、预防、保健的方药与论述，以及怪症奇病的内外治法、方药、辟毒、去污杂法。特别是痧证专篇，详述痧证种类、兼症的内外治法，尤精于民间的刮痧疗法；骨伤跌打损伤专卷，精论了伤损的检查诊断、整骨接骨、夹缚手法及民间手术。

该书具有"亦精亦博，既简既便，病者可按部稽症，按症投剂，犹如磁石取铁"的特点，得到医家学者的赞誉，并在民间广为流传

《古代经典名方目录（第一批）》收录其中的四妙勇安汤 1 方。

｜四妙勇安汤

1.处方及用法

【处方】金银花 90g，玄参 90g，当归 60g，甘草 30g。

【用法】水煎服。一连 10 剂，药味不可少，减则不效，并忌抓擦。

2.功用与应用

【用药精义】方中银花清热解毒，当归活血散瘀，玄参泻火解毒，甘草清解百毒。四药合用，既能清热解毒，又可活血散瘀，是治疗脱疽的良方。

【应用要点】脱疽，热毒炽盛。主治患肢暗红微肿灼热，溃烂腐臭，疼痛剧烈，或见发热口渴，舌红脉数。

【现代应用】多用于急性乳腺炎、口腔溃疡、皮肤溃疡、血管闭塞性脉管炎、带状疱疹等。

识方心得

　　本方取名"四妙"，是说用药仅四味，但功效绝妙，且量大力专，服药之后，勇猛迅速，能使邪祛病除，身体健康，平安无虞。药理研究证实，本方能疏通及促进血液循环，从而减轻症状，避免坏疽继续；根据动脉造影证明，部分病例有可能使闭塞的血管恢复疏通。本方尚具有抗菌消炎、镇痛镇静、消肿退热、促进溃疡愈合等作用。现代用于治疗血栓闭塞性脉管炎、静脉炎、下肢溃疡、坐骨神经痛、下肢深静脉栓塞等。

3.医案举例

（脑）（梗）（死）（案）

　　杜志刚等用加味四妙勇安汤治疗脑梗死患者颈动脉粥样硬化斑块疗效观察，方法是脑梗死患者随机分为四妙勇安汤组 35 例，血脂康组 31 例，对照组 30 例。结果 3 组均完成了 6 个月的随诊观察。3 组间血脂变化差异无显著性，但各组自身用药前后血脂变化比较有显著性，而颈动脉斑块积分在研究 6 个月时四妙勇安汤组积分下降，对照组积分增加，血脂康组无明显变化。结论：加味四妙勇安汤具有较好的降脂作用，同时还能延缓减轻动脉粥样硬化的作用。

急性乳腺炎案

张女，25岁。哺乳期右侧乳头裂疼痛两天，诊见乳房外上方红肿疼痛，有4cm×3cm硬结，伴有发热恶寒、头痛、咽痛、大便干，苔黄舌红，脉弦滑数。西医诊断：急性乳腺炎。中医诊断：乳痈。予四妙勇安汤加味。用药：金银花30g，元参20g，蒲公英20g，瓜蒌20g，当归10g，连翘10g，赤芍10g，丹皮10g，浙贝母10g，甘草10g，漏芦10g，白芷10g，皂角刺10g，柴胡10g，羌活10g。每日1剂，水煎服。服3剂，发热退，疼痛减轻，肿块缩小变软；继上方5剂，诸症消失。

口腔溃疡案

某男，33岁。口舌生疮反复发作20余年，近日加重，影响进食睡眠。舌边及口腔黏膜有溃疡面多处，舌边溃疡大而深。苔薄白，脉弦细。方用四妙勇安汤合甘草泻心汤加减：金银花20g，玄参15g，当归8g，生甘草8g，炙甘草8g，干姜5g，黄连6g，黄芩12g，法半夏10g，黄柏10g，砂仁4g。服药7剂，溃疡渐愈合，已无痛苦，睡眠饮食正常。守方继服1周，随访1年，未再犯病。

下肢溃疡案

郭某，女，50岁。去年夏季左下肢内侧被蚊虫叮咬后，出现红肿、疼痛、瘙痒，继而溃烂一直未愈。自服抗变态反应药，外涂药膏效果均不佳。诊见溃烂面4.5cm×5.0cm，上覆厚痂，有黄色渗出物，四周红肿、灼热、瘙痒、疼痛，足踝部、小腿微肿。舌红，苔黄厚腻，脉滑数。西医诊断：下肢溃疡。中医诊断：臁疮。证属湿热火毒。予四妙勇安汤加味。用药：金银花30g，玄参20g，当归10g，黄柏10g，苍术10g，牛膝10g，赤芍药10g，牡丹皮10g，苦参10g，白鲜皮10g，甘草10g，薏苡仁30g。每日1剂，3剂后，创面渗出物减少，红肿、瘙痒减轻。上方加黄芪30g，5剂，疮面缩小为2.5cm×2.0cm，疮面完全结痂，四周稍见红肿。上方加桃仁10g，红花10g，5剂，疮面基本愈合。

血栓闭塞性脉管炎案

释宝山用本方治疗动脉栓塞性坏疽症34例，一般服药5~20剂即痊愈。

如治杨女，左脚已成青紫色，脚趾开始溃烂，瘙痒钻心，疼痛，已决定截肢。服本方4剂后，疼痛即止；服10剂后伤口长出新肉。黄群四妙勇安汤治疗血管闭塞性脉管炎的临床中药学研究，发现四妙勇安汤可以明显改善血管闭塞型脉管炎的临床症状，能够增加最大行走距离，提高踝肱指数，明显改善血管功能，安全性良好，临床上值得应用推广。

㊉带状疱疹案

王某，男，35岁。3天前右胁肋部疼痛，时如针刺，不能触衣，继而出现红色疱疹，并迅速增多，范围扩大，累及腰部。诊见大小疱疹簇集成片，痛如刀割，转侧不利，夜不能寐，心烦易怒，口苦咽干，大便干结，舌红，苔黄，脉洪数。西医诊断：带状疱疹。中医诊断：缠腰火丹。证属热毒炽盛，郁于肌肤。予四妙勇安汤加味。用药：金银花30g，玄参20g，生地黄15g，大黄10g，龙胆草6g，当归10g，柴胡10g，栀子10g，连翘10g，赤芍药10g，牡丹皮10g，甘草10g。每日1剂，水煎服；外用六神丸30粒，研末醋调外敷，每日2次。

4.名方原本

此症生手、足各指，或生指头，或生指节、指缝。初生或白色痛极，或如粟米起一黄泡。其皮或如煮熟红枣，黑色不退，久则溃烂，节节脱落，延至手足背腐烂黑陷，痛不可忍。……宜用顶大甘草，研极细末，用香麻油调敷。……再用金银花、元参各三两，当归二两，甘草一两，水煎服。

金银花、元参各三两，当归二两，甘草一两。

水煎服。

《医林改错》方一首

《医林改错》，为清代王清任撰，刊于道光十年（1830）。

全书共 2 卷，是王氏访验脏腑 42 年呕心沥血之作，也是我国中医解剖学上具有重大革新意义的著作。

书中约有三分之一篇幅为解剖学内容，以其亲眼所见，辨认胸腹内脏器官，与古代解剖作比较，画出 13 幅解剖图以改错。

在生理功能与解剖的新解释的同时，王清任在活血化瘀理论及临床方面作出较大的贡献。他创有通窍活血汤、血府逐瘀汤、膈下逐瘀汤、补阳还五汤、少腹逐瘀汤等，分治 50 余种瘀症及半身不遂、瘫痿、痹症及难产等。

《古代经典名方目录（第一批）》收录其中的身痛逐瘀汤 1 方。

身痛逐瘀汤

1. 处方及用法

【处方】秦艽3g，川芎6g，桃仁9g，红花9g，甘草6g，羌活3g，没药6g，当归9g，灵脂6g，香附3g，牛膝9g，地龙6g。

【用法】水煎服。

2. 功用与应用

【用药精义】方中以川芎、当归、桃仁、红花活血祛瘀，牛膝、五灵脂、地龙行血舒络，通痹止痛，秦艽、羌活祛风除湿，香附行气活血，甘草调和诸药。各药共用，奏活血祛瘀、祛风除湿、蠲痹止痛之功。

【应用要点】气血闭阻经络，主治肩痛、臂痛、腰痛、腿痛或周身疼痛，经久不愈证候。

【现代应用】多用于关节炎、腰椎管狭窄、颈椎病、腰椎间盘突出症等。

识方心得

王清任立通窍活血汤治头面四肢、周身血管血瘀之症，血府逐瘀汤治胸中血府血瘀之症，立膈下逐瘀汤治肚腹血瘀之症。

通窍活血汤治头发脱落，眼疼白珠红，酒糟鼻，耳聋年久，白癜风，紫癜风，紫印脸，青记脸如墨，牙疳，出气臭，妇女干劳，男子劳病，交节病作，小儿疳积。用药：赤芍一钱，川芎一钱，桃仁三钱，红花三钱，老葱三根，鲜姜三钱，红枣七个，麝香五钱，黄酒半斤。

血府逐瘀汤治胸痛，头痛，日久不愈，痛如针刺而有定处，或呃逆日久不止，或内热烦闷，或心悸失眠，烦躁易怒，或入暮潮热，唇暗或两目暗黑，舌质暗红或有瘀斑，脉涩或弦紧。用药：当归三钱，生地三钱，桃仁四钱，红花三钱，枳壳二钱，赤芍二钱，柴胡一钱，甘草一钱，桔梗一钱半，川芎一钱半，牛膝三钱。

膈下逐瘀汤治瘀阻气滞，形成痞块，痛不移处，卧则腹坠，肾泻，久泻。用药：五灵脂二钱，当归三钱，川芎二钱，桃仁三钱，丹皮二钱，赤芍二钱，乌药二钱，元胡一钱，甘草三钱，香附钱半，红花三钱，枳壳钱半。

少腹逐瘀汤治少腹积块疼痛，或有积块不疼痛，或疼痛而无积块，或少腹胀满，或经血见时，先腰酸少腹胀，或经血一月见三、五次，接连不断，断而又来，其色或紫或黑，或有血块，或崩漏，兼少腹疼痛，或粉红兼白带。用药：小茴香七粒，干姜二钱，元胡一钱，没药二钱，当归三钱，川芎二钱，官桂一钱，赤芍二钱，蒲黄三钱，五灵脂二钱。

3. 医案举例

(失)(眠)(案)

刘保和治达女，38岁。从15岁开始，夜过晚上9点以后即入睡难，入睡后次日清晨2点左右即睡不实，4点必醒，寐中外界稍有动静即醒。月经前10天面长痤疮，19岁时曾患心肌炎，现疲劳时易头晕，血压低，饥时心慌，出虚汗10年。二便调，纳可。舌淡红苔薄白，脉沉细涩。用药：生地6g，桃仁6g，红花6g，当归6g，赤芍6g，枳壳6g，柴胡6g，怀牛膝6g，炙甘草6g，川芎4g，桔梗4g，生黄芪15g，党参10g，麦冬10g，五味子6g。7服，水煎服。

(腰)(椎)(间)(盘)(突)(出)(症)(案)

王秀超以身痛逐瘀汤为主治疗腰椎间盘突出症临床观察，结果腰痛、下肢麻木和下肢萎缩的症候积分均降低，治疗组降低的更为明显。结论身痛逐瘀汤加减配合按摩药浴治疗腰椎间盘突出症，可加快患者康复，并提高生活质量。王玉琦观察身痛逐瘀汤治疗腰椎间盘突出症的临床效果。方法是100例腰椎间盘突出症患者均口服身痛逐瘀汤化裁后的制剂，用药：独活15g，威灵仙10g，桑寄生15g，红花10g，乳香10g，没药10g，川芎10g，牛膝15g，猪苓10g，香附12g，地龙15g，当归15g，狗脊15g，甘草10g。早晚口服，15天为1个疗程，结果取得显著效果。认为诸药合用，可促进神经根周围的血液循环，改善局部水肿和缺血状态，使经脉通畅，通则不痛。

(痛)(风)(案)

杜启明以身痛逐瘀汤合二妙散联合西药治疗瘀热阻滞型痛风性关节炎

疗效观察，将符合条件的96例痛风性关节炎患者随机分为对照组和治疗组各48例。对照组给予秋水仙碱片口服、美洛昔康分散片，治疗组在对照组基础上内服身痛逐瘀汤合二妙散，两组疗程均为1周。观察两组治疗前后临床症状体征积分、疼痛积分及血尿酸、血液流变学指标水平变化情况。结论：身痛逐瘀汤合二妙散联合西药治疗瘀热阻滞型痛风性关节炎疗效好，可明显改善患者血液流变学指标。

4.名方原本

凡肩痛、臂痛、腰痛、腿痛，或周身疼痛，总名曰痹症。明知受风寒，用温热发散药不愈；明知有湿热，用利湿降火药无功。久而肌肉消瘦，议论阴亏，随用滋阴药又不效。至此便云：病在皮脉，易于为功；病在筋骨，实难见效。因不思风寒湿热入皮肤，何处作痛。入于气管，痛必流走；入于血管，痛不移处。如论虚弱，是因病而致虚，非因虚而致病。……古方颇多，如古方治之不效，用身痛逐瘀汤。

秦艽一钱，川芎二钱，桃仁三钱，红花三钱，甘草二钱，羌活一钱，没药二钱，当归三钱，灵脂二钱（炒），香附一钱，牛膝三钱，地龙二钱（去土）。

水煎服。

《医宗金鉴》方四首

《医宗金鉴》由清朝太医吴谦负责编修的一部医学丛书，刊行于乾隆七年（1742），是清代广为流传的医学教科书。书名是乾隆皇帝钦定。

全书共分90卷，15个分册。其中伤寒17卷、金匮8卷，名医方论8卷，四诊1卷，运气1卷，伤寒心法3卷，杂病心法5卷，妇科心法6卷，幼科心法6卷，痘疹心法4卷，种痘心法1卷，外科心法16卷，眼科心法2卷，针灸心法8卷，正骨心法4卷。全书采集上自春秋战国，下至明清时期历代医书的精华，图、说、方、论俱备，并附有歌诀，便于记诵，尤其切合临床实用，流传极为广泛。

《古代经典名方目录（第一批）》收录其中的除湿胃苓汤、枇杷清肺饮、黄连膏、五味消毒饮4方。

除湿胃苓汤

1. 处方及用法

【处方】炒苍术3g，姜厚朴3g，陈皮3g，猪苓3g，泽泻3g，赤茯苓3g，炒白术3g，滑石3g，防风3g，生栀子3g，木通3g，肉桂0.9g，甘草0.9g，灯心草0.9g。

【用法】水煎，食前服。

2. 功用与应用

【用药精义】方中茯苓、白术健脾益气燥湿；猪苓、泽泻、滑石、灯心草、栀子清热利湿；防风祛风止痒；厚朴顺气宽中；肉桂入肾、脾、心经，有温阳化湿之效；甘草补脾益气解毒，并调和诸药。诸药合用，共奏健脾利湿止痒之功。

【应用要点】脾肺二经湿热。主治湿疹。本病主要病机为脾虚湿盛，酿生湿热，湿热内蕴，郁阻肌肤而致。或因湿热邪气内蕴，化热动风，内不得疏泄，外不得透达，郁于皮毛腠理而成。

【现代应用】多用于带状疱疹、湿疹、牛皮癣、荨麻疹等。

识方心得

除湿胃苓汤为赵炳南推崇的治疗皮肤病名方。本方为平胃散与五苓散合方，经常嘱咐后人，除湿胃苓汤的用药十分广泛，选药时一定要知道每一味药之所长，用药准确。其经验，水湿停滞或寒湿者用白茯苓，有湿热者用赤茯苓。五苓散中桂枝是通阳之品，一般较少选用。猪苓以淡渗利水为主，其利水渗湿之功大于茯苓，但健脾功能又远不如白茯苓，而泽泻除利湿外又偏于祛湿热，故茯苓、白术、猪苓、泽泻四味在处方时，应注意准确选择以利疗效。而车前子性寒有较强的利湿清热功效，清热而不伤阴，若与白术、茯苓等配伍尚有实脾作用，是赵老用于清热利湿最喜用的药品之一。赵老常将车前子与车前草同时使用，以利于车前草发挥清热解毒之功效。

关于湿疹，《诸病源候论·湿癣候》说：湿癣者……皆是风湿邪客于腠理，复值寒湿与血气相搏所生。其中湿为发病的主要因素，由于湿邪黏滞、重浊、易变，故病性迁延，反复发作，皮损呈多形性，多有流滋。本病多缠绵，病程迁延，证多脾虚湿蕴，治以健脾利湿止痒为原则，除湿胃苓汤往往有较好临床疗效。周耀湘以此治疗亚急性湿疹60例疗效观察，收到满意效果。

3. 医案举例

脱发案

侯慧先等用加减除湿胃苓汤治疗女性型脱发（脾虚湿热型）。女性型脱发属于非瘢痕性弥漫性脱发，以颠顶部脱发为主，毛发逐渐稀疏，发软变细且无光泽，严重者可累及颞部。皮肤镜下可见毛周征、皮下色素沉淀和黄点征，常见于青少年女性。脾虚湿热证多见嗜食肥甘厚味，发潮湿如油擦，甚则多根头发粘在一起，鳞屑油腻，呈橘黄色，粘附头皮，头皮瘙痒；舌质红，苔黄腻，脉濡数。药物组成：苍术10g，厚朴15g，白术10g，陈皮10g，猪苓10g，泽泻10g，茯苓15g，薏苡仁10g，防风10g，牛膝10g，黄柏10g，侧柏叶10g，首乌藤10g，旱莲草10g，车前子6g，甘草6g。每日1剂，水煎，分早晚饭后温服。治疗31例，取得较佳疗效。

脂溢性皮炎案

林皆鹏用除湿胃苓汤加减治疗脾虚湿热型脂溢性皮炎，将188例脾虚湿热型脂溢性皮炎患者随机分为对照组和观察组各94例。对照组采用常规西医治疗，观察组给予除湿胃苓汤加减治疗。比较两组患者临床疗效、皮疹改善情况、中医证候改善情况及不良反应。结果：观察组患者治疗总有效率显著高于对照组，治疗后观察组患者皮疹颜色、皮疹面积、瘙痒程度、皮疹潮红微肿等症状积分明显低于对照组，疲劳、尿黄、纳差、口渴、便干等中医证候积分明显低于对照组；观察组胃肠道不适、轻度嗜睡等不良反应发生率与对照组比较无明显差异。结论：除温胃苓汤加减治疗脾虚湿热型脂溢性皮炎疗效显著，可有效改善患者皮损症状及全身症状。

荨麻疹案

王怡冰等用加味除湿胃苓汤治疗慢性荨麻疹70例，方药用炒苍术、炒厚朴、陈皮、猪苓、泽泻、赤茯苓、炒白术、滑石、防风、山栀子、龙胆草、桂枝、甘草、白芷、牡丹皮、白鲜皮、紫草、通草、当归、郁金、合欢皮。研究表明：清热除湿药物可以调节患者的机体免疫状态，祛风类中药具有调节免疫功能的作用，可能通过影响神经与血管系统来调整机体免疫功能，从而起到缓解慢性荨麻疹发作的效果；活血化瘀药物可以显著改善毛细血管通透性，改善皮肤微循环状况，改善机体免疫状态。加味除湿胃苓汤治疗慢性荨麻疹疗效肯定，无毒副作用。

4. 名方原本

此证俗名蛇串疮，有干湿不同，红黄之异，皆如累累珠形。……湿者色黄白，水疱大小不等，作烂流水，较干者多疼，此属脾肺二经湿热，治宜除湿胃苓汤。

苍术（炒）、厚朴（姜炒）、陈皮、猪苓、泽泻、赤茯苓、白术（土炒）、滑石、防风、山栀子（生，研）、木通各一钱，肉桂、甘草（生）各三分。

水二盅，灯心五十寸，煎八分，食前服。

枇杷清肺饮

1. 处方及用法

【处方】蜜炙枇杷叶6g，桑白皮6g，黄连3g，黄柏3g，人参0.9g，甘草0.9g。

【用法】水煎服。

2. 功用与应用

【用药精义】方中枇杷叶味苦、微寒，清泄肺胃之热，用为君药；桑白皮甘寒入上焦，助枇杷叶清泄肺 之热，又兼利水之效，使热随小便而解，黄连苦寒入中焦，助枇杷叶清泄胃之湿热，黄柏苦寒入下焦，清湿热，三药合用，清泻三焦之热，共为臣药；人参、甘草健脾和胃而泻阴火，也可托毒外出，亦能反佐寒性药物为佐药；甘草调和诸药为使药。全方清泄肺胃蕴热而不伤脾胃，祛邪而不伤正。

【应用要点】肺胃郁热，主治面部粉刺，色红疼痛，破出白汁。其发病机理，为肺胃蕴热，湿热郁于阳明胃经。由于阳明经上行头面，病症多见面部红斑、丘疹、粉刺、脱屑、多油脂。

【现代应用】多常用于痤疮、酒糟鼻、脂溢性皮炎、激素依赖性皮炎等。

李宗超枇杷清肺饮治疗肺胃蕴热型皮肤病，共治疗156例，其中66例寻常痤疮，48例激素依赖性皮炎，42例脂溢性皮炎，采用枇杷清肺饮治疗，疗程4周。结果：各组患者均获得理想效果，各个皮肤疾病类型的患者治疗后评分均优于治疗前，差异有统计学意义。临床痊愈55例，显效56例，有效27例，总有效率为88.5%。结论：枇杷清肺饮对肺胃蕴热型皮肤病具有较好的治疗效果。

袁云霞枇杷清肺饮加减治疗寻常型痤疮300例，疗效满意。300例患者治疗前1月均未服用过激素类药物及其他治疗药物，基本方：枇杷叶15g，桑白皮15g，黄连6g，黄柏6g，黄芩12g，栀子10g，野菊花15g，槐花15g，白茅根30g，赤芍15g，苦参10g，甘草6g，临证加减。治疗两个月后统计疗效，其中治愈160例，好转110例，无效30例，总有效率为90%。

3.医案举例

酒渣鼻案

孙法元治某男，37岁。鼻尖及两鼻翼红斑10余年，压之褪色，时隐时现，嗜好烟酒，常有口干、便秘，舌红，苔薄黄，脉弦滑。此属肺胃热盛之酒糟鼻，治宜清泄肺胃积热。方用枇杷清肺饮加减：枇杷叶10g，桑白皮10g，黄柏10g，川黄连6g，西洋参6g，生甘草6g，芦根10g，栀子10g，天花粉10g。7剂，水煎服，嘱忌烟酒辛辣之物。服上方后，鼻部红斑渐退，病症明显好转。宗上方又服7剂而愈，3个月后随访未复发。

面部痤疮案

刘渡舟治邓女，27岁。面部痤疮1月有余，外涂药膏，内服维生素等药，有增无减。余证除小便色黄外，无明显异常。问其饮食，言平素喜食辛辣与鱼虾之品。视其舌红、苔薄黄，脉弦细略数。辨证为肺胃蕴热，循经上蒸于面，伤及气血，当清泄肺胃之热。用药：枇杷叶16g，连翘10g，栀子10g，板蓝根15g，桑白皮10g，黄芩10g，玄参15g，丹皮10g。连服7剂，痤疮未见发出，原有痤疮无明显改变，诉手足心经常灼热。上方再加紫花地丁10g，地骨皮10g，以增强清热解毒凉血之力。共服30余剂，面部逐渐光亮，结痂消除。

脂溢性皮炎案

陈桂升等枇杷清肺饮加减联合红蓝光治疗头部脂溢性皮炎41例临床观察，用药枇杷清肺饮加减：枇杷叶15g，槐花10g，当归10g，桑白皮10g，黄芩9g，生地黄30g，薏苡仁30g，山楂15g，地肤子30g，黄连10g，大黄10g，甘草5g。脂溢性皮炎临床分为脾虚湿困、肺胃有热、血虚风燥型，又以肺胃有热型患者最为多见。枇杷清肺饮为清肺热泻胃火的良方，在此基础上略作调整，清肺泻火，凉血解毒，滋阴祛风，效果较为满意。

4.名方原本

此证由肺经血热而成。每发于面鼻，起碎疙瘩，形如黍屑，色赤肿痛，破出白粉汁，日久皆成白屑，形如黍米白屑。宜内服枇杷清肺饮。

人参三分，枇杷叶二钱（刷去毛，蜜炙），甘草三分（生），黄连一钱，桑白皮二钱（鲜者佳），黄柏一钱。

水一盏半，煎七分，食远服。

黄连膏

1.处方及用法

【处方】黄连9g，当归尾15g，黄柏9g，生地黄30g，姜黄9g，麻油360g，黄蜡120g。

【用法】上药除黄蜡外，浸入麻油内，1天后，用文火熬煎主药枯，去渣滤清，再加入黄蜡，文火徐徐收膏。外用，摊纱布上，敷疮面。亦可直接涂搽丁疮面，采用暴露疗法。

2.功用与应用

【用药精义】方用黄连、黄柏清热解毒，配用当归尾、姜黄活血，生地润燥，能收到清热解毒，凉血活瘀的效果。

【应用要点】肺经壅热，上攻鼻窍，聚而不散，致生鼻疮。

【现代应用】多用于痈疽疔肿、脓疱疮、乳痈溃脓、湿疹感染、带状疱疹等。

> 本方清火解毒，治肺经壅热，上攻鼻窍，致生鼻疮，干燥疼痛，色红微肿，痛似火灸。黄连膏同名方，《疡科捷径》治诸风痒疮，用黄连、黄芩、大黄、黄蜡、麻油。《普济方》治诸疥干痒，用白矾、硫黄、黄连、雌黄、蛇床子。

3. 医案举例

下肢丹毒案

李琳黄连膏外敷联合清热外洗液治疗下肢丹毒100例，随机分为观察组50例和对照组50例，两组均给予青霉素静滴，在此基础上观察组予黄连膏外敷联合清热外洗液外洗，对照组予50%硫酸镁冷湿敷。治疗1周观察疗效。结果黄连膏外敷联合清热外洗液能有效改善患者下肢丹毒皮疹，促进疮面愈合，疗效优于硫酸镁冷湿敷。

静脉炎案

汪成书等黄连膏贴敷治疗静脉炎64例，总有效率达100%。结论：黄连膏具有清热解毒、活血消肿、补血生肌、消炎止痛之功。局部贴敷，方便快捷，起效迅速，能加快局部症状改善，对病人饮食起居、洗漱、肢体活动均无影响，易于接受，无明显副作用，疗效肯定，值得临床推广。

带状疱疹案

鲁铭以黄连膏与冰石散合用，治疗带状疱疹，结果效果较好，安全可靠。黄连膏用香油360g，将当归10g、黄连10g、生地30g、黄柏10g、姜黄10g煎枯，去渣，下蜂蜡120g溶化尽，用纱布将油滤净，倒入瓷碗内，待其凝结。冰石散为煅石膏30g和梅片0.6g研末，装瓶密封待用。

痛风性关节炎案

刘红露等将黄连膏制成油膏，与歧皇膏合用，直接敷于痛风性关节炎患处。每天更换1次，连续治疗7天，结果治疗组36例，临床治愈26例，占72.22%；显效8例，占22.22%；有效2例，占5.56%，全部有效。认为治疗痛风的原则是以清热利湿、活血通络为法，诸多中药具有清热利湿、祛风通络、活血化瘀、消肿止痛等作用，且毒副作用小，还能促进尿酸排泄，有独到的疗效。

肛周湿疹案

赵景明治赵男，30岁。5天前无明显诱因出现肛门周围皮肤红肿、瘙痒、疼痛，搔抓后局部疼痛加重，有较多渗液。诊见局部皮肤红肿，有散在红色丘疹及搔痕，有较多渗液，小便短赤，舌质红，苔黄腻，脉弦滑数。诊为急性肛门湿疹，证属湿热型，治以清热解毒，燥湿止痛。予黄连膏外用，每日涂患处，早晚各1次，4天后症状、体征明显减轻，连续治疗7天，症状、体征消失，局部皮肤恢复正常。

4.名方原本

此证生于鼻窍内，初觉干燥疼痛，状如粟粒，甚则鼻外色红微肿，痛似火炙。由肺经壅热，上攻鼻窍，聚而不散，致成此疮。内宜黄芩汤清之，外用油纸捻粘辰砂定痛散，送入鼻孔内。若干燥者，黄连膏抹之立效。

黄连三钱，当归尾五钱，生地一两，黄柏三钱，姜黄三钱。

香油十二两，将药煤枯，捞去渣；下黄蜡四两溶化尽，用夏布将油滤净，倾入磁碗内，以柳枝不时搅之，候凝为度。

🏵 | 五味消毒饮

1.处方及用法

【处方】金银花20g，野菊花15g，蒲公英15g，紫花地丁15g，紫背天葵15g。

【用法】将各药同放锅中，加水一碗煎至一半，再加酒半碗，再煮二三沸时，热服，被盖出汗为度。

2.功用与应用

【用药精义】方中银花清气血热毒，用为主药；紫花地丁、紫背天葵、蒲公英、野菊花均有清热解毒之功，配合使用，其清解之力加强，并能凉血散结以消肿痛。加酒少量，行血脉以助药效。

【应用要点】脏腑蕴热，火毒结聚。主治痈疮疔毒。本方清热解毒，消散疔疮。疔疮初起，发热恶寒，疮形如粟，坚硬根深，状如铁钉，以及痈疡疖肿，红肿热痛，均为对证。

【现代应用】多用于急性乳腺炎、蜂窝组织炎等外科急性感染，以及急性泌尿系感染、胆囊炎、肺炎、流行性乙型脑炎等。

识方心得

　　本方是治疗疔毒、痈疮的有效方剂。药虽仅五味，但气血同清，三焦同治，能开三焦热结，利湿消肿。方中金银花、野菊花清热解毒散结，金银花入肺胃，可解中上焦之热毒，野菊花入肝经，专清肝胆之火，二药相配，善清气分热结；蒲公英、紫花地丁均具清热解毒之功，蒲公英兼能利水通淋，泻下焦之湿热，与紫花地丁相配，善清血分之热结；紫背天葵能入三焦，善除三焦之火。

　　本人治疗痛风性关节炎，对于急性发病，关节红肿热痛者，多在内服的同时，煎取汁配合浸泡。内服方以五味消毒饮与丹溪痛风方配合使用，浸泡时加重五味消毒饮的药量，往往能收到立竿见影的效果。

3. 医案举例

扁平疣案

王庆侠治孟女，28岁。3个月来，面部发褐色扁平丘疹，大多数如米粒大小，个别大如绿豆，先发于颊部，逐渐散在布于满面，两颊部簇聚联结成片，无痛、痒感。小便黄，大便干结，2~3日一行，舌尖红苔薄黄，脉弦滑。诊为扁平疣，证属热毒上攻，血热瘀结。治以清热解毒，凉血散瘀。药用：金银花15g，野菊花15g，蒲公英15g，紫花地丁15g，天葵子15g，连翘15g，大青叶15g，生山栀10g，夏枯草15g，玄参30g，丹皮10g，丹参15g，全瓜蒌30g。7剂，每日1剂，水煎3遍，日服3次，饭前1小时服。7剂后复诊，面部扁平疣减少1/3，原方再服10剂，扁平疣基本消退，再服5剂收功。

红眼病案

熊继柏治姚男，63岁。双眼红赤，痒涩，眵多，畏光，视蒙，已有10余天。3天前诊为急性结膜炎（双），给予银翘散5剂，内服泼尼松，用药3天，略有好转，但眼红赤诸症不退，二便可，舌红苔黄，脉弦数。辨证：热毒壅盛。治法：清热解毒，疏风散邪。主方：银翘散合五味消毒饮。方药：金银花15g，连翘15g，牛蒡子10g，桔梗10g，甘草6g，薄荷10g，荆芥10g，防风10g，蝉衣10g，蒲公英10g，天葵子10g，紫花地丁10g，野菊花10g。5剂，水煎服，日1剂。0.25%氯霉素滴眼液、15%磺胺醋酰钠滴眼液，交替点眼，每日5、6次。二诊：上法治疗5天，诸症悉解，视力完全恢复。风热外袭，上攻于目，壅阻目络，气血瘀滞，故有目红痒涩诸症，舌脉证候均显热象较盛，故以疏风清热之银翘散合五味消毒饮，以增清热解毒之效，则风热毒邪全消，病愈。

急性淋巴结炎案

徐荣谦治某男，16岁。1周前因过食煎炸烧烤食物出现咽痛，伴颈部淋巴结肿大，口干、眼干、鼻塞，口中有异味，大便干结不爽，两日一行，食欲旺盛，夜眠欠安。精神可，面色青黄，鼻腔黏膜发红，Ⅰ度肿胀，咽红，双侧扁桃体Ⅱ度肿大，无分泌物，左颈前淋巴结肿大，可触及1cm×1cm肿块，有压痛、无粘连；颌下淋巴结肿大，可触及1cm×1cm肿块，有压痛、无粘连。舌尖偏红，苔白腻，脉弦滑。急性淋巴结炎，辨证为邪热入里，毒聚喉核。治以清热解毒，滋阴利咽。拟五味消毒饮加减：金银花10g，野菊花9g，蒲公英20g，紫花地丁10g，炒栀子10g，牡蛎10g，川贝母3g，莪术6g，夏枯草12g，玄参9g，北沙参10g，桔梗6g，射干6g，黄芩10g。7剂，每日2次冲服。二诊：咽痛较前明显减轻，淋巴结较前缩小一半，白天活动后时有汗出，舌红，苔微腻，脉滑。上方减桔梗、射干、黄芩，加浮小麦30g止汗，炒谷芽10g、炒稻芽10g顾护胃气，继服5剂而愈。

糖尿病足案

黎丽观察五味消毒饮对糖尿病足患者免疫功能的影响，方法是50例患者随机分为观察组及对照组，对照组给予五味消毒饮煎服，观察组在煎服的同时每晚用药液外敷，疗程2周。研究观察到，在基础降血糖药物的基础上加用五味消毒饮，可更加有效降低血糖，且外敷该方可加速足面溃疡的修复，促使其肉芽生长，缩小其溃疡面积，并使其深度变浅。

湿疹案

韩瑞玲等对五味消毒饮加减治疗湿疹的临床疗效进行研究探讨，经80例观察，发现五味消毒饮加减治疗湿疹效果好，复发率低。观察组采用五味消毒饮治疗，药方：金银花15g，蒲公英12g，野菊花12g，紫花地丁10g，紫背天葵子15g，黄芩10g，栀子10g，车前子12g，泽泻12g，茯苓12g，当归12g。湿疹主因先天禀赋不足，脾失健运，湿热内生，复感风湿热邪，郁于腠理而发病；或因饮食不节，嗜食辛辣肥甘厚腻，伤及脾胃，脾失健运，致湿热内蕴而发。病情反复迁延日久，则耗血伤阴，致脾虚血燥，肌肤失养。其病机"由心火脾湿受风而成"，五味消毒饮配用当归、茯苓等，标本兼顾，具有清热解毒、补益气血之功，意在泻中有补，疏中有养，共奏其清热利湿祛风之效。

骨髓炎案

张自强等观察五味消毒饮在成人慢性胫骨骨髓炎治疗中的应用，在采用手术病灶清除、静滴敏感抗生素的同时，服用五味消毒饮。结果发现，五味消毒饮效果显著，可降低其复发率，同时避免了抗生素长期应用所致的菌群紊乱等并发症。如景女，43岁，以左胫骨骨折切开复位内固定术后、内固定外露4年，收住入院后行胫骨骨髓炎病灶清除摆管冲洗引流术，术后静滴敏感抗生素，并给予五味消毒饮口服。半年后随访，患者恢复工作，左小腿外形正常，无疼痛，左膝、踝关节功能正常，复查X线片示胫骨病灶处已稳定，左胫骨慢性骨髓炎经治疗达到临床痊愈标准。

4.名方原本

夫疔疮者，乃火证也。……初起俱宜服蟾酥丸汗之；毒势不尽，憎寒壮热仍作者，宜服五味消毒饮汗之。

金银花三钱，野菊花、蒲公英、紫花地丁、紫背天葵子各一钱二分。

水二盅，煎八分，加无灰酒半盅，再滚二三沸时，热服。渣如法再煎服，被盖出汗为度。

《妇科冰鉴》方一首

《妇科冰鉴》为清代柴得华所撰，成于乾隆四十一年（1776）。

本书作者生平不详。仅从序言中得知其"少年病温，几为医误，于是弃儒业医"；"兢兢业业苦攻多年，伤寒方脉未敢稍为惮烦，而于妇科特究心焉"。有感于古书多"论而不详，语而不畅，或存论而遗脉，或有治而无方"，乃编辑《妇科冰鉴》8卷，分月经、经闭、带下、积聚、嗣育、胎前、生育、产后、乳证、前阴、杂证等12门。

该书体例与《医宗金鉴·妇科心法要诀》相似，虽无歌诀，而论述病因病机、治法方药及临证加减，取材更为详备，内容更为丰富，是集理论探讨与临床经验于一炉的一部很有实用价值的教学与临床参考书。

《古代经典名方目录（第一批）》收录其中的桃红四物汤1方。

| 桃红四物汤

1. 处方及用法

【处方】酒生地9g，酒当归12g，酒白芍4.5g，川芎3g，桃仁14粒，酒红花3g。

【用法】水煎，温服。

2. 功用与应用

【用药精义】方中桃仁、红花活血破瘀，用为主药；熟地、当归滋阴补肝，养血调经；芍药养血和营，以增补血之力；川芎活血行气、调畅气血，以助活血之功。各药配伍，使瘀血祛，新血生，气机畅。

【应用要点】瘀血阻滞。主治经血有块，色紫稠黏。《妇科冰鉴》说，血多有块，色紫稠黏者，有瘀停也，桃红四物汤随其流以逐之。

【现代应用】现代临床应用已远远超出妇科的应用范围，在内、外、儿、眼、耳鼻喉科均广泛使用，多用于冠心病心绞痛、慢性肾小球肾炎、偏头痛、癫痫、糖尿病周围神经病变、功能性子宫出血、痛经、围绝经期综合征、血栓闭塞性脉管炎、小儿血小板减少性紫癜、荨麻疹、眼底出血等。

现代研究表明，桃红四物汤具有扩张血管、抗炎、抗疲劳、抗休克、调节免疫功能、降脂、补充微量元素、抗过敏等作用。李小华以桃红四物汤加减治疗妇科术后发热的临床观察，将102例患者分对照组和治疗组各51例。对照组给予常规对症治疗，治疗组在对照组的基础上加桃红四物汤治疗。结果治疗组总有效率94.12%，对照组总有效率74.51%。结论：桃红四物汤治疗妇科术后发热临床疗效显著，可明显改善临床症状，缩短发热时间。

3. 医案举例

〇血〇管〇神〇经〇性〇头〇痛〇案

孙中兰应用桃红四物汤加减治疗血管神经性头痛，疗效满意。如某女，38岁。头痛反复发作6年余，近日加重，颞部搏击性刺痛，病甚则泛泛欲吐，夜寐不安，心烦意乱，舌质暗，脉沉弦。脑血流图检查为血管扩张。头痛，证属瘀血阻络，治宜活血祛瘀。用药：桃仁12g，红花9g，生地10g，川芎10g，白芍10g，当归10g，细辛3g，白芷10g，丹参20g，合欢花20g，元胡10g。水煎服，每日1剂，服5剂，明显好转；继用原方10剂而愈，随访1年未复发。

慢性鼻炎案

李凡成治孙男，45岁。鼻塞20余年，近四五年呈持续性鼻塞、鼻音重，晚上张口呼吸，早上咽干口燥，白天鼻息微通。查见下鼻甲肿实，前端粗糙，后端呈桑葚样变，以左侧为重。舌淡红略胖，脉弦缓。证属气血瘀阻，治拟行气活血，化瘀通络。用药：熟地黄10g，当归10g，川芎10g，赤芍药10g，桃仁10g，白术10g，茯苓10g，地龙10g，路路通10g，葛根15g，红花3g，煅牡蛎30g。5剂。外用复方丹参注射液作下鼻甲内注射，每周2次。复诊：服药后心中不适欲呕，上方去地龙，加穿山甲6g。

心肌缺血案

魏磊治邵男，52岁。阵发性胸闷、胸痛1年余。1周前因劳累过度出现心悸、胸闷、发憋，心前区刺痛前来就诊，1年来一直服用丹参片、地奥心血康、消心痛等。诊见心悸气短，胸闷不适，心烦易怒，口唇紫暗，舌质淡暗有瘀斑，苔薄白，脉沉弦。心电图显示：心肌缺血。证属气血瘀滞，阻遏心脉，治以养血活血，逐瘀通脉。处方：熟地黄15g，川芎6g，白芍10g，当归12g，桃仁6g，红花6g，丹参15g，三七粉3g（分冲），6剂。服后泻下黑色溏便3次，胸闷不舒，心悸气短明显好转，仍偶有心前区疼痛，再进6剂，服药后诸症消失。

带状疱疹后遗神经痛案

龚德浩通过桃红四物汤配合玉屏风散治疗带状疱疹后遗神经痛79例疗效观察，得出结论，中医治疗带状疱疹后遗神经痛疗效较满意，值得临床推广。治疗组用药：桃仁15g，红花10g，川芎10g，当归10g，生地20g，赤芍15g，丹参15g，香附15g，延胡索15g，三棱15g，莪术15g，黄芪30g，白术15g，防风15g，琥珀8g，大青叶15g，薏苡仁30g。

腺肌症案

王金香桃红四物汤治疗子宫腺肌症痛经的临床疗效观察，结论是临床疗效好，多数患者疼痛减轻，月经不调现象消失，子宫大小恢复正常，且无任何不良反应，安全性高，值得广泛推荐使用。桃红四物汤治疗，基本药方组成为当归20g，熟地黄10g，川芎10g，白芍15g，桃仁15g，红花15g，益母草30g，甘草10g。

4.名方原本

血多有块，色紫稠黏者，有瘀停也，桃红四物汤随其流以逐之。

生地三钱（酒洗），当归四钱（酒洗），白芍钱五分（酒炒），川芎一钱，桃仁十四粒（去皮尖研泥），红花一钱（酒洗）。

水煎，温服。

《辨证录》方一首

《辨证录》为清代陈士铎著述，约成书于 1687 年。

本书为综合性医书，共 14 卷。内容包括内、外、儿、妇等各种病证。分伤寒、中寒、中风等 126 门，700 余证。每证详列病状、病因、立法、处方及方剂配伍，说理明白易晓，析证简要中肯，每于循乎常理之间突发反问，然后层层剖析，丝丝入扣，排除疑似，辨定本原。用药灵活切病，颇多经验之谈。

《古代经典名方目录（第一批）》收录其中的散偏汤 1 方。

| 散偏汤

1. 处方及用法

【处方】白芍15g，川芎30g，郁李仁3g，柴胡3g，白芥子9g，香附6g，甘草3g，白芷1.5g。

【用法】水煎服。

2. 功用与应用

【用药精义】本方集中了多种祛风止痛、善治头痛的药物，其中川芎善治少阳、厥阴之头痛，羌活善治太阳经头痛，白芷善治阳明经头痛，细辛长于治少阴经头痛，更合以荆芥、防风、薄荷疏散上部风邪。各药配合，诸经兼顾，能收疏风止痛、上清头目之效。

【应用要点】郁气不宣，风邪袭于少阳经。主治或痛在右，或痛在左，疼痛时轻时重，心情不适则痛重。

【现代应用】多用于头痛、偏头痛、血管神经痛、三叉神经痛等。

> 识方心得
>
> 陈士铎强调，毋论左右头疼，服用本方一剂即止痛，不必多服。究其原因：川芎止头痛，同白芍用之，尤能平肝之气，以生肝之血。肝之血生，而胆汁亦生，无干燥之苦，而后郁李仁、白芷用之，自能上助川芎，以散头风。又益之柴胡、香附以开郁，白芥子以消痰，甘草以调和其滞气，则肝胆尽舒而风于何藏？故头痛顿除也。惟是一二剂之后，不可多用者，头痛既久，不独肝胆血虚，而五脏六腑之阴阳尽虚也。若单治胆肝以舒郁，未免销铄真阴，风虽出于骨髓之外，未必不因劳复感而风又入于骨髓之中。故以前方奏功之后，必须改用补气补血之剂，如八珍汤者治之，以为善后之策也。

3. 医案举例

(头)(痛)(案)

刘志龙治吕某，女，70岁。头痛5年，白天头痛，时痛时止，头部跳动感以前额为甚，偶头晕，体位改变则头晕加重，颈部酸痛不适，出汗一般，偶有心慌，大小便正常，舌红苔黄稍腻，脉弦。颅脑CT显示：脑内散在腔梗灶。内伤头痛，治当解痉止痛、理气疏肝为主，方用散偏汤化裁：川芎30g，杭白芍15g，香白芷15g，白芥子10g，北柴胡10g，制香附10g，炙甘草10g，淡全蝎10g，大蜈蚣2条，粉葛根90g，桂枝10g，红枣20g，7剂，每日1剂，水煎服，分2次温服。二诊：症状依旧，舌脉如前，守方加白茯苓15g，桃仁10g，牡丹皮10g，7剂。三诊：药后头痛大减，其余诸症减轻。

偏头痛案

何立华治李女，46岁。间断性头痛10余年，加重一个月。头痛呈针刺样或闪电样，或左或右位置不固定，每遇劳累或情志不舒而发作或加重。伴头晕、恶心、口苦、便干、急躁易怒、失眠等，舌质红、苔薄黄，脉弦滑。辨证属肝风上扰，络脉阻滞，治宜祛风平肝，通络止痛。处方：川芎15g，钩藤15g，菊花15g，郁李仁9g，柴胡9g，甘草6g，白芷12g，香附12g，藁本12g，地龙12g，僵蚕12g，天麻12g，白芍12g，酸枣仁12g，细辛3g。服药5剂，头痛减半，续服5剂而痛止，其他伴随症状随之消失。

三叉神经痛案

周晶治一患者，三叉神经痛多年，一直用卡马西平治疗，剂量逐渐加大，已用至每次6片，体形偏胖，舌质淡红，苔薄白，脉小弦而滑。诊断：偏头痛。证属：痰浊阻络。治宜祛风清热，通络止痛，尝试用散偏汤化裁。处方：川芎30g，白芥子15g，白芷10g，柴胡10g，荆芥12g，红花15g，防风10g，延胡索15g，薄荷8g，蔓荆子10g，当归10g，赤芍10g，细辛3g，生地10g。服药7剂后，症状减轻，卡马西平减至每次2片。

多囊卵巢综合征案

刘亚娴治董女，19岁，学生。闭经1年，体胖，15岁初潮，月经25到28天一行，经期5天。B超检查：双卵巢符合多囊卵巢表现。诊见目干涩，腰酸痛，嗜卧，舌红苔白，脉沉弦。西医诊断：多囊卵巢综合征，中医诊断：闭经。辨证：气滞血瘀痰阻，兼肝肾精血亏虚，治法：行气、活血、化痰兼补益肝肾。方药：散偏汤加减，川芎30g，白芍15g，柏子仁15g，生地15g，郁李仁15g，柴胡10g，炒香附10g，白芥子10g，巴戟天10g。水煎服，每日1剂，早晚分服。刘教授指出，应用散偏汤，要注意其重在解郁不宜圃于行气活血。本案患者虽无明显头痛，但体丰嗜卧，痰湿之征明显，月经不潮，脉沉弦，气滞血瘀明显，而两目干涩，腰痛又现肝肾精血不足之兆，亦以气血痰之郁滞为主，故选散偏汤为主方。

4.名方原本

人有患半边头风者，或痛在右，或痛在左，大约痛于左者为多，百药治之罔效，人不知其故。此病得之郁气不宣，又加风邪袭之于少阳之经，遂致半边头痛也。其病有时重有时轻，大约遇顺境则痛轻，遇逆境则痛重，遇拂抑之事而更加之风寒之天，则大痛而不能出户。痛至岁久，则眼必缩小，十年之后，必至坏目，而不可救药矣，治法急宜解其肝胆之郁气。虽风入于少阳之胆，似乎解郁宜解其胆，然而胆与肝为表里，治胆者必须治肝。况郁气先伤肝而后伤胆，肝舒而胆亦舒也。方用散偏汤。

白芍五钱，川芎一两，郁李仁一钱，柴胡一钱，白芥子三钱，香附二钱，甘草一钱，白芷五分。

水煎服。

《医门法律》方一首

《医门法律》，明末清初喻昌所撰，成书于清顺治十五年（1658）。

全书共6卷。该书结合临床病证，阐述辨证论治法则，即"法"；明确指出医生在辨证论治常犯的错误，提未禁例，即"律"，故以"法律"冠名。卷1阐发四诊之法律和《内经》《伤寒论》论治法则；卷2~4分述中寒、中风、热湿暑、伤燥六气外感之病；卷5~6述疟证、痢疾、痰饮、咳嗽、关格、消渴、虚劳、水肿、黄瘅及肺痈肺痿等内科常见杂证。每门之下，引经据典，参以己见，论述各病证的病因病机及证治；然后出律条，以告诫医者治疗该病时应注意的关键问题。

全书涉方434首，《古代经典名方目录（第一批）》收录其中治疗温燥伤肺的清燥救肺汤1方。

| 清燥救肺汤

1. 处方及用法

【处方】桑叶9g，煅石膏7.5g，甘草3g，人参2.1g，炒胡麻仁3g，真阿胶2.4g，麦门冬3.6g，杏仁2.1g，炙枇杷叶1片。

【用法】水煎服。

2. 功用与应用

【用药精义】方中桑叶轻宣肺燥，石膏清肺胃燥热，共为君药；阿胶、麦冬、胡麻仁润肺滋液，同为臣药；人参益气生津，杏仁、枇杷叶泻肺降气，共为佐药；甘草调和诸药为使。诸药合用，使温燥之气得除，肺金之气阴得复，则诸证自解。

【应用要点】温燥伤肺。主治头痛身热，干咳无痰，气逆而喘，咽喉干燥，鼻燥，胸满胁痛，心烦口渴，舌干少苔，脉虚大而数者。

【现代应用】多用于慢性支气管炎、变异性哮喘、肺内结节、放射性肺炎、干燥综合征等。

> 本方所治病证属秋令气候干燥，外感温燥伤肺之重证。同时，也可治疗肺痿。肺痿为肺脏慢性虚损所引发，多由于其他疾病或经误治之后，津液一再耗损，阴虚内热，肺受熏灼而致。这一病理环节，与干燥综合征的病因病机相近。干燥综合征很多症状表现都与肺紧密相关，合并肺损害的患者表现尤为突出，所以，清燥救肺汤对于干燥综合征肺损害所致干咳、无痰等亦有疗效。

3. 医案举例

(百)(日)(咳)案

李喜梅观察清燥救肺汤加减治疗小儿百日咳的临床疗效，将60例患者随机分为治疗组和对照组各30例，治疗组配合清燥救肺汤加减口服，结果治疗组总有效率93%，对照组总有效率83%，两组疗效比较有统计学意义。最后得出结论，在应用抗生素治疗小儿百日咳的同时，加用清燥救肺汤加减口服，可有效缓解痉咳期的症状，明显缩短疗程。

慢性支气管炎案

马秀丽以清燥救肺汤加减治疗单纯型慢性支气管炎急性发作期，取得明显效果。如赵男，咳嗽反复发作，干咳少痰，口咽干燥，夜间咳重，五心烦热，纳谷欠馨，夜寐差，二便调，舌红少苔，脉细略数。治法：宣肺清燥，润肺止咳。处方：桑叶、杏仁、麦冬、胡麻仁、炙枇杷叶、生石膏、炙甘草、紫菀、款冬花、桔梗、地骨皮、炒酸枣仁、党参、阿胶珠。

咳嗽变异性哮喘案

某女，40岁。近两月来阵发性咳嗽，夜间加重，干咳少痰，咳痰不爽，痰黏色白，无发热，苔微黄，脉细数。西医诊断：咳嗽变异性哮喘。中医诊断：燥热咳嗽。治则：清热润燥，熄风止咳。以清燥救肺汤加减。用药：桑白皮15g，桑叶10g，北沙参15g，麦冬10g，生石膏30g，杏仁10g，阿胶10g，黑芝麻10g，枇杷叶9g，芦根30g，僵蚕10g，地龙6g。14剂，咳嗽明显减轻，偶有胸闷，大便偏干，上方加瓜蒌20g，继服14剂，咳嗽消失。

放射性肺炎案

徐玥瑾治某男，70岁。咳嗽3周来诊。一年前体检发现食管癌，行手术治疗，后出现复发，食管狭窄，作支架植入术治疗，后行放疗。放疗后，咳嗽，呈阵发性，以干咳为主，痰少色白，质地黏稠，有时咳吐白沫，口干咽燥，伴乏力，食欲差，体重减轻，大便干燥。X线片示右肺片状模糊影，考虑放射性肺炎，胸部CT示右肺炎性反应。舌质红少苔，舌体偏小，脉细数。中医诊断：咳嗽（肺燥阴伤）。西医诊断：放射性肺炎。治则：益气养阴，清肺润燥。方药：清燥救肺汤加减：桑白皮15g，桑叶20g，生石膏30g，沙参20g，麦冬15g，阿胶15g，杏仁10g，黑芝麻10g，枇杷叶9g，芦根30g，炙黄芪30g，太子参20g，生甘草6g，石斛10g，当归10g，川贝母6g，瓜蒌仁15g。连服14剂，咳嗽、口舌干燥明显减轻，痰容易咳出。上方加丹参20g，继服14剂，咳嗽消失，复查胸部CT，肺内炎性反应明显减轻，食欲有所恢复，效果较为满意。

肺结节案

施仁潮治陈男，58岁。咳嗽1年有余，胸部CT报告左肺有1.5cm×1.6cm

的结节，要求密切观察，定期复查。诊见咳痰不爽，喉间痰阻，胸闷不舒，无发热，口咽干燥，大便干结，苔薄黄腻，舌质红，脉弦细数。拟养阴化痰，清肺散结。以清燥救肺汤合葶苈大枣泻肺汤加减。用药：桑叶12g，杏仁9g，桑白皮15g，炙枇杷叶12g，生石膏30g，北沙参10g，麦门冬9g，芦根30g，浙贝母12g，葶苈子9g，山海螺20g，肿节风20g，蛇舌草20g，炒黄芩12g，瓜蒌18g。

4.名方原本

治诸气膹郁，诸痿喘呕。

桑叶三钱（去枝梗），石膏二钱五分（煅），甘草一钱，人参七分，胡麻仁一钱（炒，研），真阿胶八分，麦门冬一钱二分（去心），杏仁七分（炮，去皮尖，炒黄），枇杷叶一片（刷去毛，蜜涂炙黄）。

水一碗，煎六分，频频二三次，滚热服。

《外科大成》方一首

《外科大成》，清代祁坤撰于1665年。

全书共4卷。卷1为总论部，阐述痈疽等病的诊治要点、各种治法及常用方剂；卷2~3按头面、颈项、背、腰、胸腹等身体部位分列各种外科疾病的证治、验案；卷4不分部位的大毒与小疵，包括各种内痈、疔疮、流注、瘿瘤、金疮等全身性疾病，以及小儿疮毒的证治。

该书在外科辨证和治法方面均较详细，章法严谨，且较规范。

《古代经典名方目录（第一批）》收录其中治疗痔肿痛出血肠风的凉血地黄汤1方。

凉血地黄汤

1.处方及用法

【处方】当归尾4.5g，生地6g，赤芍3g，炒黄连6g，枳壳3g，炒黄芩3g，炒槐角9g，炒地榆6g，炒荆芥3g，升麻1.5g，天花粉2.4g，甘草1.5g。

【用法】加水煎煮，于空腹时服用。连服3~4剂，可使痛止肿消。宜同时配合熏洗。

2.功用与应用

【用药精义】生地黄清热凉血，用为君药；赤芍增强生地黄之功，当归尾活血祛瘀，枳壳行气止血，炒黄连清内热，四药共为臣药；佐以天花粉清热生津，炒地榆、炒荆芥增强止血之功，升麻引药上升；甘草为使，调和诸药。

【应用要点】气血虚弱，肠经有热。面色无华，倦怠无力，少气懒言，肛门灼热、重坠，舌淡苔腻，脉细数。

【现代应用】多用于痔疮、脱肛、肛裂、银屑病、慢性湿疹等。

凉血地黄汤同名方有很多，其中《脾胃论》方：黄柏、知母、青皮、槐子、熟地黄、当归，功能清热燥湿，养血凉荣，主治湿热下注，肠澼下血；《治痘全书》用当归、川芎、白芍、生地、白术、升麻、甘草、黄连、人参、山栀、玄参，主治室女痘，经水不止，热入血室；《寿世保元》用犀角、生地黄、牡丹皮、赤芍、黄连、黄芩、黄柏、知母、玄参、天门冬、扁柏叶、白茅根；《外科正宗》用川芎、当归、白芍、生地、白术、茯苓、黄连、地榆、人参、山栀、天花粉、甘草；《青囊全集》用生地黄、丹皮、生栀子、黄芩、归尾、丹参、槐花、生地榆、辛夷。

本方用药，多属苦寒之品，易于伤胃，在服用时间上，以食后半小时为宜。

3. 医案举例

痔疮出血案

孙江治疗风伤肠络型混合痔，将86例患者随机分为治疗组与对照组，分别应用凉血地黄汤加减和地奥司明治疗，结果治疗组总有效率为95.35%，对照组为81.40%，治疗组疗效显著优于对照组。据现代分析，本方诸药合用，可达到促进血液循环、抑菌抗炎、止血、通便的效果。曾露萌用凉血地黄汤加减治疗内痔出血206例，总有效率91%。典型病例如卢女，55岁，诉10多年来反复便鲜血，大便溏薄，面色无华，倦怠无力。3天前排便时因出血多发生晕厥，意识丧失约5分钟，曾予止血输液，口服安络血等，便血未能缓解。症见大便溏薄，夹大量清稀血块，每日排便4~5次，面色无华，倦怠无力，少气懒言，肛门灼热重坠，舌淡苔黄厚，脉细数。诊为内痔出血。辨证为气血虚弱，肠经有热，处方：生地黄10g，当归10g，地榆15g，槐花10g，川连4g，升麻15g，白术10g，炙黄芪30g，黄芩10g。服药1剂，便血减轻，排便次数减少。

内痔嵌顿水肿案

杨佳丽等治疗内痔嵌顿水肿，在《外科大成》凉血地黄汤基础上，加炙黄芪、白术、芒硝，取得较好的效果。治疗用药：生地15g，当归15g，赤芍15g，地榆炭15g，槐角15g，黄连15g，天花粉15g，生甘草10g，升麻10g，枳壳10g，黄芩10g，荆芥10g，炙黄芪25g，白术20g，芒硝10g。上药除芒硝后煎外，其他药用凉水浸渍20分钟，水煎20分钟。煎3遍，前二遍口服，第三遍熏洗。治疗31例，30例服1剂痔核自行回归，大便无血，服用3剂后全身症状消失。1例服1剂后，痔核自行回归，但大便带血，服4剂后全身症状消失。31例全部治愈。

银屑病案

邓建平等用凉血地黄汤治疗银屑病56例，方法采用凉血地黄汤加减内服、外用5%硫磺乳膏外擦。凉血地黄汤加减用药：生地25g，当归15g，地榆10g，槐角10g，黄连10g，天花粉20g，升麻5g，赤芍10g，枳壳10g，黄芩10g，荆芥10g，生甘草10g。结果痊愈占41.07%，显效为30.36%，有效占23.21%，总有效率为94.64%，无效为5.36%。分析银屑病病机为血热，风燥客于肌肤，肤失所养，生风生燥，治法为凉血祛风，润燥止痒。方中生地凉血清热，养阴润燥，配用当归尾、地榆、槐角凉血清热；赤芍凉血而能活血，血行风自灭，血热得解，风邪外出。天花粉清热生津，配生地滋阴凉血，二者配伍，清解血热、润肤止痒之功更强。升麻疏散，荆芥祛风解表，二者合用，使邪热从肤表而出。诸药配伍，凉血祛风润燥止痒之功更强，而达较好的治疗效果。

4.名方原本

治痔肿痛出血。

归尾一钱五分，生地二钱，赤芍一钱，黄连（炒）二钱，枳壳一钱，黄芩一钱（炒黑），槐角三钱（炒黑），地榆二钱（炒黑），荆芥一钱（炒黑），升麻五分，天花粉八分，甘草五分。

上一剂。加生侧柏二钱，用水二大盅，煎一盅，空心服三四剂，则痛止肿消，更外兼熏洗。

方名笔画索引

施仁潮说中医经典名方100首

方名拼音索引